Veröffentlichungen aus der
Forschungsstelle für Theoretische Pathologie
(Professor Dr. med. Dr. phil. Dr. h. c. H. Schipperges)
der Heidelberger Akademie der Wissenschaften

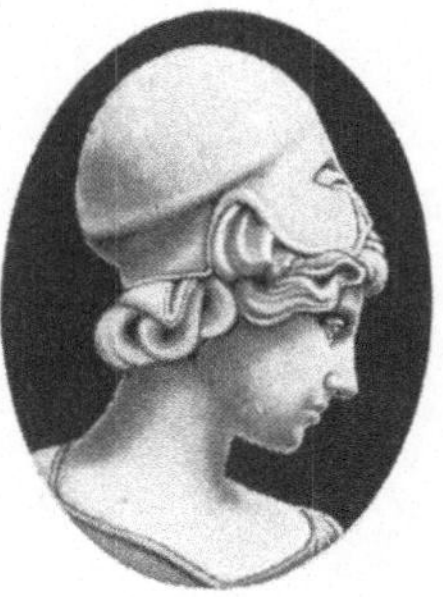

Veröffentlichungen aus der
Forschungsstelle für Theoretische Pathologie
(Professor Dr. med. Dr. phil. Dr. h. c. H. Schipperges)
der Heidelberger Akademie der Wissenschaften

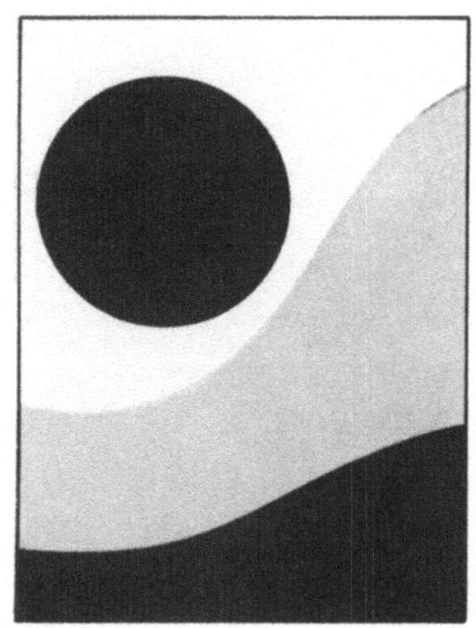

Konzepte der Theoretischen Pathologie

Herausgegeben von
V. Becker K. Goerttler H. H. Jansen

Unter der Schirmherrschaft
der Heidelberger Akademie der Wissenschaften
Heidelberg, 6. Oktober 1979

Mit 71 Abbildungen

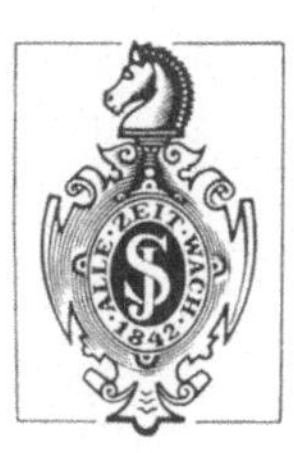

Springer-Verlag
Berlin Heidelberg New York 1980

Professor Dr. VOLKER BECKER
Pathologisches Institut der Universität Erlangen-Nürnberg,
Krankenhausstraße 8–10, D-8520 Erlangen

Professor Dr. KLAUS GOERTTLER
Institut für Experimentelle Pathologie, Deutsches
Krebsforschungs-Zentrum, Im Neuenheimer Feld 280,
D-6900 Heidelberg

Professor Dr. HANS HELMUT JANSEN
Pathologisches Institut der Städtischen Kliniken,
Grafenstraße 9, D-6100 Darmstadt

CIP-Kurztitelaufnahme der Deutschen Bibliothek. Konzepte der Theoretischen
Pathologie/hrsg. von V. Becker . . . – Berlin, Heidelberg, New York: Springer,
1980. – (Veröffentlichungen aus der Forschungsstelle für Theoretische Pathologie
der Heidelberger Akademie der Wissenschaften)

ISBN-13: 978-3-642-67625-3   e-ISBN-13: 978-3-642-67624-6
DOI: 10.1007/978-3-642-67624-6

NE: Becker, Volker [Hrsg.]

2125/3140-5 4 3 2 1 0

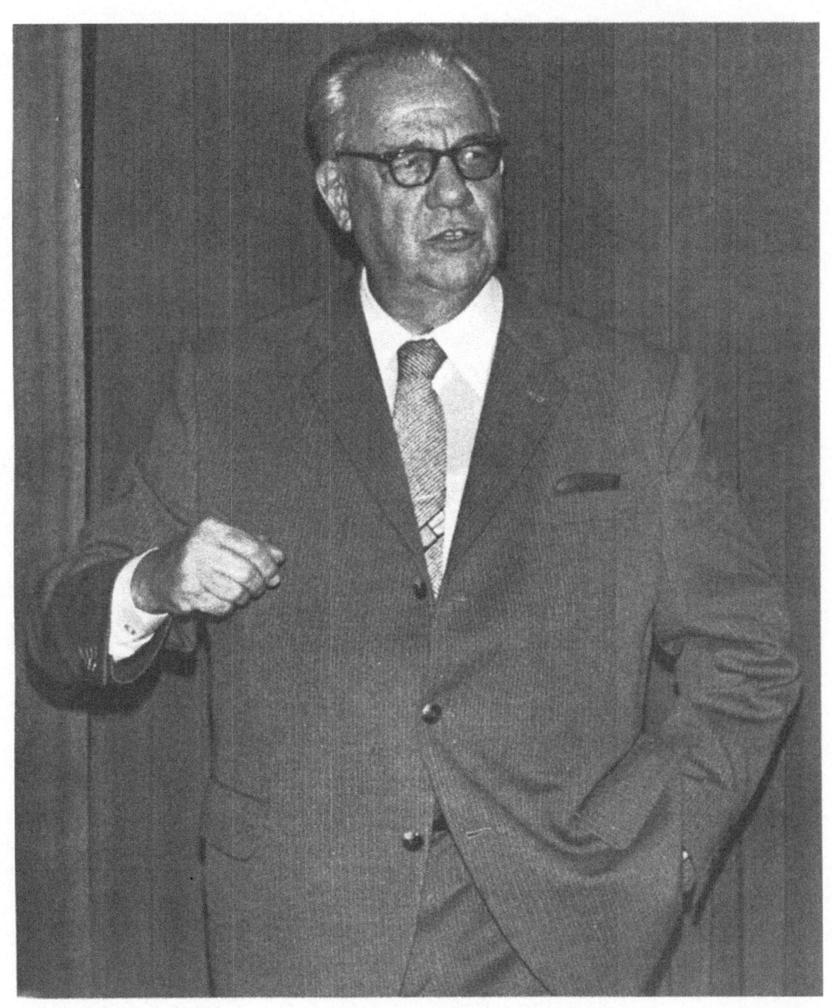

Wilhelm Doerr

Vorwort der Herausgeber

Am 6. 10. 1979 fand aus Anlaß des 65. Geburtstags von Wilhelm Doerr (25. 8. 1979) das Symposion „Theoretische Pathologie" statt. Es sollte dem Versuch dienen, die Gedanken um die Theoretische Pathologie in einzelnen Punkten zu präzisieren. Was ist Theoretische Pathologie? Die Frage provoziert, denn wer fragt, sucht Antwort. Dem Frager müssen die bisherigen Ordnungshilfen offenbar nicht ausreichend sein. Der Gedanke, eine naturwissenschaftliche Sparte mit dem gedanklichen Netz einer Theorie zu unterlegen, ist nicht neu, wir kennen eine blühende, überaus fruchtbar gewordene, für den Fortschritt nicht mehr wegzudenkende Theoretische Physik, Theoretische Biologie, Theoretische Biochemie.

Es hieße den Gegenstand und seine Mannigfaltigkeit verkennen, wollte man versuchen, die einfache Frage: Was ist Theoretische Pathologie? – mit einem einfachen Satz zu beantworten. In den Referaten des Symposions werden einzelne Grundbegriffe und Bezugssysteme aufgezeigt, die die Naturgeschichte vom Krankhaften eingebettet zeigen in die Vorstellungen einer Theoretischen Biologie. Sie sollten z. T. eine Ausgangsbasis, z. T. Zielpflöcke darstellen, die zeigen, wie Theoretische Pathologie unsere Krankheitsvorstellung zu durchdringen vermag, nicht im Sinne einer Alternative der bewährten Allgemeinen und Speziellen Pathologie, sondern als Zugewinn einer neuen Dimension.

Ein „aus gegebenem Anlaß" konzipiertes Symposion, Geburtstagsgeschenk für Wilhelm Doerr, ausgerichtet und getragen von Freunden, Schülern und Kollegen, negiert nichts Bestehendes. Es fordert heraus zu einer neuen gedanklichen Auseinandersetzung. Es bietet keine Patentrezepte und keine fertigen Meinungen. Alte Dogmen sollten nicht durch neue ersetzt werden.

In diesem Sinne möchten wir diesen Band dem Leser zu gründlicher Auseinandersetzung mit den Themen vertrauensvoll in die Hand legen. Für gewährte Hilfestellung danken wir dem Präsidenten der Heidelberger Akademie der Wissenschaften, Herrn Professor Dr. Otto Haxel, der als Schirmherr des Symposions den Rahmen für diese wissenschaftliche Auseinandersetzung bot. Und ebenso sei Dank all jenen, die zum Gelingen des Symposions beigetragen haben.

VOLKER BECKER, Erlangen

KLAUS GOERTTLER, Heidelberg

HANS H. JANSEN, Darmstadt

Inhaltsverzeichnis

Klaus Goerttler: Laudatio auf Wilhelm Doerr   1

Sektion I: Konzeption der Grundbegriffe   7

Wolfgang Jacob: Einführung des Moderators   7

Heinrich Schipperges: Präliminarien einer
Theoretischen Pathologie   9

Hans Schaefer: Normbegriff 19

Hans Helmut Jansen: Krankheitsbegriff 25

W.-Wolfgang Höpker: Diagnosebegriff 45

Wolfgang Jacob: Heterotopie und Heterochronie als
durchgängige Prinzipien einer Anthropologie des
Krankhaften 58

Diskussion 70

Sektion II: Organisation 75

Kurt Wegener: Einführung des Moderators 75

Hans-Erhard Bock: Bezugssystem Mensch 76

Klaus Goerttler: Bezugssystem Zeit 87

Volker Becker: Bezugssystem Organ 99

Walter Hofmann: Homologe Einrichtungen unter
dem Aspekt einer Theoretischen Pathologie 113

Diskussion 116

Sektion III: Funktion 117

Günter Ule: Einführung des Moderators 117

Uwe Bleyl: Ansatzpunkte einer theoretischen
Pathologie des Kreislaufs 119

Götz Brandt: Regulierende Systeme 134

Gerhard Seifert: Funktionsprinzipien des
endokrinen Systems 142

Günter Ule: Zusammenfassung des Moderators . . . 166

Diskussion 168

Sektion IV: Das Phänomen Zelle 171

Walter Hofmann: Einführung des Moderators 171

Theodor H. Schiebler: Zellregulation 173

Michael Stöhr: Pathophysik 186

Günter Quadbeck: Pathochemie 197

Sektion V: Schlußbetrachtungen 205

Volker Becker: Theoretische Pathologie als Matrix
einer modernen Grundlagenforschung 205

Wilhelm Doerr: Schlußwort 213

Rednerverzeichnis

Professor Dr. VOLKER BECKER
Pathologisches Institut der Universität Erlangen-Nürnberg,
Krankenhausstraße 8–10, D-8520 Erlangen

Professor Dr. UWE BLEYL
Pathologisches Institut des Klinikum Mannheim der
Universität Heidelberg, Theodor-Kutzer-Ufer,
D-6800 Mannheim

Professor Dr. Dr. h.c. HANS-ERHARD BOCK
Medizinische Universitätsklinik, Spemannstraße 18,
D-7400 Tübingen

Privat-Dozent Dr. GÖTZ G. BRANDT
Pathologisches Institut des Zentralkrankenhauses
St. Jürgenstraße, Am Schwarzen Meer 134–136,
D-2800 Bremen

Professor Dr. HEINRICH BREDT
Universität Mainz, Flinter Landstraße 58,
D-6500 Mainz-Gonzenheim

Professor Dr. Dr. h.c. FRANZ BÜCHNER
Universität Freiburg i. Br., Holbeinstraße 32,
D-7800 Freiburg/Br.

Professor Dr. Dres. h.c. WILHELM DOERR
Pathologisches Institut der Universität, Im Neuenheimer
Feld 220, D-6900 Heidelberg

Professor Dr. KLAUS GOERTTLER
Institut für Experimentelle Pathologie, Deutsches
Krebsforschungs-Zentrum, Im Neuenheimer Feld 280,
D-6900 Heidelberg

Professor Dr. WILHELM WOLFGANG HÖPKER
Pathologisches Institut der Universität, Im Neuenheimer
Feld 220, D-6900 Heidelberg

Professor Dr. Walter Hofmann
Pathologisches Institut der Universität, Im Neuenheimer
Feld 220, D-6900 Heidelberg

Professor Dr. Wolfgang Jacob
Institut für Sozial- und Arbeitsmedizin der Universität,
Im Neuenheimer Feld 368, D-6900 Heidelberg

Professor Dr. Hans Helmut Jansen
Pathologisches Institut der Städtischen Kliniken,
Grafenstraße 9, D-6100 Darmstadt

Professor Dr. Dr. Günter Quadbeck
Institut für Pathobiochemie und allgemeine Neurochemie
der Universität, Im Neuenheimer Feld 220,
D-6900 Heidelberg

Professor Dr. Hans Schaefer
Physiologisches Institut der Universität, Im Neuenheimer
Feld 326, D-6900 Heidelberg

Professor Dr. Theodor H. Schiebler
Anatomisches Institut der Universität, Köllicker Straße 2,
D-8700 Würzburg

Professor Dr. Dr. Dr. h.c. Heinrich Schipperges
Institut für Geschichte der Medizin der Universität,
Im Neuenheimer Feld 305, D-6900 Heidelberg

Professor Dr. Gerhard Seifert
Pathologisches Institut der Universität, Martinistraße 52,
D-2000 Hamburg

Dipl. Physiker Michael Stöhr
Institut für Experimentelle Pathologie, Deutsches
Krebsforschungs-Zentrum, Im Neuenheimer Feld 280,
D-6900 Heidelberg

Professor Dr. Günter Ule
Institut für Neuropathologie der Universität,
Im Neuenheimer Feld 220, D-6900 Heidelberg

Professor Dr. Kurt Wegener
Pathologisches Institut der Städtischen Krankenanstalten,
Bremserstraße 79, D-6700 Ludwigshafen

Laudatio auf Wilhelm Doerr

Klaus Goerttler, Heidelberg

Sie haben uns die Ehre Ihrer Teilnahme an diesem Symposion erwiesen. Meine Laudatio auf Wilhelm Doerr soll ganz in unser heutiges Thema eingebunden werden.

Warum haben wir uns die Durchführung dieses Symposions als Geburtstagsgeschenk ausgesucht? Meist erhält der zu Ehrende im Rahmen einer Feierstunde und mit Musikumrahmung eine Kassette ihm zugedachter Arbeiten, die er vielleicht irgendwann einmal liest, die irgendwann in irgendeiner Fachzeitschrift ihr Leserpublikum suchen müssen. Je breiter gestreut die Interessen der Schüler, um so inhomogener das Ganze. Diese Art von Ehrung erschien uns zu sehr ein Blick zurück. Wir haben uns anderes vorgenommen. Wir wollen mit Wilhelm Doerr darstellen, was diesen im Inneren bewegt und Sorgen bereitet. Wir wollen an seiner Seite die Aussprache herausfordern. Unter diesem Motto möchte ich die Bedeutung von Wilhelm Doerr im Rahmen unseres heutigen Themas betrachten. Dabei kann ich mir auch die Kritik des Jubilars einhandeln.

Was hat uns Wilhelm Doerr als letzter Enzyklopädist unseres Faches dabei zu sagen? Hat er eine Schule gegründet, sprechen seine Schüler seine Sprache? Unter ihnen 2 Lehrstuhlinhaber aus dem engeren, 3 weitere aus dem größeren Fachbereich Pathologie, 10 Prosektoren meist großer Pathologischer Institute, 4 Lehrstuhlinhaber und 5 Chefärzte in anderen Disziplinen der Medizin. Das ist keine Schule im engeren Sinne, überdeckt aber einen großen Bereich. Wie steht es mit den Themen der Doerr-Schüler? Gibt es ein zentrales Arbeitsgebiet, und wo wäre dies bei einem Pathologen zu suchen, dessen universelles Interesse an fast allen Fachbereichen belegt ist? Sicher, wir finden Pankreatitis, Myokardose, angeborene Herzfehler, Arteriosklerose, Schmincke-Tumoren. Aber dies ist nicht das Entscheidende.

Betrachten wir uns Doerrs Schüler. Sind es Menschen einheitlicher Prägung, Typologie, vergleichbar in Charakter, Temperament, Anpassungsfähigkeit, Gehorsam? Wilhelm Doerrs Schüler passen auch hier in kein Schema.

Nach dreimaligem vergeblichen Anlauf müssen wir jetzt ernsthaft fragen, ob es eine Doerrsche Schule gibt. Was hält sie zusammen? Es gibt viele Antworten. Wilhelm Doerr lebt vor, wie man sich diszipliniert, an einer Aufgabe arbeitet, kompromißlos bereit ist zu selbsterbrachter Leistung, zum Vorbildsein. Labor vincit omnia. Das Leben als gesetzter Rahmen, in welchem man sich zu bewähren hat. Non vivere, sed valere vita steht auf dem Freistempler des Institutes. Der

Zwang zur Ordnung des Tagesablaufs verleiht unserem Berufsleben Sinn. Uniformierung durch geregelte Tagesgestaltung, mit frühem Beginn und spätem Ende. Alle Schüler von Wilhelm Doerr haben zumindest Teile dieses Arbeitsstils übernommen, der wenig zeitgemäß erscheint, wenn ich an die 40-Stunden-Wöchner und -Wöchnerinnen denke. Das Geheimnis dieser Lebensgestaltung: das geweckte Interesse. Wilhelm Doerr versteht sich wie kaum ein anderer auf die Provokation, auf die geistige Herausforderung, besonders im Sektionssaal und am interessanten Fall. Das eigene Beispiel, Hingabe an ein Thema, das es mit ganzer Kraft und mit intellektueller Redlichkeit zu bewältigen gilt. Man muß nach einem arabischen Sprichwort sein Herz zuerst über die Hürde werfen, Pferd und Reiter werden folgen.

Welcher Weg beschritten wird, ist freigestellt. Es gibt keine Methode, die bei Wilhelm Doerr nicht eingesetzt werden darf, vorausgesetzt, die mit ihr gewonnenen Ergebnisse sind kontrollierbar, reproduzierbar. Geistige Freiheit darf nicht ins Uferlose, ins Unkontrollierbare führen. Analytisches oder synthetisches Denken, bei Wilhelm Doerr kommt der induktiv wie der deduktiv Arbeitende zu seinem Thema. Liberal sein heißt vorurteilsfrei sein, auch gegenüber den eigenen Ergebnissen. Es ist ein Glück, daß man nie zuvor weiß, was herauskommt. Bei Wilhelm Doerr gibt es kein korrekt erarbeitetes Ergebnis, das nicht akzeptiert wird, auch wenn es nicht so recht in das eigene Weltbild paßt.

Also Selbstzucht im täglichen Alltag verbunden mit weitestgehender Liberalität in der Wahl von Thema und Methode. Alle Schüler Wilhelm Doerrs haben das Gefühl, ihr eigenes Thema gesucht und gefunden zu haben, unbeschadet der Fähigkeit von Wilhelm Doerr, Begabungen zu entdecken und zu fördern. Man darf von einer Doerrschen Schule sprechen, akzeptiert man als Kriterien den persönlichen Einsatz bei der Bewältigung eines Themas, die Lust und Freude am Selbsterarbeiteten. Am Rande noch eines: Die Schüler und Schülersschüler von Wilhelm Doerr sind miteinander verbunden, freundschaftlich über Jahre und Jahrzehnte.

Wie steht es mit der geistigen Verarbeitung von Themen? Wilhelm Doerr wird nicht müde, den Einzelfall und dessen Besonderheiten herauszuarbeiten, das Individuelle gegen den Hintergrund der Norm. Norm ist für ihn kein Prokrustesbett, sondern Leitlinie. Diese aber wird durch das Einzelschicksal modifiziert.

Doerrs zentrales Thema heißt Analyse und Synthese des Krankhaften und Rückführung auf den Spezialfall einer anthropologischen Medizin. Das Experiment ist notwendiges Beiwerk, niemals Selbstzweck. Daher ist es kein Zufall, daß die geschichtlichen Wurzeln der Medizin, unser geistiges Erbe, Krankheitsbegriff und Normbegriff Wilhelm Doerr nicht loslassen. Wir müssen seine Versuche, den Stellenwert der Diagnose in unserer Zeit zu ermitteln, gegen den Hintergrund moderner Befunddokumentation sehen. Von den ersten Anfängen einer Lochkartenkartei mit der Stricknadel als Hilfsmittel bis hin zum modernen EDV-System standardisierter Sektionsberichte und Diagnosen war es ein langer Weg. Wir verbinden mit den Namen Schipperges, Schäfer, Jansen und Höpker ein Programm und haben diese Themengruppe an den Anfang unseres Symposions gestellt.

Für Wilhelm Doerr ist der Sektionssaal Mittelpunkt des Institutes geblieben. Bei ihm ist dies kein unverbindliches Lippenbekenntnis, wie man es mitunter hört. Hier wird das Gespräch geführt, mit Assistenten, Klinikern und Studenten. Ein Lebensschicksal wird transparent, der anthropologische Aspekt, die spezifisch menschliche Verschränkung von Lebensgewohnheiten, von Schicksal und persönlichem Versagen. Die Obduktion bleibt unverzichtbares Kulturgut, unerläßlich im Rahmen einer anthropologischen Medizin. Wilhelm Doerr ist immer Gesprächspartner, niemals Richter über den Kliniker. In unserem Symposion hat Hans-E. Bock den Part des Klinikers übernommen: Jener erlebt unmittelbar das spezifisch Menschliche, die ganze persönliche Verstrickung von Soma und Fatum in der Krankheit. Mit Professor Bock ehren wir zugleich einen Altmeister der Inneren Medizin, Chef einer großen Schule. Er ist über Friedrich Wohlwill mit der Pathologie verbunden, mit Heidelberg über seinen Schüler Gotthard Schettler, mit unserem Zentralthema über eigene synoptische Darstellungen. Leben unter krankhaften und krankmachenden Umständen beinhaltet aber auch Abänderung im raum-zeitlichen Gefüge, Umorganisation lebendiger Masse unter dem Einfluß der Umwelt. Hier möchten Volker Becker und ich unsere Ansichten darlegen, vielleicht mit anderen Schwerpunkten als Wilhelm Doerr. Form und Funktion sind tragende Prinzipien der Pathologie, ihre klassischen Interpreten und auch Repräsentanten sind Virchow und Rokitansky. Es ist kein Zufall, daß Wilhelm Doerr immer aufs neue versucht hat, beide Aspekte zu verbinden, dabei unterschiedliche Ausgangspunkte aufzudecken. Der humorale Faktor gewann im Zeitalter des ungeheuren Aufschwungs der Immunologie neue Facetten. Er ist aber nicht ohne Relation zu anderen regulierenden Systemen zu sehen, der Kreislauf mit seiner zentralen Verteilerfunktion zeigt im Zusammenbruch die Dramatik des Schocks. Götz Brandt und Uwe Bleyl werden dies darstellen. Die Revolution des Endokriniums, interpretiert von Gerhard Seifert, macht uns die gestörte Lebensweise sichtbar, die Anfälligkeit von Funktionskreisen im Gefolge moderner Lebensführung. Hier rückt die Theoretische Pathologie in unmittelbare Nachbarschaft zur Allgemeinen Pathologie. Wir hoffen aber sichtbar zu machen, daß sich auch hier Theoretische Pathologie als Ordnungsprinzip zu erkennen gibt.

Das Phänomen Zelle auch nur näherungsweise in einer Allgemeinen Pathologie einzuordnen erscheint mir ebenso eine Unmöglichkeit wie die adäquate Behandlung der regulierenden Faktoren, die entscheiden über Aufbau und Abbau, Erhaltung und Regeneration, über postmitotische Differenzierung und intermitotische Zyklen. Der Einsatz der Reservezellspeicher, der verschiedenen Kompartimente nach dem Gesetz von Angebot und Nachfrage, dokumentiert das Bestreben des Organismus zur Erhaltung eines Gleichgewichts, aber diese Balance kann selbst unterschiedlich reguliert werden. Diese Verstrickung von Form und Funktion zeigt die innige Bindung, zugleich auch die Auflösung des Gegensatzes zwischen den Sektionen III und IV. Wir wollten aber mit einer Abgrenzung der Sektion IV und Theodor Schiebler, Michael Stöhr und Günter Quadbeck als Referenten nochmals Gelegenheit nehmen, die Verdienste von Wilhelm Doerr herauszuarbeiten, in konsequenter Verfolgung eines über Virchow, Aschoff und Büchner führenden Weges die Welt der subzellulären

Bereiche, also Molekularpathologie oder Pathochemie mit Heimatrecht in die Pathologie einzubeziehen. Dennoch haben wir auf diesem uns jüngst von den angelsächsischen Ländern mit großem Erfolg gewiesenen Weg Nachholbedarf. Wenn wir aber Zyto- und Histochemie, Pathochemie und nun auch Pathophysik mit ihrem Potential in die Aufklärung orthischer und pathischer Prozesse einbinden wollen, dann müssen wir neuen Freiraum innerhalb des gedanklichen Gebäudes unseres Faches gewähren.

Was eigentlich ist Theoretische Pathologie? Was hat diese mit einer Laudatio auf Wilhelm Doerr zu tun? Wer Wilhelm Doerr kennt, weiß um seine im deutschen Gedankengut gegründete philosophische Position. Wilhelm Doerr erfaßt in einer Theoretischen Pathologie Gestalt im Goetheschen Sinne, Gestaltphilosophie, geschaut mit den Augen des Arztes. Theoretische Pathologie als Idee des Krankhaften, zu analysieren auf induktivem und dedukivem Wege. Keine Datensammlung ohne zuvor entwickeltes Ordnungsprinzip. Allerdings sollte man bei der Loslösung vom Einzelfall, um auf höherer Ebene bessere Übersicht zu gewinnen, nicht vergessen, daß der in der luftarmen Stratosphäre Fliegende nichts mehr scharf sieht. Die exakte Verbindlichkeit geht verloren. Hypothesen sind erlaubt, Spekulation ist verboten. Karl Krauspe erzählte mir vor Jahren von den Vorlesungen des Grafen Kayserling über Pathologie. Jener hätte ein ganzes Semester über Philosophie gesprochen. Als er dann endlich zur Pathologie kommen wollte, sei das Semester zu Ende gewesen. Doch der Eindruck war bleibend. Welche Armut heute, mit dem Gegenstandskatalog in der Hand Vorlesungen auf ihre Güte zu prüfen. In dieser Laudatio möge deutlich werden, wie sehr wir in der systematischen Bewältigung der Fakten eine Zuhilfenahme auch der geisteswissenschaftlichen Methodik benötigen. Wer kennt denn das ganze Methodenreservoir mit seinen Anwendungsmöglichkeiten? Der Versuch von Franz Büchner, dies im Rahmen von Prolegomena zur Allgemeinen Pathologie zu erreichen, zielt in die gleiche Richtung, aber er geht mir noch nicht weit genug.

Man kann Theoretische Pathologie auch als pragmatischen Versuch sehen, jene Dinge und Phänomene zu ordnen, die sich nur sperrig in einer Allgemeinen Pathologie unterbringen lassen. Volker Becker und ich stehen dieser Interpretation näher als Wilhelm Doerr.

Es gibt eine dritte Interpretation. Hier in Heidelberg war Ludolf Krehl Professor der Inneren Medizin und Pathologie. Guter früherer Tradition entsprach es, daß früher auf den Tagungen der großen Fachgesellschaften die Hauptthemen von Pathologen eingeleitet wurden. Von ihnen erwartete man Blick über die Fachgrenzen. Heute geraten sie aber unter der Tageslast in Gefahr, zum klinischen Erfüllungsgehilfen zu entarten. Heute erleben wir eine traurige Spaltung der Medizinischen Fakultät in Duodezfakultäten, mit verheerendem Verlust an Kommunikation. Die Teilbereiche sprechen zunehmend ihre eigene Sprache, kaum noch verstanden im Nachbarbereich.

Derartige Fehlentwicklungen müssen abgefangen werden. Die psychosomatische Medizin muß ebenso Bestandteil einer Theoretischen Pathologie sein wie die Krankheitsdefinition, auch im Sozialstaat. Zu oft wird mit abgewandelten

Definitionen Gesellschaftspolitik betrieben, oft unter bewußtem Verzicht auf nachprüfbare Fakten.

Theoretische Pathologie also ein politisches Instrument? Kommt ihr die Aufgabe zu, fachübergreifend das große Gespräch mit dem Arzt, das Gespräch mit der Gesellschaft über Begriffe wie Krankheit und Gesundheit neu aufzunehmen? Theoretische Pathologie ebenso universales Ordnungsprinzip wie Ideenreservoir? Warum eigentlich nicht?

Meine Damen und Herren: In dieser Laudatio sollte der Einfluß von Wilhelm Doerr auf seine Schüler, auf Kollegen, Fachgenossen, Freunde, auf die Medizin unserer Zeit sichtbar gemacht werden. Hier hat Wilhelm Doerr für unser Fach Bahnbrechendes geleistet: in aller Bescheidenheit standhaft zu bleiben und zugleich neue Antworten auf alte Fragen zu suchen. Das ihm zu Ehren veranstaltete Symposion soll die verloren gegangene Diskussion neu beleben. Theoretische Pathologie als Stätte der geistigen Begegnung mit der Medizin unserer Zeit, mit ihren Risiken und Möglichkeiten.

Aber vielleicht ist Theoretische Pathologie nur neuer Wein in alten Schläuchen? Sie werden sich Gedanken gemacht haben über die kleine Grafik auf den Einladungen. Sie ist abstrakte Form eines Ideenwettbewerbes, symbolisiert die vier Elemente Feuer, Wasser, Luft und Erde und zugleich die ihnen zugeordneten Elemente der hippokratischen Medizin. Wir wollten mit dieser leichten Verfremdung bewußt zurückgreifen auf altes Ideengut.

Ich schließe mit einer Sentenz, die ich dem reizenden und mit vielen schönen Bildern ausgestatteten Büchlein des heute über 90jährigen Anatomen Hermann Hoepke verdanke; sein Titel: „Heidelberg. Neuer Blick in Alte Gassen". Mit diesem Motto möchte ich meine Laudatio auf Wilhelm Doerr ebenso beschließen, wie ich es unserem zu Ehren von Wilhelm Doerr veranstalteten Symposion über Theoretische Pathologie voranstellen möchte.

Sektion I: Konzeption der Grundbegriffe

Einführung des Moderators

Wolfgang Jacob, Heidelberg

Mit dem Konzept einer Theoretischen Pathologie wird der Versuch unternommen, der Pathologie eine neue und – wie wir meinen – wesentliche Dimension hinzuzugewinnen.

Die Pathologie als Theorie des Krankseins und der Krankheit konzentriert sich in erster Linie auf die Frage: Was liegt dem Krankheitsgeschehen zugrunde? Welches sind die wesentlichen Merkmale der Krankheitsprozesse?

Derartige Fragen sind in der Pathologie oft und vielfältig durchdacht und bearbeitet worden. Eine Synopsis allerdings unter dem Aspekt des heute fortentwickelten Faches fehlt so gut wie ganz. Über eine geschlossene wissenschaftliche Theorie des Krankseins und der Krankheit auf dem Boden der heutigen Medizin verfügen wir nicht, vielmehr hat es den Anschein, als würden sich die großen klassischen Fächer der Medizin unter dem Druck der immer spezieller und präziser sich gestaltenden wissenschaftlichen Einzelerkenntnisse endgültig aufspalten und dadurch ein Gesamtkonzept der Medizin als Wissenschaft eher erschweren als fördern.

Indessen sind wir nach wie vor durch die Frage bedrängt: Was liegt dem Wesen der Krankheiten zugrunde, wie entstehen sie in der Vielfalt ihrer morphologischen, pathophysiologischen und seelisch-geistigen Erscheinungsweisen? Wie verhalten sich Krankheit und Tod in ihren wesentlichen Bezügen zueinander? Oder auch: Wie lassen sich Krankheit und Gesundheit als entgegengesetzte Pole menschlicher Schicksalsgestaltung als Ergebnisse und Ereignisse der „pathischen Existenz" des Menschen verstehen?

Im Grunde genommen kennen wir den Menschen, dieses mächtige und zugleich ohnmächtige, dieses zerbrechlichste und zugleich differenzierteste Wesen unseres Weltalls in seinen ureigentlichen Bezügen zu Krankheit und Gesundheit doch noch zu wenig.

Nach wie vor nimmt die Pathologische Anatomie in der Erkenntnis und Deutung der Krankheitsprozesse eine wichtige Stellung ein. Sie allein ist in der Lage, eine adäquate Zusammenordnung der morphologisch vielfältigen Krankheitserscheinungen zu einem zeit-räumlichen Kontinuum zu liefern. Aber auch die Fragen nach der geographischen oder sozialen Verteilung der Krankheiten, nach den Umweltbedingungen und der Umweltbezogenheit des Krankseins und der Krankheit, die Konzepte einer Ethopathologie, einer Epidemiologischen und

Sozialen Pathologie gehören in diesen Bereich. Die biologischen Gestaltungen des Krankhaften, d.h. die Raumgestalten biologischer Strukturveränderungen und die Zeitgestalten pathobiologischer Funktionen bilden nach wie vor die eigentliche Basis einer Theoretischen Pathologie.

Eine Zeitlang schien es so, als könne die moderne Medizin auf die morphologischen Grundlagen des Krankheitsgeschehens weitgehend verzichten und sie durch pathophysiologische Befunde in einer zuvor nie für möglich gehaltenen Differenzierungs- und Aussagekraft ersetzen. Doch erst die vertiefte Synopsis der pathomorphologischen Substrate *und* der klinischen Befunde (einschließlich der Anamnese) hat uns dem wirklichen Verständnis des Krankheitsgeschehens näher gebracht.

Bevor wir endgültig in den Gegenstand der Tagesordnung eintreten, erlauben Sie mir noch eine ganz kurze persönliche Bemerkung: Die wirklichen Bemühungen um einen neuen Gegenstand der Wissenschaft, hier der Theoretischen Pathologie, sind von den Personen nicht zu trennen, die sich mit ihm beschäftigen. Die naturwissenschaftlichste der Wissenschaften unserer Zeit, die Theoretische Physik, wäre ohne die engen persönlichen Beziehungen, die ihre Gründer miteinander verbanden, nicht denkbar gewesen. So dürfen wir es als eine Gunst der Stunde betrachten, daß wir, die Freunde und Schüler Wilhelm Doerrs, seinen 65. Geburtstag zum Anlaß nehmen, um mit der Theoretischen Pathologie eine Disziplin aus der Taufe zu heben, deren Konzeption wir dem Jubilar verdanken und von der wir hoffen, daß sie – dem Geheimnis der Freundschaft zu Dank – in der Zukunft zu einem ansehnlichen Wesen heranwachse.

Wie in jeder neu entstehenden wissenschaftlichen Disziplin geht es zunächst nicht nur darum, von ihrem Gegenstand zu erfahren, sondern einige Grundbegriffe zu erörtern, um das wissenschaftliche Gespräch zu ermöglichen und zu eröffnen.

Ich darf daher nunmehr Herrn Schipperges bitten, uns mit den „Präliminarien einer Theoretischen Pathologie" vertraut zu machen.

Präliminarien einer Theoretischen Pathologie

Heinrich Schipperges, Heidelberg

Präliminarien sind Ansätze zur Einleitung eines Unternehmens, hier der Theoretischen Pathologie. Präliminarien wollen Voraussetzungen klären, Gegensätze aufreißen, Leitlinien entwerfen. Sie wollen die Konturen lediglich andeuten, aber noch kein Konzept vermitteln. Sie dienen daher diesem Symposion nur als Vorspruch, Ansatz, Ansprache auch, als ein mehr methodologisches Präludium. Sie wollen keineswegs etwas Systematisches bieten, gleichwohl aber schon auf das hinaus, was Kant – in seiner Methodenlehre der „Kritik der reinen Vernunft" – Architektonik genannt hat, auf etwas also, das sich eben nicht zufällig, kasuistisch, bildet, nicht „per appositionem", wie Kant sagte, sondern „per intus susceptionem" (Kant, Ausg. 1968).

Ich möchte Ihnen vor diesem Hintergrund – Wilhelm Doerr zu Ehren – 1. einen kurzen Aufriß der alten scholastischen Pathologie geben, um dabei 2. zu zeigen, daß und wie sehr Theoretische Pathologie immer nur die Phänomene selber sucht. Mit einer solchen Phänomenologie erst darf ich dann 3. versuchen, wenigstens in Umrissen, eine Kategorientafel der Theoretischen Pathologie zu entwerfen. Doch zuvor noch ein kleines thematisches Vorspiel!

Thematisches Vorspiel

In einem der ersten Aphorismen des Hippokrates ist in ebenso einleuchtender wie lapidarer Form von der „bona habitudo" des Menschen die Rede, jener normalen Verfassung seines leiblichen Wohlstandes, der gerade dann am meisten gefährdet sein soll, wenn er optimal wird. „Es ist schon längst mit Grund und Bedeutung ausgesprochen", so hat es Goethe (Ausg. 1961–66, Bd. 10, S. 768) erfahren, „auf dem Gipfel der Zustände hält man sich nicht lange". Konjunkturkrisen, sie sind – so scheint es – weder im biologischen noch im politischen Bereich zu vermeiden.

Der klassisch gewordene Topos bezieht sich offensichtlich auf den Aphorismus I, 3 des Hippokrates (Ausg. 1844), wo vom Habitus der Sportsleute die Rede ist, deren Kondition am meisten gefährdet sei, wenn sie den optimalen Punkt erreicht habe. Das allein macht ja lebendiges Geschehen aus, in der Geschichte des Menschen wie der Völker: weder steter Fortschritt noch anhaltende

Dekadenz, das abenteuerliche Spiel vielmehr des Auf und Ab, in ebenso reizvoller wie rätselhafter Linienführung, deren Rhythmus alles Lebendige in Bann schlägt.

Das hippokratische Diktum erscheint – aufs geistliche Leben gewandt – bald schon bei den Kirchenvätern. „Frage die Ärzte", schreibt Basileios in seinen *Homilien,* „und sie werden dir sagen, daß leibliches Wohlbefinden, wenn es den höchsten Grad erreicht hat, am gefährlichsten ist. Daher entfernen die Erfahrensten (an den Grenzen des Wachstums) das Überflüssige durch Fasten, damit nicht die Kraft unter der Last des Wohlstandes zusammenbricht". Paracelsus noch bekennt sich zur gleichen Weisheit in seinem Aphorismus-Kommentar, wo es heißt: „Und ob gleich wohl eine Ruhe gespüret würde, so mag sie doch zu keinem Guten gedeihen, sondern zu Ärgerem, das ist: fallen in die Gewalt der Krankheiten" (Ausg. 1922–33, Bd. IV, S. 503). Denn der Tod und die Ruhe der Gesundheit vermögen nimmer beieinander sein; und wo sich auch ein Wohl-Stand einstellet, da ist er „falsch und betrüglich" (Ausg. 1922–33, Bd. IV, S. 504). Auf dem „Gipfel der Zustände" hält man sich eben nicht lange, wie Goethe schrieb. Oder an anderer Stelle – in einer erstaunlich frühen Erfahrung des 24jährigen (1773) –: „Auf der Höhe der Empfindung erhält sich kein Sterblicher" (Ausg. 1961–66, Bd. 4, S. 147).

Diese uralte Geschichte von der „bona habitudo" und ihrer Relativität bietet uns zugleich ein schönes Paradigma für die modernen Grenzen alles Wachstums. Alles Geschaffene ist ja ein Zusammengesetztes, wie schon der mittelalterliche Historiker Otto von Freising (1146) in seinen „Gesta Friderici" (I, 4/5) behauptet hatte: „eine Synthese, deren Teile auf der Höhe der Entwicklung des Ganzen die höchste Harmonie erreichen, um dann unaufhaltsam der Auflösung entgegenzugehen" –, eine im Grunde Augustinische Geschichtsinterpretation, die sich so lebendig noch der antiken Topik vom „melius ad summum quam in summo" zu bedienen weiß. Jenseits von Fortschritt oder Dekadenz sieht Otto von Freising alles Geschehen ablaufen in einem biologischen Rhythmus: Jede optimale Verfassung eines heterogen zusammengesetzten Organismus aber müsse gemindert werden mit aller Stringenz und mit vollem Bedacht.

Aufriß einer scholastischen Pathologie

Damit sind wir bereits bei unserem ersten Punkt, dem Aufriß einer scholastischen Pathologie: eingespannt in geradezu klassischer Ausgewogenheit in das Gleichgewicht von „Theorica et Practica", sich aufbauend auf eine kanonische Physiologie, sich ausrichtend auf das Spektrum der Therapeutik. Damit erhielt die Pathologie erstmals jenen zentralen Standort in der Theorie der Heilkunde, den sie nie mehr aufgeben – wenngleich oft genug vergessen und verdrängen – sollte. In der scholastischen Einführungsliteratur in die Heilkunde (Isagoge in medicinam) hatte die Pathologie – als „Theorica" wie als „Practica" – im Mittelpunkt einer Medizin gestanden, der die Physiologie nur methodologisch vorgelagert war und die sich pragmatisch auszurichten hatte auf die Therapeutik, auf das System also zur Erhaltung von Gesundsein und zur Beseitigung oder Linderung von Krankheiten.

Aus dieser sich vermutlich erst im Historischen entschleiernden Theoretischen Pathologie haben wir an anderer Stelle bereits einige paradigmatische Muster aufgewiesen: das „Phänomen Pathos" als solches, die „Dimension Zeit", das „Erlebnis Schmerz", die „Grenzerfahrung Tod". Bei diesen vier Kategorien erfahren wir zu unserer Bestürzung mit einem Blick auch die kardinalen Kompetenzverluste der Pathologie, wie sie mit jener szientistischen Eindimensionalität einhergehen mußten, die Paracelsus so plastisch geschildert hat mit seinem Minotaurus, der da herrschet im „Labyrinthus medicorum errantium" – auch heute noch! –, dem „monoculus" mit seinem einäugigen Blick und dem methodischen Terror!

Ich darf hier nur erinnern an das, was eine Erscheinung wie „Zeit" für die Pathologie bedeuten könnte. Mit Zeit und Zeitigung sind wir auf eine pathologische Grundkategorie verwiesen, die erstmals von der lateinischen Scholastik auf ein kanonisches Format gebracht wurde. So lesen wir bei Petrus Hispanus, dem Arzt aus Siena, der später als Papst Johannes XXI. den Purpur trug, den erstaunlichen Satz: „Tempus est causa corruptionis", was Paracelsus in seiner lapidaren Manier wiederum übersetzt hat mit: „Die Zeit ursachet die Fäule". Und an anderer Stelle: „Das Zeitliche ist es, was die Fäule der Dinge verursachet. Denn sobald ein Auslauf da ist und dessen Ende [ein „offenes System" also], sobald ist auch da die Zergehung desselbigen" (Ausg. 1922–33, Bd. VIII, S. 110).

Paracelsus spricht im „Labyrinthus medicorum errantium" mit großem Bedacht vom „Buch des Firmaments" als der zweiten, neben der „Philosophia" so fundamentalen Säule der Medizin: „Und der dies Buch nicht erfährt, der kann kein Arzt sein, noch geheißen werden." Aus der „firmamentischen Sentenz" erst erfahren wir Anfang und Ausgang der Krankheiten und kommen so in die „hohe Schul' der Arznei". Der Arzt hat sich an die konkrete Welt da draußen zu wenden und so „in den rechten Ursprung und Grund zu gehen …, damit die Kunst vollkommen erfahren werd'". Über die „firmamentische Sentenz" erst gerät der Mensch an die Elemente, die, wie wir selber, ihre Gesundheit und Krankheit haben. „Denn die Elemente und der Mensch sind näher und gefreundeter denn Mann und Weib. Das macht die Konkordanz der Union … und die Diskordanz." Aus dem „Buch der Elemente", dem systematischen Gefüge der Wirklichkeit, wächst so der philosophische Medikus.

Zur Welt der Natur tritt damit eine ganze Welt an Zeit, mit ihrem Werden und Vergehen, eine Welt an Geschichte und Schicksal, mit jenem „Im Innern ist ein Universum auch", von dem Goethe gewußt hat. In diesem Inneren, dem Subjekt, erfahren wir „nicht allein den Lauf der Natur, sondern auch den Lauf des Himmels" (IX, 577), des „Himmels Inwurf", sagt Paracelsus, und noch deutlicher und drängender: „den Eingang des Himmels in uns" und: „daß dieser Himmel sich in uns solle leiben", verleiblichen, Schicksal werden!

Die Zeit ist es, die alles Wachstum einer Krise zutreibt, an die Grenze des Wachsens führt; sie macht Altern sicherlich zu einer existentiellen Provokation, aber – in sinnvoll begrenztem Wachstum – auch zu einer Chance des Reifens.

Jeder von uns hat nämlich seinen eigenen Zeit-Raum, und darin „viel tausend Wege" (II, 316). Jeder Augenblick wird zur „Zeit einer neuen Blume" (II, 316). Jeder reift zu seiner eigenen Vollendung; jeder von uns hat aber auch seinen je eigenen Verfall zu gewärtigen. Wir werden alle krank, immer wieder; wir grünen aber auch für und für, zu viel tausendfältiger Gesundheit.

Diese nur anthropologisch zu interpretierende Zeitstruktur mit ihrer so charakteristischen „Zerstörung der Natur und ihrer Zerrüttung" (IX, 591), sie will und muß immer wieder neu gedeutet werden, weil eben jede Zeitphase auch ein ander „Glück zu heilen" anzubieten hat. „So du das nicht weißt, was meinest du, was du für ein Arzt seiest? Nichts als ein Rumpler" (VIII, 174). Der rein empirisch verstandene, der theorielose „modus medicandi et practicandi", das wäre nichts als ein ungewisser Fischergrund, ein reines „Lappenwerk", ein – so immer noch Paracelsus – „irriger, falscher, beschissener Bau" (VIII, 174).

Die Grundphänomene des Wachsens und Welkens, des Alterns und Reifens, leibhaftiger Transparenz und Transzendenz –, sie verlieren viel von ihrem Geheimnis, sobald sie in die Sphäre der Verwissenschaftlichung geraten; und sie sollten m. E. gerade aus diesem Grunde wieder auf den Zusammenhang der Erscheinungen, den theoretischen Konnex, zurückgeführt werden. Das gilt natürlich auch für alle pathologischen Aberrationen, für die so „bestürzende Mannigfaltigkeit der vielen Krankheitsbilder" (Meessen 1979), denen nur das *eine*, vage, so labile Bild der Gesundheit gegenüber steht.

Mit wachem Bewußtsein bekennt sich Paracelsus hier – am Ausgang der Scholastik, im Übergang zur Neuzeit – ein letztes Mal noch zu einer in sich geschlossenen Theoretischen Pathologie, die ihm überdies der einzige Garant scheint für eine legitime Position der Medizin im „studium generale" der Universitäten. „Was ich setz'", so sagt er, „das setze ich theoretisch, und das ist wider die alten Universitäten ... Darum so leset mich dergestalt, daß ihr die Theorik verstehet und annehmet, danach die Praktik als Praktik! Denn nur so setzet ihr euch eure Praktik und fasset euch den Grund!" (III, 457). Alles andere aber, was ihr bisher an den Hohen Schulen gehört habt, „soll das vielleicht universitätisch sein, ihr Läusjäger?"

Theoretische Pathologie sucht die Phänomene

Mit dieser harten Kritik des Paracelsus am Fundus der Universität sind wir bereits beim zweiten Fragenkreis, den ich formulieren möchte als eine These: Theoretische Pathologie sucht die Phänomene! Mit feinem philosophischem Gespür, seinem angeborenen „esprit de finesse", hat Wilhelm Doerr erkannt, daß die Medizin als exemplarische Wissenschaft von der Natur aus tieferen und reicheren Quellen stammt, als sie die moderne Interpretation von „Natur" uns zu geben vermocht hat. Er würde sicherlich nicht so weit gehen wie Horst Eberhard Richter, der in seinem „Gotteskomplex" (1979) das axiomatische Modelldenken der Neuzeit mit seinem unheimlichen Machtstreben als narzißtische Selbstverfremdung zu entlarven versucht. Eher würde er Romano Guardini recht geben, der in seinen „Theologischen Briefen an einen Freund" (1976) von jener verfremdeten Welt als Natur gesprochen hatte, innerhalb der sich der Mensch als ein „in ihr sich entwickelndes autonomes Wesen" einzurichten gedenke, bei welchem Bestreben „der Schaden des Daseins unheilbar" und „das schlechte Gewissen unaufhebbar" bleibe, „solange dieser Grundzustand nicht erkannt und ihm nicht standgehalten wird". Ganz sicher aber hätte Wilhelm Doerr sich in vollstem Einvernehmen gefühlt mit Goethe, dem der Begriff „Theorie" nie etwas anderes bedeutet hatte als „der Zusammenhang der Erscheinungen", das „systematische Denken und Schauen" eben, von dem immer wieder bei Novalis die Rede ist.

„Theoretische Pathologie" in diesem Sinne hebt sich somit deutlich ab von der konventionellen „Pathologischen Anatomie" wie auch einer „Allgemeinen Pathologie". Ihr geht es viel allgemeiner noch um das Bezugssystem gestörten Lebens, um die Einbindung menschlichen Leidens auch in die Umwelt, die Arbeitswelt, die Wohnwelt, die Erlebniswelten, mit einem Wort: um den ökologischen Bezug, der das Metaphysische in seiner Konkretheit bedenkt.

Über die Grenzen pathologischer wie auch medizinischer Kasuistik überhaupt hat sich freilich Goethe bereits drastisch genug geäußert: „Es wäre ein Meer auszutrinken, wenn man sich an die Individualität des Phänomens halten und diese beobachten, messen, wägen und beschreiben wollte." Das Phänomen bleibt gleichwohl das Entscheidende; die Erscheinung selbst ist die Lehre! Was wiederum Goethe so eindringlich vermerkt hat, wenn er schreibt: „Wer nicht gewahr werden kann, daß ein Fall oft Tausende wert ist und sie alle in sich schließt, wer nicht das fassen und zu ehren imstande ist, was wir Urphänomene genannt haben, der wird weder sich noch anderen jemals etwas zur Freude und zum Nutzen fördern können" (Ausg. 1961–66, Bd. 16, S. 411).

Die Morphologie ist denn auch zu allen Zeiten eine im guten Sinne konservative Wissenschaft gewesen. Das gilt für jede Art von „Medizin in Bewegung", Bewegungen, mit denen wir seit Jahren überreichlich versorgt wurden, in der Tat ein überaus „sensibles Chaos" (Novalis, Ausg. 1960–75, Bd. III, S. 100). Virchow bereits hatte unter dem „Chaos der Einzelbeobachtungen" gelitten, einem Chaos, „in dem alte und neue Bausteine durcheinanderliegen". Hier zu ordnen – ein Kristallisationszentrum zu bieten, das architektonisch zu systematisieren bliebe – ist nächste und vornehmste Aufgabe der Theoretischen Pathologie. „Alles kommt in der Wissenschaft", schreibt Goethe, „auf das an, was man ein Aperçu nennt, auf ein Gewahrwerden dessen, was den Erscheinungen zugrunde liegt", auf jenen Zusammenhang der Erscheinungen eben, den Goethe „Theorie" genannt hat!

Kategorientafel einer Theoretischen Pathologie

Damit darf ich hier wenigstens noch andeuten, was anderenorts thematisch weiter ausgeführt wurde: die Kategorientafel nämlich einer Theoretischen Pathologie! Struktur und Funktion, sie stehen sich nicht mehr als bloß antagonistische Pole einander gegenüber. Die Academia Leopoldina hat sich 1969 bereits mit diesem Konnex von „Struktur und Funktion" befaßt. Die Morphologie scheint wieder zum Logos von der Gestalt und mehr noch der Gestaltung zu werden, und damit die Pathologie auch zum Logos von leibhaftigem Pathos. Der Leib steht wieder im Mittelpunkt des Denkens. Alle Wissenschaft ist auf dem Wege zum Menschen. Dieser Leib des Menschen ist – wie Gottfried Benn (Ausg. 1968, Bd. 3, S. 704–708) bekannt hat – „offenbar etwas Flüchtiges, nicht der chemisch-physikalische Morast des neunzehnten Jahrhunderts mit den Absätzen des Positivismus im Gesicht". Ganz ähnlich Novalis: „Daß unser Körper ein gebildeter Fluß ist, ist nicht zu bezweifeln." Bei seinem intensiven Studium der organischen Gestalten hatte bereits Goethe (1817) sehr deutlich erkannt: „daß nirgend ein Bestehendes, nirgend ein Ruhendes, ein Abgeschlossenes vorkommt, sondern daß vielmehr alles in steter Bewegung schwanke". Das ist die alte hippokratische Idee von einem Fließgleichgewicht der „res naturales", all der Elemente, Säfte, Kräfte und Temperamente. „Temperamentum" selber ist nichts anderes als das dynamische Gleichgewicht eines labil Gemischten.

Wilhelm Doerr, als ein Pathologe, der nicht nur den „nous pathetikos" beherrscht – um mit Aristoteles zu sprechen –, sondern auch den „nous poietikos", nicht nur das pathische Terrain, sondern auch die Noetik, Wilhelm Doerr hat es nicht von ungefähr als seine „Herzenssache" bezeichnet, die augenblicklich vorwaltenden Berührungspunkte im Gemisch auch heterogener Wissenschaften bewußt aufzugreifen, sie als Anreicherung zu erleben, um sie kreativ fruchtbar zu machen, und dies auch und gerade zu einer Zeit – wie er sagt –, „da Geschäftigkeit mit Fleiß, betriebliche Organisation mit geistiger Aussage verwechselt werden und die Laboratorien der Pathologen beinahe ganz nach ingenieurwissenschaftlichen Gesichtspunkten aus- und eingerichtet sind" (1979, S. 19). Die Analyse dessen, „was der Mensch ist" und die Frage danach, „was ich als Mensch bin", sind aber nun einmal aufs innigste miteinander verknüpft (Laín Entralgo 1956), und sie werden gerade am leidenden Menschen offenkundig.

Unsere Zivilisation hingegen übt sich darin – so der Psychiater Richter in seinem „Gotteskomplex" (1979, S. 230) –, Leiden zu verstecken, unsichtbar zu machen, zu verleugnen, durch Sozialtechniken zu verschleiern, ja Leiden zu vernichten. Daher „die ewigen Frustrationen des Noch-Nicht und des Nicht-Mehr"! Daß wir verstehend uns selber zum Vergehen als solchem verhalten, das allein schon macht ja das Pathos des Existierens aus: daß Leben eben nicht nur abläuft, sondern erlitten wird: daß uns – mitgerissen vom Vollzug – etwas geschieht: nämlich Werden und Wachsen, Verfallen und Sterben, jener Tod, der – so V. v. Weizsäcker – alles Leben tränkt mit der Farbe des Leidens, mehr noch: Tod als „metabole" ohne ein „hypomenon"!

Die Theoretische Pathologie wird sich prinzipiell den erkenntnistheoretischen Grundlagen der Medizin als einer exemplarischen Handlungswissenschaft zuwenden müssen, wobei zunächst zu leisten wären: 1. ein geistesgeschichtlicher Aufriß der Gesamtmedizin als Physiologie, Pathologie und Therapeutik; 2. ein Aufhellen und Bereitstellen des hermeneutischen Instrumentariums des ärztlichen Denkens und Wissens; 3. das Durchleuchten der möglichen und notwendigen Bezüge zur mathematischen Logik als der Basis jeder exakten Wissenschaft; 4. die spezifische Anbindung an die naturwissenschaftlichen Grundlagen der Medizin als Heilkunde und Heiltechnik.

Auch und gerade die Pathologie – als eine Anthropologie des Krankhaften – wird sich dabei mit den „res naturales" (den somatischen Bedingungen humaner Existenz) *und* den „res non naturales" (der menschlichen Daseinsstilisierung) befassen müssen: mit Natur eben und Kultur. „Wir sind es, die eine Ordnung aufstellen; die Natur läßt die Erscheinungen fließen" (Doerr 1972).

Was die Theoretische Pathologie demnach, nach ersten zaghaften Ansätzen, systematisch entwickeln müßte, das wäre eine umfassende „Pathologie des Alltags", eine Pathologische Anatomie insonderheit der modernen Familienstruktur. Hier käme es darauf an, die Grundbedürfnisse und Gewohnheiten des Alltags, den gesunden wie krankhaften Lebensstil unserer vierundzwanzig Stunden, sehr konkret zu analysieren: die Sitten und Unsitten in Essen und Trinken, in Kleidung und Wohnung, bei Arbeit und Erholung, im Wachen wie im Schlafen, im Sexualverkehr wie den menschlichen, allzu menschlichen Leidenschaften (Hamperl 1976). Damit verbunden wäre eine systematische Pathologie der Lebenskrisen, eine Pathologie des Wachsens und Werdens (Entwicklungsgeschichte), des Reifens und des Alterns (Gerontologie), eine Thanatologie schließlich als die Lehre vom Tod und die Praxis des Sterbens.

Damit aber deuten sich wiederum die Umrisse einer Umwelt-Pathologie an, welche die für den Menschen tragbaren Grenzen erst einmal experimentell abzustecken hätte. Das beginnt beim Sauerstoffmangel in großen Höhen und endet beim Sauerstoffmangel in den kritischen Embryonalstadien. Eine Umwelt-Pathologie freilich, die „ex fundo" und „ab ovo" das soziale Milieu gleicherweise wie das menschliche Verhalten berücksichtigen würde, steckt sicherlich noch in den Kinderschuhen. Sie bedarf einer – wie man so leichthin sagt – Grundlagenforschung.

Als Kristallisationspunkt einer medizinischen Grundlagenforschung hatte Rudolf Virchow bereits im ersten Band seines „Archivs" (1847) ein Fachgebiet der theoretischen Medizin konzipiert, das er damals „Pathologische Physiologie" nannte und mit dem er die Kluft zwischen Praxis und Theorie zu überwinden gedachte. Dieser neuen Physiologie gegenüber stelle die alte Pathologische Anatomie nur die „Vorhalle der eigentlichen Medizin" dar; eine Pathologische Physiologie dieser Dimension dürfe daher nicht vor den Toren der Medizin stehenbleiben; sie habe vielmehr ihren angestammten und durch alle Überlieferung verbürgten Platz „mitten in ihrer Residenz".

Dazu ist – nach Virchow – die Einführung der „Zeit" in all unser Wissen um die „Körper" erforderlich. „Die eigentliche Wissenschaft hebt erst mit der Geschichte der Körper an." Wir haben es weniger mit den „Körpern selbst" zu tun, „als mit den Vorgängen an den Körpern, ihrer Erscheinung und Bewegung in gesunden wie in kranken Tagen. Unsere Aufgabe besteht darin, Dinge, die wir bloß räumlich nebeneinander sehen, „in ein zeitliches und ursächliches Verhältnis" zu bringen. Dies sei in erster Linie Aufgabe einer neu zu konstituierenden Pathologischen Physiologie. Rudolf Virchow (1847, S. 19) bringt dieses Konzept einer neuen Theorie der Medizin auf die Formel: „die Pathologische Physiologie als die Veste der wissenschaftlichen Medizin, an der die Pathologische Anatomie und die Klinik nur Außenwerke sind!"

Der Begriff ist demnach nicht neu, vielmehr nur vernachlässigt und verdrängt worden, bedarf daher offensichtlich einer aktualisierenden Interpretation. Theoretische Pathologie stellt eher ein übergeordnetes Bezugssystem dar, eine leitende steuernde Ordnungskategorie, jenes „obere Leitende", das Goethe „Geist" nannte, woher dann auch die profunden Bezüge gerade dieser Ordnungswissenschaft zu den Geisteswissenschaften herrühren.

Aus diesem meinem nur paradigmatisch zu verstehenden historischen Ansatz allein schon ergibt sich, wie sehr der Erkenntnisweg der Theoretischen Pathologie methodologisch orientiert ist. Hier geht es nicht um morphologische Resultate, sondern um das Aufwerfen von Fragen, um Hermeneutik und Semantik, oder – um in der Methodensprache des Historikers zu bleiben – um Heuristik, Kritik und Interpretation.

Dieser prinzipielle Ausgangspunkt von einer Methodik und Theorie der Medizin ist von der Wissenschaftsgeschichte bisher viel zu wenig beachtet worden, und doch bietet gerade er das entscheidende Moment für die therapeutische Praxis. Alle Phänomene um den gesunden und kranken Menschen werden aus der theoretischen Einstellung heraus nicht nur neu gesehen, sie werden durch die damit verbundene dialogische Haltung auch immer wieder neu herausgefordert, gestellt und zum Gegenstand gemacht. Sie werden als Problem empfunden und gefaßt, um in ihrer Fragwürdigkeit integriert zu werden in das Ganze der Heilkunde. Damit sind wir an einem Kernthema jener „Theoretischen Pathologie" angelangt, die wir heute und in der Folge in ihren verschiedenen Dimensionen – in Forschung wie Lehre – aufzubauen haben.

Was im Text der Approbationsordnung als historischer Prüfungsstoff in der „Allgemeinen Krankheitslehre" nur als Paraphrase angeklungen war, das müßte nun architektonisch realisiert werden: Es könnte dann wie ein Programm für die gesamte medizinische Forschung und ärztliche Ausbildung aussehen. Erforscht und gelehrt werden sollen hiernach ja die „kulturellen und sozialen Grundlagen des ärztlichen Denkens, Wissens und Handelns". Zu den empirisch-analytischen Methoden hätten demnach die historisch-hermeneutischen zu treten, Grundmethoden des Denkens und Handelns, auf die ein Beruf nicht verzichten kann, der sich den Dienst an der „Gesundheit des einzelnen Menschen und des ganzen Volkes" – wie es im § 1 der Bundesärzteordnung heißt – zur Aufgabe gemacht hat.

Als „Arzt im Hintergrund" wollte der Düsseldorfer Pathologe Hubert Meessen seine Erkenntnisse und Erfahrungen in über 40jähriger Tätigkeit sammeln, um sie der studierenden Jugend weiterzugeben. Als „das lebendige Gewissen der Ärzte" – nach einem Wort des Münchener Internisten Kerschensteiner – haben auch rein theoretisch orientierte Pathologen sich immer wieder berufen gefühlt. Ein Pathologe gar wie Doerr hat – mit Krehl – immer geglaubt, daß die Fortentwicklung des medizinischen Weltbildes in dem Eintritt der Persönlichkeit des Kranken als Forschungsobjekt *und* als Wertobjekt begründet liege. Dies aber bedeutet – nach Krehl mit Doerr (1964, S. 298) „nichts Geringeres als die Wiedereinsetzung der Geisteswissenschaften als zweite, neben den Naturwissenschaften gleichberechtigte, tragende Säule der wissenschaftlichen Medizin".

Neben die naturwissenschaftlichen werden die Bildungselemente der Geisteswissenschaften treten müssen. Es wird dadurch nicht nur möglich sein, die notwendigen komplementären Züge in das Medizinstudium zu tragen, sondern es wird auch frühzeitig bereits die Brücke zwischen einer vorklinischen und klinischen Medizin geschlagen. Die Phänomene des normalen Lebens werden von Anfang an und in der ganzen geistigen Bedeutung und Breite am Beispiel der pathologischen Vorgänge erläutert werden können. Damit aber steht die alte Pathologie wieder im Zentrum ärztlicher Praxis, und sie wird als Theoretische Pathologie zum Eckpfeiler einer jeden Theorie der Heilkunde.

Ich darf ganz kurz zusammenfassen: Theoretische Pathologie fragt sehr bewußt nach dem „Woher" und dem „Wohin", und damit ganz leise, aber unerbittlich auch nach dem „Warum". Dieses unser Beispiel im Lebensrhythmus aber ist ganz konkret das, was in „Hyperions Schicksalslied" poetisiert wurde als ein: „Doch uns ist gegeben, auf keiner Stätte zu ruhn / Es schwinden, es fallen die leidenden Menschen" (Hölderlin, Ausg. 1943).

Damit sind wir wieder auf die Ausgangsfrage verwiesen, die Sorge um die „bona habitudo", unser Wissen um die Grenzen des Wachstums, an denen wir nun auch unsere entscheidende Chance erkennen: selber zu wachsen, zu reifen, zu sein. „Ein wahrer Forscher wird nie alt", so hatte es in seiner herrlichen Unbekümmertheit der junge Novalis (Ausg. 1960–75, Bd. I, S. 108) auszudrücken verstanden, so erleben wir es – in dankbarer Bewunderung – mit jeder frischen Morgenstunde an unserem verehrten Jubilar: Ein *wahrer* Forscher wird nie alt!

Literatur

Basileios (1857) Homilien 2, 7. In: Migne, J-P (Hrsg) Patrologia Graeca 31: 193 C

Benn G (1968) Gesammelte Werke in 8 Bdn. Wellershoff D (Hrsg). Limes, Wiesbaden

Doerr W (1964) Lehrbares und Lernbares in der ärztlichen Ausbildung. Ruperto Carola 36: 296–302

Doerr W (1972) Anthropologie des Krankhaften aus der Sicht des Pathologen. In: Gadamer H-G, Vogler P (Hrsg) Neue Anthropologie, Bd 2. Thieme, Stuttgart

Doerr W, Schipperges H (1979) Was ist Theoretische Pathologie? Springer, Berlin Heidelberg New York

Goethe JW (1961–66) Sämtliche Werke. Beutler E (Hrsg), 2. Aufl. Artemis, Zürich

Guardini R (1976) Theologische Briefe an einen Freund. Paderborn

Hamperl H (1976) Robert Rössle in seinem letzten Lebensjahrzehnt (1946–1956). Doerr W (Hrsg). Springer, Berlin Heidelberg New York

Hippokrates (1844) Oevres complètes. Littré É (éd), Tome IV. Paris, pp 458–460

Hölderlin F (1943) Sämtliche Werke. Hellingrath N v, Seebass F, Pigenot L v (Hrsg), Bd 2. Propyläen, Berlin, S 270

Kant I (1968) Kritik der reinen Vernunft. Transzendentale Methodenlehre. In: Weischedel W (Hrsg) Werke in zehn Bänden, Bd IV. Wissenschaftliche Buchgesellschaft, Darmstadt, S 696

Laín Entralgo P (1967) Metaphysik der Krankheit. Sudhoffs Arch 51: 290–317

Meessen H (1979) Zwischen Leben und Tod. Erkenntnisse und Erfahrungen aus der Welt eines Pathologen. Econ, Düsseldorf Wien

Novalis (1960–75) Schriften. In: Kluckhohn P, Samuel R (Hrsg) Die Werke Friedrich von Hardenbergs, Bde I–IV. Kohlhammer, Stuttgart

Paracelsus, s. u. Theophrast von Hohenheim

Richter HE (1979) Der Gotteskomplex. Die Geburt und die Krise des Glaubens an die Allmacht des Menschen. Rowohlt, Reinbek bei Hamburg
Schipperges H (1961) „Melius est ad summum, quam in summo". Sudhoffs Arch Gesch Med Naturwiss 45: 78–81
Schipperges H (1978) Das Phänomen Tod. Z Gerontol 11: 480–488
Theophrast von Hohenheim, gen. Paracelsus (1922–1933) Sämtliche Werke. Sudhoff K (Hrsg) 1. Abt. Medizinische, naturwissenschaftliche und philosophische Schriften, 14 Bde. Oldenbourg, München
Virchow R (1847) Über die Standpunkte in der wissenschaftlichen Medizin. Arch Pathol Anat 1:1–19
Weizsäcker V v (1941) Arzt und Kranker. 2. Aufl. Koehler & Amelang, Leipzig

Normbegriff

Hans Schaefer, Heidelberg

Zwei Grundbereiche des Begriffs „Norm"

Die Klärung des Begriffs „Norm" könnten wir uns leicht machen, wenn wir nach angelsächsischem Muster verführen. Hier wird Norm nur im Sinne der physischen und mathematischen Wissenschaften verstanden: als Kennzeichnung „normaler Lösungen" oder der „Normale" im Sinn der mathematischen Geometrie. Die Encyclopedia Britannica enthält nirgends eine philosophische Begriffserklärung, und auch die Etymologie, sonst nach Heideggers Vorbild so oft die Mutter begrifflicher Erleuchtung, verläßt uns: Norma ist das Winkelmaß, nach dem sich der Baumeister zu richten hat. Es bleibt dunkel, wer das Wort zuerst erfand, und was es bedeutet haben mochte, ehe es Baumeister gab. Zu den Urworten und Urbegriffen gehört es nicht. Es ist einfach die Anwendung dessen, was man wissen muß (noscere), wenn man es richtig machen will. Und als Ableger von noscere tritt das Wort in die große etymologische Familie der gnosis ein. Dementsprechend erscheint bei Hermann Schmitz (1973), dem gründlichsten Kenner der Philosophie der Norm und des Rechts, Norm als sozialer Begriff. Normen sind verbindliche oder unverbindliche Programme für möglichen Gehorsam. Ein medizinisches Wörterbuch dagegen (Dorland) sagt lapidar, die Norm sei ein fester oder idealer Standard, und Standard wird definiert als etwas, das als Maß oder Modell aufgestellt ist, nach dem sich andere Dinge richten sollen. So verschieden auch der medizinische vom philosophischen Sprachgebrauch sein mag: das Sollen, die Vorschrift, der ethische Grundkanon ist in beiden identisch. Der medizinische Sprachgebrauch emanzipiert sich indessen von dem der Handlungsnormierungen teils der Baumeister, teils der Ethiker. Nur mit diesem zweiten emanzipierten Begriffsbereich haben wir es fortan zu tun.

Die Definitionen von Norm in der Medizin

Man kann nun die in der medizinischen Praxis auffindbaren Anwendungen des Begriffs „Norm" auf ihre logische Natur untersuchen. Kneucker (1958) hat hierzu wertvolle Vorarbeit geleistet, wenngleich ich seiner Logik nicht folge. Es gibt drei verschiedene Methoden, Normen in der Medizin zu definieren: eine genetische und eine statistische Methode und eine Gruppe von Methoden, denen der Bezug auf andere Begriffe gemeinsam ist und welche alle Schwierigkeiten dieser Bezugsbegriffe übernehmen. Wir wollen diese Gruppe deshalb relativistische Methoden nennen. Alle drei Methoden werden in der Medizin angewandt, doch nur die genetische ist leidlich frei von komplizierender Problematik, falls der genetisch bestimmte Sollwert der zu normierenden Größe keine allzu breiten Streuungen aufweist.

Die genetische Norm

Beginnen wir also mit der ersten Methode, der genetischen Normierung. Der Mensch hat z.B. als Norm 5 Finger. Es sind vorwiegend die Formen, welche genetisch normierbar sind, mit allen dabei auftretenden Schwierigkeiten einer eventuellen Typologie, z.B. des Körperbaus (Sheldon 1940, Kretschmer 1961). Schwieriger wird die Normierung bei Funktionen. C. F. v. Weizsäcker (1972, S. 324) hat nur zum Teil recht, wenn er sagt, Normwerte seien mit jenen Sollwerten definiert, welche das Überleben garantieren. Die „Funktionsgerechtigkeit" biologischer Werte ist nämlich keinesfalls immer eine genetisch fixierte Größe, wie sich leicht an der Problematik des Blutdrucks zeigen ließe, der zwar eine genetische Komponente hat, aber in einem weiten Bereich seiner Werte mit der Funktion des Kreislaufs kompatibel ist. Es gibt unter den funktionellen Werten m.W. keinen einzigen, der genetisch streng fixiert wäre, allein schon deshalb, weil es im Wesen der Funktion liegt, sich an Belastungen anzupassen, wobei freilich dann die Anpaßbarkeit eine genetische neben einer erworbenen Komponente aufweist. Es liegt im Wesen der höheren Tierformen, daß sie angenäherte Homeostasen funktioneller Werte einzuhalten vermögen, auch wenn die Umwelt starken Variationen unterliegt. Sie können das um so sicherer, je stärker der betreffende funktionelle Wert geregelt ist, d.h. durch einen genetisch determinierten Mechanismus auf einem Sollwert festgehalten wird. Aber nicht alle Sollwertabweichungen sind abnorm, und funktionell bedingte Sollwertverstellungen sind legitim.

Die statistische Norm

Die zweite Methode der Definition von Normen ist die der statistischen Darstellung von Streuungen. Die Diagnostik macht von ihr weiten Gebrauch (vgl. Gross 1969, S. 76ff.). Die Methode besteht darin, die Verteilung von Meßwerten einer bestimmten Größe zu ermitteln, einen idealtypischen Normwert aus dem jeweiligen Mittelwert (oder Medianwert) zu definieren und „noch normale" Toleranzgrenzen der Abweichung von diesem Idealwert festzulegen, z.B. durch die bekannte Zwei-Sigma-Grenze. Diese Methode hat, was nicht selten übersehen wird, zwei kardinale Unsicherheiten. Erstens ist es offenbar schwierig, die Verteilungen der Meßwerte selbst in einer allgemein verbindlichen Form festzulegen. Fast alle epidemiologischen Untersuchungen der Welt haben ergeben, daß altgewohnte „Normbereiche" nicht gültig waren, weil man sie an zu kleinen oder an selektierten Kollektiven gemessen hatte. Die zweite Unsicherheit ist noch gravierender: es bleibt absolut unbestimmbar, wo die Grenze zwischen normal und abnorm in der statistischen Verteilung der Meßwerte verläuft. Allenfalls mögen uns Kriterien der gleich zu besprechenden dritten Methode weiterhelfen, aber auch diese bleiben in hohem Grade unsicher. Es bedarf also immer einer relativistischen Methode, um überhaupt eine verwertbare Aussage zu erhalten, was eine Abweichung von statistischen Normen tatsächlich bedeutet.

Die vier relativistischen Methoden der Normenfindung

Unter den in der Medizin am meisten gebräuchlichen relativistischen Methoden der Normierung ist diejenige anzuführen, bei der die Grenzen eines Meßwertes festgelegt werden, die mit „Gesundheit" kompatibel sind. Die Norm wird also weder aus genetischen noch aus statistischen Definitionen abgeleitet, sondern bestimmt sich nach einem anderen Bestimmungsstück: abnorm ist, was mit Krankheit einhergeht. Diese relativistische Methode besagt klar, was eine solche Norm *nicht* sein kann: ein Maß für Gesundheit oder Krankheit, da diese beiden Zustände vielmehr umgekehrt dazu dienen, die Grenzen der Normbereiche festzulegen. Ist freilich einmal die Erfahrung gemacht, daß Gesundheit mit bestimmten Wertbereichen einer normierbaren Größe nicht oder selten kompatibel ist, so ist damit ein relativistischer Grenzwert der Norm bestimmt. Die Schwierigkeiten dieser auf Gesundheit relativierten Normen liegen daher in der Definition der Gesundheit, ein Begriff, der ebenso wie Krankheit in einer allgemeinen Form m. E. nicht definierbar ist, wie ich glaube mehrfach und schlüssig dargelegt zu haben (Schaefer 1959, 1963, 1972, 1976). Normengrenzen werden dann von anderen Grenzen abhängig, z. B. von solchen der Tolerabilität von Grenzzuständen, von Leistungsanforderungen u. dgl. Aus dieser Unbestimmtheit führt freilich eine andere Überlegung heraus, die gleich zu erörtern sein wird.

Derartige relativistische Methoden gibt es mindestens vier, ohne daß damit eine absolute Vollständigkeit garantiert sein soll. Neben dem Rekurs auf Gesundheit ist der auf soziale Wunschbilder und Ideale die geläufigste relativistische Methode. Es folgt dann die Bezugnahme auf individuelle Wunschbilder und sog. „Bedürfnisse", welche nur bei Einhaltung bestimmter Normgrenzen der Lebensverhältnisse (der „Lebensqualität") und der Umwelt befriedigt werden und welche z. B. derzeit die Politik der Humanisierung am Arbeitsplatz weitgehend beherrschen. Endlich findet sich, insbesondere in der philosophischen und juristischen Diskussion, der Rekurs auf Wertvorstellungen, mit denen nur bestimmte Normen kompatibel sind. Wir werden diese individualistischen und Wertnormen hier nicht behandeln, so wichtig sie gerade auch für Probleme der medizinischen Ethik sind.

Hans Schaefer

Norm als prognostischer Wert

Kommen wir noch einmal auf die Relation zur Gesundheit zurück. Es gibt zwei harte Daten, die operational zu definieren sind und aus denen eine Grenzbestimmung von Normbereichen in einer statistisch einwandfreien Form ableitbar ist. Es sind dies die Daten der Leistungsfähigkeit und der Lebenserwartung, von denen die Leistungsfähigkeit selbst erhebliche definitorische Schwierigkeiten aufweist und deshalb hier außer Betracht bleibt (Schaefer u. Blohmke 1972). Auch diese Relation zur Lebenserwartung existiert nicht in absoluten Zahlen. Was hier gemeint ist, mag am Beispiel der Theorie der Risikofaktoren, also mit einem Exkurs in die Epidemiologie, belegt werden. Nach dieser Logistik wäre jeder Meßwert abnorm, der ein Risiko darstellt, dessen Erhöhung also mit einer gewissen Wahrscheinlichkeit das Leben des Meßwertträgers verkürzt. Nun gibt es zwei verschiedene Formen solcher Meßwerte, die wir Risikofaktoren und Risikoindikatoren nennen. Unter Faktoren verstehen wir Meßdaten von Zuständen, die unmittelbar in pathogene Prozesse eingreifen. Solche Daten sind z. B. Blutzucker, bestimmte Fraktionen des Cholesterins, der Blutdruck, die Erythrozytenzahl u. dgl. mehr. Unter Risikoindikatoren dagegen verstehen wir Meßwerte, die ein anders geartetes Risiko, das durch einen Faktor bestimmt wird, lediglich anzeigen. Das EKG ist z. B. ein klassischer Risikoindikator.

Bei beiden Risikodeterminanten, Faktoren und Indikatoren, ist es aber nur ein Risiko, was bestimmbar wird, also eine Wahrscheinlichkeit, daß eine Krankheit eintritt oder das Leben verkürzt wird. Diese Wahrscheinlichkeit wäre nun an einen Normbereich zu binden, der eindeutig dieser Wahrscheinlichkeit zugeordnet werden kann.

Aber auch hierbei treffen wir auf charakteristische Schwierigkeiten. Relativ problemlos sind solche Meßwerte, welche einen sog. Schwellenprozeß messen. Der Blutzucker ist von dieser Art: Bei Überschreitung einer Schwelle von 120 mg/100 ml tritt Glukose in den Harn über. Man mag das also eine Krankheit, den „Diabetes", nennen. Aber erstens ist Zucker im Harn nicht primär lebensbedrohend, zweitens findet sich eine ernährungsabhängige Glukosurie bei jedermann. Auch hier reduziert sich also der Schwellenwert auf eine relativistische Norm, deren Wert sich durch sekundäre Überlegungen bestimmt, wenn wir genau argumentieren. Aber die Einsicht in einen pathogenen Prozeß ist dennoch relativ sicher, und nur standardisierte Meßbedingungen, z. B. die Messung der Glukosetoleranz, sind praktisch kompliziert herzustellen und epidemiologisch z. B. von durchaus zweifelhaftem Wert.

Ein anderes Verhalten normierbarer Meßwerte erscheint weniger problematisch: Meßwerte mit optimalen Bereichen, wie z. B. das Hämoglobin, dessen Minderung die Gefahr des O_2-Mangels, dessen Anstieg die Gefahr abnormer rheologischer Eigenschaften des Blutes anzeigt. Analoge Optimabereiche finden wir bei zahlreichen Serumwerten (Kalzium, Kalium, pH als Beispiele). Optimabereiche sind charakteristisch für streng geregelte Größen. Regelkreise sind aber genetisch fixierte funktionelle Daten, wie eingangs schon gesagt wurde, die zugleich mit großer Sicherheit, falls die Daten aus dem Regelbereich abwandern, auf krankhafte Prozesse schließen lassen, falls man die Umweltbedingungen des beobachteten Individuums standardisiert und die Normbereiche unter diesen Bedingungen bestimmt hat.

Alle übrigen Werte aber, also nicht streng auf genetisch fixierte Sollwerte geregelte Größen, zeigen eine Problematik folgender Art: Sie zeigen zunächst keine Optima, vielmehr wächst eine Gefährdung monoton mit steigenden oder sinkenden Werten. Ein solches Verhalten läßt sich am klarsten am Blutdruck zeigen, der ein um so höheres Risiko für einen koronaren Herztod oder einen zerebrovaskulären Insult anzeigt, je höher die systolischen und diastolischen Werte liegen (Stamler u. Epstein 1972). Es gibt bei dieser wachsenden Gefährdung keine kritische Grenze. Der Normwert wird zu einem Wahrscheinlichkeitswert pervertiert, der nur mehr eine deutliche prognostische Aussage macht, indem er bei steigenden skalaren Meßwerten steigende Gefahr, also sinkende Lebenserwartung, signalisiert. Bei der diagnostischen Verwertung solcher gleitender Risikowerte spielen dann Umwelt und Verhalten eine stark determinierende Rolle, indem z.B. der Blutdruck von der Ernährung, vom sozialen Milieu, von der mentalen Erregbarkeit abhängt und Menschen in Ländern mit mäßiger Nahrungszufuhr hypoton und in dieser Risikohinsicht dann relativ langlebig sind.

In allen diesen Fällen mit gleitend zunehmendem Risiko gibt es also an der Stelle von Normen nur mehr Erkrankungswahrscheinlichkeiten. Es ist widersinnig, von einem „normalen Blutdruck" zu sprechen. Zwar kann man den Blutdruck hinsichtlich seiner statistischen Verteilung in einer Population untersuchen, aber der so gefundene Normwert als Mittelwert in der Population bedeutet in jedem kulturellen Sektor der Welt etwas anderes (Henry u. Cassel 1969).

Es entsteht sogar die paradoxe Situation, daß auch diejenigen Meßwerte, die einem völlig normalen Funktionszustand entsprechen (Blutdruck, Cholesterin z.B.) bereits eine höhere Gefährdung signalisieren als Werte, die an der bislang so benannten „unteren Grenze des Normbereichs" liegen. Das heißt, mit anderen Worten, daß das Normale die Zeichen des Abnormen annimmt, oder daß wir durch normale Lebensweisen bereits gefährdet sind und diese Gefährdung in gleitender Form zunimmt, wenn sich Lebensweisen allmählich einem Extrem annähern, das selber noch durchaus üblich, also im Sinn der sozialen Verhaltensnormen noch normal ist. Das Leben selbst ist lebensgefährlich. Der Begriff der Norm hebt sich in seiner Anwendung selber auf.

Soziale Normen

Wenn wir wollen, mögen wir schon die genetisch fixierten Normen geregelter Prozesse, die wir Sollwerte nennen, in eine gedankliche Parallele zu jenem philosophischen Normenbegriff bringen, den wir eingangs nach H. Schmitz zitierten: Normen sind Programme für möglichen Gehorsam. Die Regelgröße des pH z.B. folgt gehorsam den zu ihrer Stabilisierung von der Natur geschaffenen Reglern. Man wird aber eine im Rahmen der Pathologie des Menschen stehende Erörterung über Normen schwerlich ohne einen Blick auf das psychisch und sozial Normale abschließen können. Hierbei begegnet uns freilich die ganze

Schwierigkeit der Begriffe. Wenn schon die nicht geregelten und also auch nicht genetisch fixierten funktionellen Werte des Körpers sich der Normierung nicht fügen wollen, was soll dann mit den geistigen Funktionen geschehen, was kann man über soziale Funktionen, über Sitte, Gebote, Recht und Unrecht als normierbare Phänomene sagen?

In einer gewissen logischen Verkehrung wird nun das Normproblem gerade dort, wo es dem Naturforscher ins Unbestimmbare zu entgleiten scheint, dem Psychologen und Soziologen faßbarer: die Normen kehren hier ihren Sinn, der im alten lateinischen Sprachgebrauch herrschte, wieder klar hervor: sie sind jene durch Konvention in einem Ethos, d. h. wörtlich im altgriechischen Sinn: in einer Landschaft, festgelegten Formen des Verhaltens, die toleriert werden, weil man sich durch Geschichte, durch persönliche Erfahrung und Wunschbilder an sie gewöhnt hat.

Hierbei tritt naturgemäß das völlig Diktatorische solcher Normen zutage. Nicht, als ob damit ein Verdikt über soziale Normen ausgesprochen werden soll. Keine Gesellschaft kann ohne sie existieren. Aber sie sind nur durch ihre Entstehungsgeschichte begründbar, drücken zwar historische Erfahrungen aus, weil sie sich im Zusammenleben der Menschen bewährt haben, aber sie sind nicht positiv, d. h. nicht mit Naturwissenschaft begründbar. Das haben sie übrigens mit den Normen der Risikofaktoren gemeinsam: denn auch ein höheres Risiko kann nicht naturwissenschaftlich als abnorm begründet werden, sondern nur mit der Wertskala des Wünschbaren. Wir setzen dabei voraus, daß ein langes Leben wünschbar ist. Es ist aber nicht a priori entscheidbar, ob ein Mensch das risikoarme lange Leben einem risikoreichen kurzen Leben vorzieht.

Dies heißt so viel, als daß in der Normierung unseres Verhaltens die menschlichen Wünsche, die Träume von einer glücklichen Welt, mehr zu sagen haben als das Wissen um die Biologie des Leibes. Der Mensch erweist sich ganz als das in Freiheit über sich selbst entscheidende Wesen.

Literatur

Dorland's illustrated medical dictionary (1965). 24th ed. Saunders, Philadelphia London
Gross R (1969) Medizinische Diagnostik. Grundlagen und Praxis. Springer, Berlin Heidelberg New York
Henry J P, Cassel I C (1969) Psychosocial factors in essential hypertension. Am J Epidemiol 90: 171
Kneucker W (1958) Das Denken in der Heilkunde. Dustri, Remscheid-Lennep
Kretschmer E (1961) Körperbau und Charakter, 23./24. Aufl. Springer, Berlin Göttingen Heidelberg
Schaefer H (1959) Gesundheit und Krankheit. In: Hartmann F, Linzbach J, Nissen R, Schaefer H (Hrsg) Fischer-Lexikon Medizin I. Fischer, Frankfurt am Main, S 168–180
Schaefer H (1963) Die Medizin in unserer Zeit. Piper, München
Schaefer H (1976) Der Krankheitsbegriff. In: Blohmke M et al. (Hrsg). Handbuch der Sozialmedizin, Bd 3. Enke, Stuttgart, S 15–30
Schaefer H, Blohmke M (1972) Sozialmedizin. Thieme Stuttgart
Schmitz H (1973) System der Philosophie. Der Raum, 3. Teil III/3. Bouvier, Bonn
Sheldon W H (1940) The varieties of human physique. Harper, New York London
Stamler J, Epstein F H (1972) Coronary heart disease: risk factors as guides to preventive action. Prev Med 1: 27–48
Weizsäcker C F v (1972) Die Einheit der Natur. Hanser München

Krankheitsbegriff

Hans Helmut Jansen, Darmstadt

Wer Krankheit definieren will, muß sich mit dem Begriff *Gesundheit* auseinandersetzen. Krank und gesund sind ein Begriffspaar (Schaefer 1961). Die Gegensatzlehre von Guardini (1955) spricht von einer „Einheit auf Gedeih und Verderb", die in der Tatsache gleichzeitiger Abstoßung und Anziehung besteht. Der Begriff Gesundheit ist einer einfachen Definition nicht zugänglich (Grote 1955). Nach der Gesundheitsdefinition der WHO (1976) ist unter Gesundheit das vollständige körperliche, geistig-seelische und soziale Wohlbefinden des Menschen zu verstehen, nicht nur das Freisein von Krankheit und Gebrechen. Die utopische Definition kann politische Ansprüche wecken. Die „Bill of Rigths 1984" fordert u. a. das Recht auf Gesundheit (Sontheimer 1978). Gesundheit ist kein statischer oder fixierter Zustand. Für die Gesunderhaltung ist eine selbstregulierende Erhaltungs- und Ausgleichsfähigkeit wichtig. Die dynamische Ordnung der Geschehnisse ist das eigentliche Wesen des Lebendigen (v. Bertalanffy 1937). Die lebendigen Organismen sind Systeme im „dynamischen Gleichgewicht" (v. Bertalanffy 1951). Hierher gehört der von Cannon (1932) geprägte Begriff der Homoeostase. Gesundheit kann so als ein kybernetisches Modell betrachtet werden, als ein System ineinander greifender Regelkreise (C. Fr. v. Weizsäcker 1979). Gesundheit beruht auf dem geordneten Struktur- und Wirkgefüge aller Glieder und Funktionen (Müller 1969). Wir haben es bei der Gesundheit mit einer Art „creatio continua" im biologischen, psychologischen und geistigen Bereich zu tun (Jacob 1979). Anders ausgedrückt: Gesundheit ist das Wohlbefinden bei erhaltener körperlicher Integrität und Adaptationsfähigkeit (Gross 1969). Zur Gesundheit gehört auch das optimale personale Befinden. Schopenhauer hat es so formuliert: „Überhaupt aber beruhen $^9/_{10}$ unseres Glückes allein auf der Gesundheit". Darüber hinaus bedeutet Gesunderhaltung Leistungsfähigkeit für die Allgemeinheit als eine Verpflichtung gegenüber der Gesellschaft.

Eine scharfe *Trennung zwischen Gesundheit und Krankheit* ist nicht möglich (Albrecht 1907). Schon v. Ringseis (1841) sprach von Breitengraden der Gesundheit. Das „gigantische Niemandsland" (Schipperges 1979), das „Übergangsfeld" (Schaefer 1976), die „Grauzone" (Weinschenk 1979) zwischen Gesundheit und Krankheit betrifft eine gesteigerte Anfälligkeit (Disposition), die in verschiedenen Abstufungen das Optimum an Gesundheit mindert, ohne bereits Krankheit zu bedeuten (Müller 1969). Siebeck (1949) hat auf die Bedeutung der „praemorbiden Persönlichkeit" hingewiesen, und Thomas Mann (1925) läßt Dr. Krokowski im *Zauberberg* sagen: „Mir ist nämlich ein ganz gesunder Mensch noch nicht vorgekommen".

Ehe ich auf „Krankheit" eingehe, bedarf es einer Klärung der Definition. Es gilt, die „Begriffe sinnlich zu machen" (Kant). Rothschuh (1977, 1978) unterscheidet scharf Krankheitsvorstellung, Krankheitskonzept und Krankheitsbegriff. Krankheitsvorstellung ist das, was in einem Zeitalter jeweils über Anlaß und Schauplatz von Krankheit gedacht und gewußt wird. Krankheitskonzept ist das umfassende Ganze einer Medizintheorie, die sich um eine bestimmte Krankheitsvorstellung zu bilden pflegt (z. B. Humoral- und Zellularpathologie). Der Krankheitsbegriff ist ein Abstraktum und kein Konkretum, hat nichts mit den Krankheitseinheiten zu tun, sondern beantwortet nur die Frage: Wer ist krank und wer ist gesund? (Rothschuh 1978).

Im Folgenden werde ich darstellen 1. die Krankheitsvorstellungen und -konzepte in historischer Folge, 2. den Krankheitsbegriff mit seinen vielfältigen Bezügen, 3. den Gestalt- und Panoramawandel der Krankheiten und 4. den Wandel der Krankheitseinheiten bzw. -bilder.

Der Wandel der Krankheitsauffassungen und -konzepte kann entweder als Längsschnittbetrachtung (Ribbert 1899, Berghoff 1947, Diepgen et al. 1969) oder als Querschnittsbetrachtung erfolgen, bei der man das Nebeneinander des Gleichzeitigen erkennt (Rothschuh 1978). In glücklicher Weise hat Paul Ernst (1933) – wie vorher Schwalbe (1909) – beide Betrachtungsweisen verbunden und von „Wellen der Medizin" gesprochen: Verschiedene Krankheitsauffassungen laufen durch die Jahrhunderte nebeneinander her und besitzen eine „verschiedene Mächtigkeit, Dicke und Zähigkeit" (Tabelle 1). Ich werde versuchen, von einigen Aussichtspunkten in der Medizingeschichte verschiedene Krankheitskonzepte zu beleuchten.

Tabelle 1. Möglichkeiten der Krankheitskonzepte. (Mod. u. zit. nach Rothschuh 1978)

NATURALISTISCH	SUPRA-NATURALISTISCH
Humoralpathologie	
Iatromorphologie	Iatroastrologie
Iatrochemie	Iatromagie
Iatrophysik	Iatrodämonologie
Iatrodynamismus u. a.	Iatrotheologie
PSYCHOLOGISCH-SOZIOLOGISCH	EMPIRISCH
Psychoanalyse	Sensualismus
Anthropologische-soziologische	„Erfahrungsheillehre"
Krankheitsauffassung	(Rademacher)

Bei den *Naturvölkern* sind Unglück, Krankheit und Tod feste Bestandteile der Weltordnung. Magisch-dämonische und religiöse Faktoren nehmen in ihren

Krankheitsauffassungen einen großen Raum ein (Stubbe 1979). Die Jatrodämonologie, die Krankheit durch Dämonen und Teufel, bleibt auch in der abendländisch-christlichen Welt bis in die heutige Zeit von Bedeutung. „Dämonie ist in jeder Krankheit verborgen" (E. Jünger 1978).

Die Anfänge wissenschaftlicher Krankheitskonzepte liegen in der *klassischen Antike*. Die Vorstellung von der Krankheit als einer Einheit wurde von Platon (427–348 v. Chr.) formuliert: „Jeder krankhafte Zustand stimmt nämlich irgendwie mit der Natur der Lebewesen überein" (Dialog „Timaios", Ausg. 1974). Da Platon die Idee von der Krankheit und den ihr eigenen Entwicklungsgesetzen zuerst dargestellt hat, beruht die moderne Vorstellung von klinischen Krankheitsbildern, die wir von Sydenham (1624–1689) übernommen haben, auf der platonischen Philosophie (Rather 1958). Der Dualismus in den altgriechischen Ärzteschulen Kos und Knidos wirkt bis heute fort. Die Koer akzentuierten den Kranken, die Knidier die Krankheit (Fischer-Homberger 1975). Hippokrates (460–377 v. Chr.), der bedeutendste Vertreter der Koischen Schule, hat die Heilkunde von der Philosophie gelöst und somit die Medizin zu einer eigenständigen Disziplin gemacht. Im „Corpus Hippocraticum" wird die Krankheit nicht mehr als abstrakte Wesenheit verstanden, sondern als der weitergefaßte und umfassende Begriff gesehen, als Störung der Gesamtharmonie menschlicher Konstitution. Die Krankheit ist nicht aus einem spekulativen System, vielmehr als eine klinisch faßbare Geschichte des Einzelfalles zu erklären (Schipperges 1978). Für Hippokrates ist Krankheit ein Prozeß, der in verschiedenen Stadien abläuft, der ein Wachsen und Welken kennt, ein Umschlagen und eine Lösung (Schipperges 1970). Bei Hippokrates finden wir die Grundlagen der Humoralpathologie vor (s. auch Krayl 1941). Diese wird von Galenos (129–199 n. Chr.) übernommen und mit der Temperamentenlehre verbunden. Galenos' Krankheitslehre stützt sich in den naturwissenschaftlichen Grundlagen vor allem auf Hippokrates, Platon und Aristoteles und stellt den großartigen Versuch eines vollständigen Konzeptes der Medizin dar. Galenos unterscheidet einen Zustand der Gesundheit aus einem harmonischen Gleichgewicht der Kräfte von der Krankheit als einem Zustand, der die Kräfte unnatürlich schädigt. Dazwischen stellt er eine mittlere Kategorie als Zwischenzustand oder Übergangszone, die Disposition (s. dazu Beintker 1939).

Romano Guardini (1950) hat ausgeführt, daß der antike Mensch nicht über die Welt hinaus geht. Sein Lebensgefühl, sein Vorstellen und Denken halten sich innerhalb ihrer Gestalt und lassen die Frage nach dem, was außer oder über ihr sein könnte, auf sich beruhen. Im Mittelalter wandeln sich Haltung und Weltbild von Grund auf. Der Mensch glaubt an die biblische Offenbarung. Diese macht ihn einer Gotteswirklichkeit gewiß, die außer und über der Welt steht. Der Geist der frühmittelalterlichen Medizin wird von der Äbtissin Hildegard von Bingen (1098–1179) am reinsten verkörpert (Schipperges 1957). Bei ihr werden Krankheit und Tod zum Gleichnis für Leid und Sünde (Fischer-Homberger 1975).

Vom 15. Jahrhundert an entwickelt sich das neuzeitliche Weltbild. Der Erkenntnistrieb drängt unmittelbar zur Wirklichkeit der Dinge. Paracelsus (1493–1541) ist die zwischen Mittelalter und Neuzeit vermittelnde Gestalt

(Abb. 1). Er ist der Begründer der ontologischen Krankheitsauffassung. Deren Wandlung von Paracelsus über van Helmont, Harvey und Sydenham bis Virchow hat Pagel (1974) verfolgt. Die Krankheit wird als ein mit bestimmten Eigenschaften ausgestattetes Etwas angesehen und personifiziert. Damit wird ihr die Bedeutung eines Wesens, eines On, gegeben (Ribbert 1899). Für Paracelsus gleicht das eigenartige Leben der Krankheiten, ihr Entstehen, Wachsen, Exazerbieren und Vergehen einem Lebensprozeß, dem ein Wachstum eigen ist (Fischer 1962). „Die Krankheiten werden geschmiedet und gemacht wie der Mensch und darum ist jegliche Krankheit ein ganzer Mensch" (*Opus Paramirum*). Paracelsus baut eine vielschichtig dimensionierte Krankheitslehre auf. Neben vier Säulen der Medizin – Philosophia, Astronomia, Alchemia, Physica – enthält sie eine 5fach gestufte Kategorientafel der physiologischen und pathologischen Daseinsweisen. Diese vier Sphären der Entien werden von der fünften

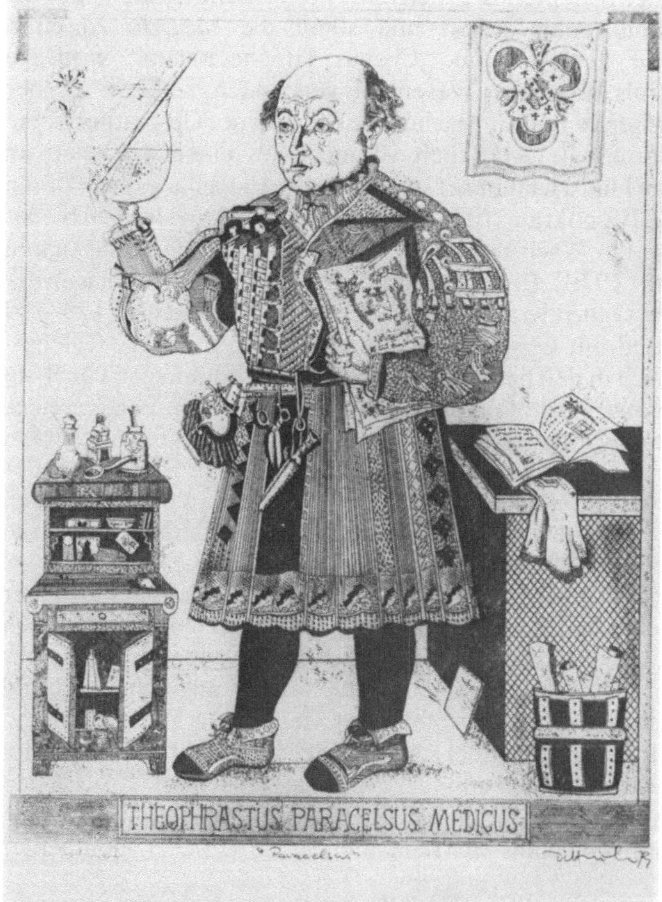

Abb. 1. Paracelsus. Farbradierung von Simon Dittrich (Göppingen) 132/200, 1979. Symbolreiche Darstellung, vergleichbar mit dem Rosenkreutzer-Porträt Hohenheims (s. Kerner 1961)

umfangen, dem Ens dei, das von der Heilung handelt. Paracelsus vergleicht den Leib in seiner großartigen Anatomie mit einer weit vor uns ausgebreiteten Landschaft: „Und wie nichts auf Erden ohne Frucht wächst, ob gut oder böse, also wächst auch nichts im Leib ohne Gesundheit oder Krankheit". Auch die Arznei wachse wie die Krankheit. Paracelsus versteht die Krankheiten wie man Bäume oder Kräuter versteht, die beide aus einem Grunde wachsen (s. dazu Schipperges 1974, 1978). Paracelsus hat die Säftelehre beseitigt, die Autorität Galenos' erschüttert und den Ärzten den Übergang zu selbständigen Beobachtungen erleichtert.

Im 17. Jahrhundert übertrug William Harvey (1578–1657) das Entwicklungsprinzip „Omne vivum ex ovo" auf den Krankheitsbegriff. Die Krankheit führe kraft eigenen Lebensprinzips eine parasitäre Existenz (Pagel 1974). Der ontologische Gedanke ist noch in der Krankheitslehre aufgrund ihres Wesens nach Arten, Gattungen und Individualitäten einzuteilen und erstrebt eine Klassifizierung in Arten im Sinne der Botanik (Bocchali 1957). Es ist die Zeit der großen Krankheitssysteme, im 17. Jahrhundert der Jatrochemiker (Sylvius), der Jatrophysiker (Borelli), des Vitalismus und der Schule von Montpellier (Granel 1964). Sie wurden im 18. Jahrhundert vereinfacht durch die Reiztheorie von Brown. Danach ist Gesundheit nichts anderes als ein mittlerer Grad von Erregung, und Krankheit entsteht durch ihre Erhöhung oder Herabsetzung. Zu Beginn des 19. Jahrhunderts ist die Naturphilosophie von Schelling eine Blüte der Romantik, die von Novalis beeinflußt ist. Novalis sieht in dem Phänomen „Krankheit" eine eminent moralische Seite: „Krankheiten, besonders langwierige, sind Lehrjahre der Lebenskunst und der Gemütsbildung" (Fischer 1962). Aus den verschiedenen Krankheitssystemen des 17.–19. Jahrhunderts hebt sich das biodynamische Krankheitskonzept von Christoph Wilhelm Hufeland ab. In seinem klassischen Aufsatz „Begriff und Wesen der Krankheit" (1795, Ausg. 1975) schreibt er: „Krankheit des Menschen heißt jede Abweichung des lebenden menschlichen Wesens vom naturgemäßen Zustand, insofern sie nehmlich als Abweichung percipiert wird oder die Functionen des Menschen stört." Man wird an die spätere Gegensatzphilosophie von Guardini (1955) erinnert, wenn er fortfährt: „Krankheit supponiert immer den Begriff der Gesundheit". Die Krankheit sei, ihrem Wesen nach betrachtet, immer ein zusammengesetzter Begriff.

Die *Homöopathie* von Hahnemann ist mehr als ein faszinierendes medizinhistorisches Problem (v. Brunn 1964, Schadewaldt 1972). Sie gehört zu den biodynamischen Krankheitslehren, die in den letzten Jahren des 18. Jahrhunderts im Mittelpunkt des damaligen wissenschaftlichen Interesses standen. Die Forderung „Similia similibus curentur" bestimmt das Auswahlprinzip für die richtige Arznei. Sie muß am Gesunden die ähnlichen Symptome im Sinne einer Arzneikrankheit hervorrufen, die bei dem zu behandelnden Kranken im Vordergrund stehen. Die arzneiliche Kunstkrankheit soll „die krankhafte Verstimmung des Lebensprinzips – also das Total der Krankheit selbst – aufheben und vernichten" (Hahnemann, Organon § 17, 6. Aufl. Ausg. 1921).

Aus heutiger Sicht würde man die Homöopathie so interpretieren: Sie stellt in den Mittelpunkt nicht eine häufig nur in Lehrbüchern zu findende abstrakte

Krankheit, die durch eine Arznei zu behandeln ist, sondern schafft sich einen neuen Stützpunkt. Sie macht anstelle des Krankheitsbildes einzelne Arzneimittelbilder zu einer Konstanten. Von ihr wird die Brücke zum Kranken geschlagen, von hier aus das unendlich wandelbare Bild der Krankheit geprüft auf seine Eignung für die vorliegenden Konstanten (Gescher 1936, s. auch Tischner 1950). Anders ausgedrückt: Die Kenntnis von Arzneibildern, die möglichst genau in Einzelzügen ausgearbeitet sind, hat nur Sinn, wenn das Gegenstück, das *Bild der kranken Person*, in der gleichen Weise herausgearbeitet wird (Leeser 1963). Durch diese Individualisierung des Kranken unterscheidet sich die Homöopathie von allen anderen Systemen der Zeit.

Das ganze 19. Jahrhundert hindurch hat man sich mit der Frage nach dem Wesen und der Ursache der Krankheiten spekulativ beschäftigt (Diepgen 1926). Es waren bunt schillernde Sumpfblüten, die nur wenig Früchte brachten.

Durch Virchow kam es zu „Wandlungen der Krankheitsforschung" (Doerr 1971) von ungewöhnlicher „Ereignisdichte". Mit der Fülle spekulativer Krankheitssysteme hat Virchow aufgeräumt nach der Devise: „Zuerst die Beobachtung und der Versuch, dann das Denken ohne Autorität, die Prüfung ohne Vorurtheil" [Virchow 1859 (Ausg. 1971)]. Ohne Gnade rechnet Virchow mit der Krasenlehre v. Rokitanskys ab. Einig sind sich Virchow und v. Rokitansky in der Ablehnung des ontologischen Charakters der Krankheit. Wenn auch Virchow die ontologischen Systeme („wo man die Krankheit auch eine besondere Wesenheit bezeichnet") 1855/56 negierte, so ist er im Grunde doch ein Ontologe gewesen (Ribbert 1899, Diepgen 1926, Pagel 1974), weil er das „pathologische Wesen" (ens morbi) in der Zelle sah: „Das pathologische Wesen ist die kranke Zelle und die Krankheit hat keine andere Einheit als das Leben, von dem sie nur eine besondere Art darstellt; nämlich die einheitlich lebende Zelle" und er fügt hinzu: „Das Leben der kranken und gesunden Zelle unterscheidet sich nicht dadurch, daß bloß die äußeren Bedingungen andere sind, oder daß die Zelle eine Störung erfahren hat ... sondern durch den *Charakter der Gefahr*, den das Leben der kranken Zelle an sich trägt" (Virchow 1856). Dadurch ist der Kranke in seiner biologischen Existenz gefährdet. Für Virchow ist die Zelle ein „Lebensherd", sie kann auch ein „Krankheitsherd" sein. Jede Krankheit ist auf Störung des „Zellgefüges" zurückzuführen, jede Störung hat ihren „lokalen Sitz" (Doerr 1958). In seiner Vorstellung, daß es sich bei der Krankheit immer um einen lokalisierten Prozeß handelt, ist Virchow Morgagni und dem „anatomischen Gedanken" (1894) in der Medizin verpflichtet: „Es gibt keinen kranken Körper, der in jedem seiner Teile verändert wäre. Das ist der Sinn der Worte „sedes morbi", die Morgagni als Quintessenz seiner Erfahrungen an die Spitze gestellt hat [Virchow 1894 (Ausg. 1926)]. Freilich sei die pathologische Anatomie außerstande, für jede Krankheit eine Sedes nachzuweisen. In seinen „Vorlesungen" [1855/56 (Ausg. 1930)] betonte Virchow am Ende seiner Einleitung, „daß keineswegs alle Krankheiten ein anatomisches Wesen haben". Gegen den Ausdruck der Individualität hatte Virchow (1855/56) große Bedenken bei der Übertragung auf die körperlichen Verhältnisse. Kettler (1964) hat einen Wandel in der Konzeption des Krankheitsbegriffes bei Virchow aufgezeigt. Man müsse hier die Auffassungen des frühen von denen des späten Virchow trennen. Die lokalistische Auffassung des Krankheitsbegriffes hatte in seinen Würzburger Jahren eine wesentlich mildere Form. Später, nach seiner Berufung auf den Berliner Lehrstuhl, hat Virchow seine Auffassung von der Krankheit erweitert und vertieft. Es ist ein Bekenntnis zu einer höheren Form der Anthropologie, wenn er in seiner Antrittsrede in der Preußischen Akademie der Wissenschaften im Jahre 1873 sagte: „Es ist nicht mehr die Krankheit, welche wir suchen, sondern das veränderte Gewebe; es ist nicht mehr ein fremdartiges in den Menschen eingedrungenes Wesen, sondern unser eigenes Wesen, das wir erforschen." Virchow war weit davon entfernt, die Pathologie als „Wissenschaft von der Krankheit" ausschließlich auf die pathologische Anatomie zu gründen (Doerr 1958).

Nach Virchow meldeten sich bald „Einwände gegen die dominierende Stellung der Zellularpathologie" (Albrecht 1907) im allgemeinen und gegen den Krankheitsbegriff Virchows im besonderen an (Albrecht 1907, Aschoff 1909, Marchand 1920). Für Rössle (1921) hat Virchows Zellularpathologie etwas „Pflanzenhaftes" beibehalten: „Es lag etwas von dem Fehler, den Organbau als eine Summe von Zellen anzusehen, auch in Virchows Anschauung vom Wesen der Krankheit." Die Lehre vom Individuum und damit die Konstitutionspathologie habe er nicht genügend gepflegt, hat doch die Konstitution eine besondere Bedeutung für die Entstehung der Krankheiten (Schmidt 1917). Nach Tendeloo (1925) faßte Virchow seine Krankheitsdefinition zu eng als „Leben unter veränderten Bedingungen". Nicht alle Mitglieder einer Reisegesellschaft auf einem Schiff werden seekrank, obwohl doch alle unter veränderten Bedingungen leben. Für den Pathoanatomen Tendeloo ist die Krankheit ein funktioneller Begriff: „Als Krankheit bezeichnen wir somit eine Summe von Funktionsstörungen gewissen Grades". Indessen sind Form und Funktion in wechselnder gegenseitiger Verknüpfung unlösbar miteinander verbunden: In manchen Krankheitsfällen beherrscht die Form die Funktion, in anderen umgekehrt die Funktion die Form (Randerath 1932).

Die Diskussion über den Krankheitsbegriff wurde etwa bis zum Ende des Ersten Weltkrieges vornehmlich von den Pathologen geführt (Rothschuh 1972). Einen gewissen Abschluß der Diskussion über den Krankheitsbegriff bildet die umfassende und für den somatischen Bereich noch heute gültige Definition von Rössle (1919): „Wir verstehen unter Krankheit die Gesamtheit aufeinander folgender abnormer Reaktionen eines Organismus oder seiner Teile auf einen krank machenden Reiz." Es geht mir nicht um die Erörterung neuer Krankheitskonzepte. „Alle Theorien der Medizin beinhalten die Konsequenz einer Einseitigkeit, und damit entfällt der Anspruch, die Theorie der Medizin sein zu können" (Randerath 1956), so anregend und befruchtend sie für die Medizin auch sein mögen. Das gilt für die Relationspathologie von Ricker (1924), die jedes Krankheitsgeschehen aus einer nerval bedingten Störung der Blutversorgung erkennen will (Diskussion bei Herxheimer 1927, Siegmund 1942), ebenso wie für die Neuralpathologie von Speransky (1950) und die Lehre vom „Streß" und den „Adaptationskrankheiten" von Selye (1950, 1952). Auch die Zellularpathologie ist nicht imstande, alle Rätsel der Ursachen, Entstehung und des Ablaufes der Krankheiten zu lösen (Randerath 1956). Die wissenschaftliche

Medizin ist nicht mehr bei dem anatomischen Gedanken stehen geblieben, sondern hat sich vielfach darüber hinaus weiter entwickelt. Doerr (1958) hat ausgeführt, wie sich die Pathologie Virchows auf die Medizin in unserer Zeit ausgewirkt hat. Anstelle der kausalen Betrachtungsweise ist die konditionale im Sinne von v. Hansemann (1912) getreten. Wichtig ist die individuelle Disposition für die Krankheit, die konstitutionell verankert ist. Wir wissen von Störanfälligkeiten organismischer Systeme, welche auf den Besonderheiten der Struktur, der Funktionsgliederung – Siegmund (1948, 1953) sprach von „synergischen Systemen" – und auf den Abhängigkeiten von äußerem und innerem Milieu beruhen. Aus der Sicht der Kybernetik erscheint „Krankheit wie ein parasitäres Regelsystem innerhalb eines größeren Regelsystems, das wir Organismus nennen" (C. F. v. Weizsäcker 1979), wobei bei dieser Definition ein „ontologischer Pferdefuß" sichtbar wird. Die besondere Störanfälligkeit organismischer Systeme als Voraussetzung der Erkrankung hat Rothschuh (1959) „Pathibilität" genannt. Ein verwandter und fruchtbar gewordener Begriff ist die „Pathoklise", den Cécile und Oskar Vogt (1922) eingeführt haben. Sie verstanden darunter die „Neigung topistischer Einheiten, auf spezifische Schädlichkeiten leicht mit bestimmten Veränderungen zu reagieren".

Den bis Ende des Ersten Weltkrieges geprägten Krankheitsvorstellungen und -definitionen der somatischen Pathologie wurde zu Beginn der 20er Jahre durch Ludolf Krehl (1921) der kranke Mensch gegenübergestellt: „Krankheiten existieren nicht, wir kennen nur kranke Menschen". War bisher der Begriff der Persönlichkeit ganz vom Seelischen ausgegangen, so folgt jetzt „die Anschauung von einer körperlichen Persönlichkeit als etwas Einzigartigem langsam nach". Wolle man die kranke Persönlichkeit erfassen, müsse man die individuelle Krankheitsgestaltung genauer beachten (Krehl 1929). Der Kliniker hat weniger das kranke Organ, den kranken Zellverband, als den ganzen Menschen in seiner Individualität vor sich (Diepgen 1926). Auch für Curtius (1959) ist der Krankheitsbegriff eine Fiktion: „Es gibt keine Krankheit, sondern nur kranke Einzelmenschen, von denen jeder seine eigene Krankheit hat." Zwei neue Momente kommen hinzu: 1. daß nicht nur der menschliche Körper krank wird, sondern alle Sphären des Lebens und 2. daß jede Krankheit ein kasuistisches Original ist (V. v. Weizsäcker 1956). Die pathologische Anatomie stand bei der Anwendung der typologischen Methode in ihrer Anwendung in der Krankheitslehre nicht abseits. In seiner heute klassisch zu nennenden Studie „Die pathologische Anatomie des Einzelfalles" stellte Froboese (1939) dar, wie „jeder Krankheitsfall sein persönliches Gepräge trägt".

In der Klinik geriet die „Medizin in Bewegung" (Siebeck 1949). G. v. Bergmann hat, ausgehend von seiner „Funktionellen Pathologie" (1936) von einem „Neuen Denken in der Medizin" (1947) gesprochen: „Wenn wir den Kranken als Subjekt erfassen, dann bedeutet das für uns in der Klinik, ihn vom Funktionsbegriff zu sehen." In dem neuen Denken haben V. v. Weizsäcker und seine Schüler in großzügiger und kühner Weise die Ideen ihres Lehrers Krehl aufgenommen, vertieft und erweitert. Der „Gestaltkreis" umfaßt bei V. v. Weizsäcker Organismenwelt und -umwelt in seiner Gesamtheit. Bei diesem Modell sind die psychischen und somatischen Phänomene unter dem Grundsatz der gegenseitigen Vertretbarkeit einer Leistung zu verstehen. In seiner „Anthropologischen Medizin" bilden Leib und Seele eine Einheit. Im Mittelpunkt steht „Der kranke Mensch" (1951). Krankheiten können aus einer lebensgeschichtlichen Situation entstehen. Durch diese biographische Methode der „Anthropologischen Medizin" erfolgt eine Vertiefung in das Besondere des Individuums. Neben V. v. Weizsäcker begründete Karl Jaspers (1948) in Heidelberg eine neue Form des psycho-pathologischen Begreifens. Er empfiehlt, den allgemeinen Krankheitsbegriff möglichst alles Werthaften zu entkleiden. Was krank im allgemeinen sei, das hängt weniger vom Urteil der Ärzte als vom Urteil der Patienten ab und von den herrschenden Auffassungen der Kulturkreise. Jores (1970), der ebenso wie die „Heidelberger Psychosomatiker" sich um die Grundlagen einer anthropologischen Medizin bemüht und nach dem Sinn der Krankheit fragt, gelangt zu der Krankheitsdefinition: Krank ist derjenige, der die Möglichkeiten zur Selbstentfaltung nicht zur vollen Verfügung hat. Indessen sei eine scharfe Grenzziehung zwischen gesund und krank nicht möglich. Würde man einen aus der modernen Physik stammenden Begriff der Polarität auf den Menschen übertragen, so befindet sich der Mensch immer zwischen Gesundheit und Krankheit, beide in sich tragend (Gebser 1964). In dem Ringen um einen umfassenden, nicht durch die somatische Pathologie eingeengten Krankheitsbegriff unternahm es Büchner (1960), zu einem anthropologischen Krankheitsbegriff vorzustoßen. Der Sprung auf eine höhere Stufe des Bewußtseins löse uns aus der erbarmungslosen Kette des Ursache-Wirkung-Denkens. Bedenken wir die Urgründe unseres Daseins, erfahren wir etwas Entscheidendes über unser Menschsein, indem wir dem Wesen der Krankheit nachgehen. In dem Schnittpunkt von Theologie, Geisteswissenschaften und Naturwissenschaften stehend, habe der Arzt zusätzlich die spezifische, nur seiner Wissenschaft zukommende Erfahrung vom Wesen der Krankheit herauszuarbeiten, wie er im besonderen sie nur aus dem Umgang mit seinen Kranken gewinnt.

Aus der „geistigen Atmosphäre der Heidelberger Medizin", die für Jahrzehnte durch Krehl, Jaspers, V. v. Weizsäcker und Siebeck bestimmt wurde, hat sich Doerr mit der Anthropologie des Krankhaften (1972, 1974) auseinandergesetzt. Für Albrecht (1907) ist „krankhaft" das, was zur Krankheit führt. Für Doerr et al. (1975) ist der Begriff „krankhaft" umfänglicher als die Krankheit: „Das Krankhafte aber meint die Gesamtheit aller aus der Variantenbreite gestaltlicher und funktioneller Lebensäußerungen herausfallenden Erscheinungen." Die Anthropologie des Krankhaften habe sich auf die biographische Medizin zu stützen. „Sie kennt und wertet den medizinischen Personalismus. Sie weiß, daß der differenzierte Mensch seine Krankheit nicht nur ‚erduldet', sondern kraft seiner Persönlichkeit ‚gestaltet'" (1974). Nach Doerr (1979, persönliche Mitteilung) ist Krankheit „Gefahr für das Individualleben" und zwar insofern, als diese imstande sein könnte, eine Störung von „Leidenswert" zu induzieren.

Der *allgemeine Krankheitsbegriff* sollte nicht mit „Krankheitseinheit" verwechselt werden. Für Rothschuh (1972) ist „Krankheit der Zustand der subjektiven oder/und klinischen oder/und sozialen Hilfsbedürftigkeit eines Menschen infolge des Verlustes des abgestimmten Zusammenwirkens der physischen, psychischen oder psycho-physischen Funktionsglieder des Organismus". Zur Feststellung „Krankheit" gehört neben der Hilfsbedürftigkeit des Kranken die Sachkenntnis des Arztes und die soziale Hilfeleistung durch die Gesellschaft. Die Krankheit, der Morbus, umschließt drei Erscheinungsweisen des Krankseins (Rothschuh 1965). Pathos ist der krankhafte Prozeß und der naturwissenschaftliche Krankheitsbegriff. Dabei ist Pathos ohne Krankheitsgefühl möglich wie bei fortgeschrittener Arthrose ohne Beschwerden. Nosos ist die Krankheitseinheit und der klinische Krankheitsbegriff, d.h. Krankheit aus dem Blickwinkel des behandelnden Arztes. Pathos und Nosos sind nicht identisch, aber überschneiden sich. Mit der Aegritudo, dem Krankheitsgefühl, wird das Individuum in den Morbus einbezogen. Er ist der personalistische Krankheitsbegriff, der den Einzelfall individualisiert. Somit ist die Aegritudo die Krankheit aus der Sicht des Kranken.

„Krankheit" kann von verschiedenen Standpunkten aus gesehen und interpretiert werden. So wird es verständlich, daß „Krankheit" begrifflich ein „Chamäleon" ist (Rothschuh 1977). Die von V. v. Weizsäcker entwickelte anthropologische Medizin ist eng verflochten mit dem psychologischen und sozialen Aspekt der Krankheit. Die Gefährdung des menschlichen Seins in der Krankheit ist naturwissenschaftlich allein nicht zu erklären und bedarf der psychischen, geistigen und sozialen Bezüge. Die Krankheit mit ihren psychischen Problemen in der Überfluß-Gesellschaft (Lohmann 1978) leitet zur sozialen Dimension der Krankheit und des Kranken über, die von Schaefer (1976) und Jacob (1978) in ihrer Bedeutung besonders herausgestellt worden ist: „Das Wohl und Wehe des kranken Menschen kann und darf nicht mit den spezifischen Bedingungen des gesellschaftlichen Lebens einfach unter- oder eingeordnet werden. Dieses gesellschaftliche Leben soll ihm ermöglichen, in der Gesellschaft zu leben, d.h. in ihr Fuß zu fassen, in ihr geachtet zu sein und aktiv an ihrer Gestaltung mitzuwirken" (Jacob 1978). Zum Teil ist die medizinische Soziologie zum Kampffeld politisch-ideologischer Eiferer geworden. „Die Krankheit der Medizin" (Scholmer 1971) hieß die Devise.

Über die psychischen und sozialen Bezüge hinaus sind über die Krankheit Recht, Philosophie, Theologie, Dichtung und Kunst mit der Medizin verschwistert (Abb. 2). Der *juristische Krankheitsbegriff* hat seine eigene Problematik. In seinem Urteil vom 21.3.1958 hat der 2. Senat des Bundesgerichtshofes u.a. beschlossen und verkündet: „§ 1 der Kaiserlichen Verordnung betreffend den Verkehr mit Arzneimitteln vom 22.10.1901 versteht unter Krankheit jede Störung der normalen Beschaffenheit oder normalen Tätigkeit des Körpers, die geheilt, d.h. beseitigt oder gelindert werden kann." Diese Sentenz bedeutet, da sie die unheilbaren und nicht linderungsfähigen körperlichen Störungen nicht aufführt, nicht eine Definition, sondern eine Einengung des Krankheitsbegriffes (Gottschick 1963). Einen allgemein gültigen juristischen Krankheitsbegriff gibt es nicht, nur eine „Krankheit" im juristischen wie im medizinischen Sinne. Der Arzt widmet sich dem kranken Menschen, während der Jurist neben dem Einzelfall immer auch die Folgen für die Allgemeinheit, die Rechtsordnung und den Schutz aller Bürger im Auge hat (v. Engelhardt 1978). Der Krankheitsbegriff in der privaten Krankenversicherung zeigt keine grundsätzlichen Unterschiede gegenüber der gesetzlichen Krankenversicherung. Die Rechtsprechung der RVO

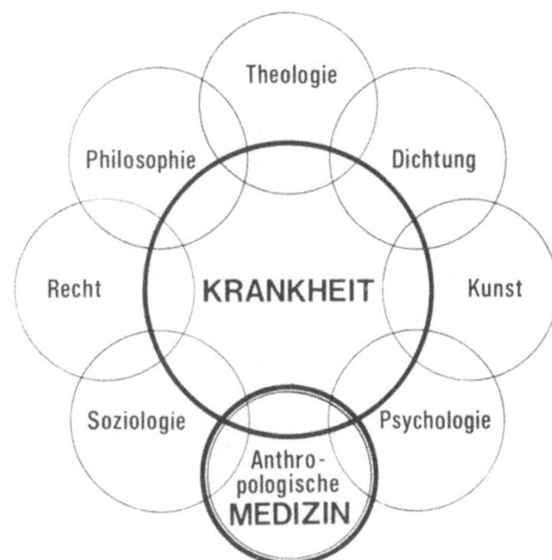

Abb. 2. Verflechtung und Beziehung der
Krankheit mit verschiedenen Disziplinen

versteht unter Krankheit einen objektiv faßbaren regelwidrigen Zustand des
Körpers oder Geistes oder beides zugleich, dessen Eintritt entweder allein oder
ausschließlich Arbeitsunfähigkeit zur Folge hat.

In der *Religion* gehört für den Schriftsteller und Philosophen Blaise Pascal
(1623–1662, Ausg. 1947), der selbst unheilbar krank war, die Krankheit zum
christlichen Leben: „Ich kenne die Gefahren der Gesundheit und die Vorteile der
Krankheit" ... „Die Krankheit ist der natürliche Zustand der Christen; denn
dadurch ist man, wie man immer sein sollte: Man erduldet Leiden, ist aller Güter
und aller sinnlichen Ergötzungen beraubt, ohne all die Leidenschaften, die uns
während des ganzen Lebens plagen, ohne Ehrgeiz, ohne Habsucht, in der
ständigen Erwartung des Todes." Eine religiöse Deutung von Leiden und
Krankheit finden wir im Buch Hiob, „in dem sich hohlspiegelartig sehr vieles
zusammenfaßt, was Israel an Anfechtungen aufbehalten war und sich zu einem
übermenschlichen Leiden verdichtet hat" (v. Rad 1969). Für Hiob ist alles Leben
Leiden. In einer radikalen Individualisierung des Glaubenslebens weigert sich
Hiob, in seinem Leiden einen Schuldspruch Gottes über ihn zu sehen. Das
Hiob-Thema hat in der *Dichtung* Joseph Roth variiert und „in die farbenschim-
mernde Melodie einer legendären Poesie" (Kesten 1931) übertragen. In der
Kunst setzt sich der Wiener Hans Fronius (geb. 1903), Sohn eines Arztes und
Schüler von Alfred Kubin, mit dem Hiob-Thema auseinander (Abb. 3), in dem
sich tiefes menschliches Leid und Ergebenheit in das Unabwendbare offenbart
(Hilger 1979). In der *Philosophie* ist für Kierkegaard die Verzweiflung, diese
Krankheit im Selbst, die Krankheit zum Tode. Er versucht, die „Gestalten dieser
Krankheit" ausfindig zu machen.

Der Begriff *Gestalt* ist ein Grundbegriff der Ästhetik und als solcher nicht
definierbar (Metzger 1974). Dem Wort „Gestalt" haftet eine Vieldeutigkeit an
(E. Jünger). Mit Gestalt meinen wir das durch Zusammenwirken von Vorgängen
Gestaltete (Leeser 1963) oder ein Gefüge aus verschiedenen Teilkörperchen und

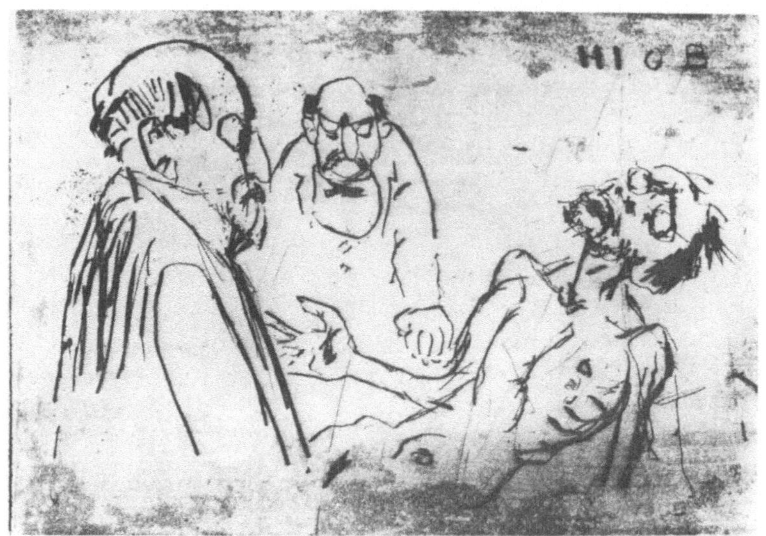

Abb. 3. Hiob. Radierung von Hans Fronius (Perchtoldsdorf bei Wien), 39. Ex., 1970

Elementen, die in bestimmten gesetzlichen Beziehungen zueinander stehen (Siegmund 1950). Nach Doerr (1956) kann der Gestaltbegriff in der Krankheitslehre anamnestisch, nämlich als auf eine bestimmte räumliche Zuordnung der einzelnen Befunde begründet, verstanden werden. Dabei haben wir, wenn wir von der „Gestalt einer Krankheit" sprechen, ein Symptomgefüge im Sinn. Eine Gestalt ist mehr als eine Summe ihrer Teile (Siegmund 1950). Die *Gestalt einer Krankheit* ist mehr als die Summe von Symptomen. Diese Gedanken gehen auf die Gestaltphilosophie des Prager Philosophen v. Ehrenfels zurück. Für die „Gestaltqualitäten" im Sinnesbereiche gilt, „daß die Melodie oder Tongestalt etwas anderes ist, als die Summe der einzelnen Töne, auf welchen sie sich aufbaut" (v. Ehrenfels 1890). So ergibt sich die Gestalt der Krankheit aus der Erfahrung unzähliger einzelner individueller Krankheitsfälle (Doerr 1956, Köhn u. Jansen 1957). Da auf „Erden nicht Stetigkeit, nur Wandlung" ist (Johannes von Saaz, um 1400), ist auch die Gestalt der Krankheit einem Wandel unterworfen. Man unterscheidet einen Panoramawandel und einen Gestaltwandel der Krankheiten (Doerr 1956, Köhn u. Jansen 1957). Spontanpathomorphose und therapeutische Beeinflussung können sich verflechten. Grundsätzlich neue, durch die Therapie induzierte Morbi entstehen nicht. Eine Ausnahme bildet die Analgetica-Nephropathie, ein in der Zeit von 1953 bis 1973 klinisch wie pathologisch-anatomisch herausgestelltes Krankheitsbild, das als Krankheitseinheit neu ist (Gsell 1974, Jansen 1977). Wandel der Krankheiten können vorgetäuscht werden durch die Änderung des Standpunktes unserer Betrachtung, auch durch einen Wandel des Krankheitsbegriffes oder Änderung der Nomenklatur (Jansen 1970). Die Krankheit ändert ihr Gesicht je nach Auswahl, Standpunkt und Blicklinie des Arztes (Kibler 1954). Dabei haben wir es mit vier sehr komplexen Variablen zu tun, die sich gleichzeitig ändern: mit der Krankheit, dem Kranken, dem Arzt und dem Milieu (Fanconi 1970).

Die Krankheitseinheit entsteht zunächst durch eine Synthese einer ganzen Reihe von Befunden klinischer, epidemiologischer, biochemischer und pathologisch-anatomischer Natur. Der Begriff „Krankheitseinheit" ist die letzte, nicht mehr weiter untergliederbare Einheit, die als selbständige Krankheit ausgewiesen ist (Leiber 1975). Der Biostatistiker sagt es so: „Krankheitseinheiten sind Begriffe möglicher Ausprägungen einer nicht optimalen Sollwerteinstellung des Gesamt-systems" (Höpker 1977). Der Nosos, das klinische Bild, beginnt in der Regel später als der Pathos. Der Arzt hat es primär mit dem Nosos, dem in Erscheinung tretenden Teil des Pathos, zu tun (Rothschuh 1965). In der Nosographie werden die in ähnlicher Weise auftretenden Symptomenkombinationen [oder Sympto-menmuster (Leiber 1973)] als Krankheitsbilder voneinander abgegrenzt. Dabei kennt die Medizin wegen der Übergänge zwischen manchen Krankheitsbildern nicht die gleiche Begriffsschärfe in der Krankheitsbezeichnung wie die Jurispru-denz auf ihrem Gebiete (Rothschuh 1965). Die Vielgestaltigkeit, die Streubreite der Symptome der einzelnen Krankheitsbilder ist nicht mehr so einprägsam wie früher. Das gilt besonders für diejenigen Fälle, die von der klassischen mittleren Ausbildung des Krankheitsbildes (Plus- und Minuskrankheiten) stark abweichen (Löffler 1969). Tatsächlich ist die „klassische" lehrbuchhafte „Krankheitsein-heit" in der Praxis verhältnismäßig selten. Was wir in der Abgrenzung und Feststellung von Krankheiten praktizieren, sind künstliche Systeme (Hartmann 1973).

Im Laufe der Zeit ist es zu einem Wandel der Nomenklatur der Krankheiten gekommen: die Krankheiten sind dieselben geblieben, die Nomenklatur hat sich geändert und weitgehend ramifiziert. Vor dem Ersten Weltkriege, als Fanconi sein Studium begann, kannte er nach Heilmeyer fünf Arten von Anämien, bis zum Jahre 1970 waren es mehr als 300 (Fanconi 1970). Oder denken Sie an die Ramifikation des Morbus Brigthii im Laufe von 150 Jahren (Jansen 1977), des Morbus Hodgkin und die Nomenklaturänderungen des Lymphoma malignum und seiner Untertypen in den letzten zehn Jahren (Lennert 1978)! Altüberliefer-te Krankheitseinheiten werden aufgelöst und zerfallen in neue, selbständige Einzelbruchstücke, die in eine bestimmte hierarchische Stellung eingeordnet werden (Leiber 1975). Wie um die richtige Form der Entität gerungen werden kann, zeigt das Beispiel der Mukoviscidose. Ist diese Symptom, Syndrom oder Krankheitseinheit? (Becker 1964). Von Krankheit im Sinne der nosologischen Entität sollte man als Pathologe nur dann sprechen, wenn hinlänglich charakteri-sierbare räumliche und zeitliche Befunde (Raumgestalt, Zeitgestalt) zusammen-treffen (Doerr et al. 1975). Die Krankheitseinheit wird verkörpert durch die biographische Anamnese (Der Kranke als Subjekt), die klinischen und morpho-logischen Befunde (Der Kranke als Objekt) in dynamischen (Zeit) und statischen (Raum) Dimensionen (Jacob 1973).

Eine Abstraktion vom Einzelfall, eine Klassifizierung in definierte Krank-heitseinheiten ist weiterhin unerläßlich zur Verständigung in Praxis, Lehre und Forschung. Dabei wird eine Definition und Klassifikation auf internationaler

Ebene erstrebt, um eine größere Trennschärfe zu erzielen (Gross 1975). Auch der Biostatistiker benötigt definierte Krankheitseinheiten, die genau die Suchmerkmale enthalten, mit denen eben diese Krankheitseinheiten wiederzufinden sind (Immich 1975). Dennoch bleibt eine Willkür, mit der in einem nosologischen System Krankheitseinheiten geprägt werden, während in der klinischen Medizin die in der praktischen Diagnostik gebräuchlichen Abbreviaturen die wahren Krankheitseinheiten repräsentieren (Proppe 1973). Innerhalb der letzten Jahrzehnte sind die klinischen *Syndrome* mehr und mehr zum Ordnungsprinzip der klinischen Nosologie geworden. Leiber (1975) hat sich um eine genaue Begriffsabgrenzung zwischen Krankheit, Syndrom und Symptomenkomplex besonders bemüht. Er versteht unter einer „klassischen Krankheit", dem Morbus im engeren Sinne, eine von der kranken Person abstrahierte, gedankliche Fiktion aus einem auch im weiteren statistischen Sinne ausgewerteten Erfahrungs- und Beobachtungsgut. Bei einer „Krankheit" sind Ätiologie und Pathogenese einheitlich und sämtlich bekannt. Diese Voraussetzungen fehlen den Syndromen. So ist der Begriff „Syndrom" mit einigen oder mehreren negativen, durch Nichtwissen bedingten Auslesemerkmalen charakterisiert. Diese „Krankheiten im Wartestand" stellen ein weitgefaßtes nosologisches Sammelbecken dar mit mehreren differenzierenden und sedimentierenden Schichtungen. Die geringste Dichte besitzt die „Symptomenkombination", gefolgt von dem „Symptomenkomplex". Ein solcher ist der Begriff „Akutes Abdomen", charakterisiert durch die drei Leitsymptome 1. Schmerz, 2. Bauchdeckenspannung und 3. akute Störung der Peristaltik (Dick 1952). Derartige Begriffe sind primär voraussetzungslos und deutungsfrei formuliert und am Krankenbett praktikabel.

Was ist nun Krankheit? Krank – das ist einer von den Begriffen, die gar nicht definierbar sind (V. v. Weizsäcker 1956). „Die Spannung zwischen der Forderung nach völliger Klarheit und der unvermeidlichen Unzulänglichkeit der existierenden Begriffe" (Heisenberg 1967) gilt auch für die Definition der Krankheit. Der Krankheitsbegriff bedarf zu seiner Definition eines Bezugssystems. Dann erst kann man Vorgefundenes neu zusammensetzen. Die Definition der Krankheit ist von verschiedenen Standorten, von den jeweiligen Erkenntnismöglichkeiten des Zeitalters und von dem kulturellen Hintergrund abhängig [„Die Wahrheit von heute wird der Irrtum von morgen sein" (Volhard 1949)]. Ohne sich den Problemen, die Krankheit und Leiden aufwerfen, zuzuwenden, können Religion und Philosophie das Weltgefüge nicht deuten und Literatur und Kunst das Leben nicht wahrheitsgetreu wiedergeben. An der Entwicklungsgeschichte der Krankheit waren immer zwei Faktoren beteiligt: der Mensch und seine Umgebung (Sigerist 1952). So hat der Krankheitsbegriff eine vielfach gefächerte Ausdehnung erfahren. In der über 2000 Jahre alten Spannung zwischen Krankheit und Kranken, zwischen Typisierung und Individualisierung wirkte die zunehmende Berücksichtigung physiologischer, psychosomatischer, anthropologischer und sozialmedizinischer Bezüge einem ontologischen Krankheitsbegriff entgegen (Gross 1975). Es ist das Dilemma zwischen dem naturwissenschaftlichen Denken, Ordnen, Abstrahieren vom Einzelfall einerseits und der Zuwendung zum leidenden Kranken, der Betonung seiner Subjektivität und Einmaligkeit andererseits (Gross 1978).

Abschließend komme ich zurück auf die Gegensatzphilosophie von Guardini (1955): „Das Leben wird nicht aus Akt und Bau zusammengesetzt, sondern Leben ist jenes Etwas, das nur in diesen beiden Seiten sein kann, als das so Zwei-Seitige." Dieses „geschlossene Gegensatzpaar" hat Goethe im Buch Suleika angesprochen. Das „Eins und Doppelt" des Ginkgo biloba ist das Sinnbild der Polarität des Lebens (und der Liebe) in einer Doppelsinnigkeit der gegenständlichen Erscheinung in unübertrefflicher Kürze. Die Zwillingsnatur des Menschen als geistbegabtes körperliches Wesen ist Gegenstand der anthropologischen Medizin, welche die somatische Medizin als auch die medizinische Psychologie als Ganzes umfaßt (Doerr 1979). V. v. Weizsäcker (1939) verglich die Geist-Seele des Menschen und dessen Körper mit zwei Schachspielern: „Wenn ich der eine bin, kann ich nicht gleichzeitig der andere sein. Sonst wüßte ich, wie der Gegner auf meinen Zug ziehen wird – dann aber gäbe es gar keine Partie. Die Unbestimmtheit des Gegenzuges ist die methodische Voraussetzung des Spiels." Das Symbol der Schachpartie als „geschlossenes Gegensatzpaar" (Guardini) und „Eins und Doppelt" (Goethe, Ausg. 1958) ist zugleich Symbol für Krankheit und Tod. Krankheit erscheint im reflektierenden Bewußtsein als eine unabdingbare Naturgegebenheit wie der Tod (Müller 1969). Die Krankheit enthält so sehr den Begriff des drohenden Todes, daß Paracelsus den Satz aufstellte: Morbus mortis praeceptor (Virchow 1856). Mit dem Leben sind verbunden Krankheit und Tod. Und ich füge die Metapher hinzu: Dann ist beim Schachspiel für den Kranken der letzte Gegenspieler der Tod (Abb. 4).

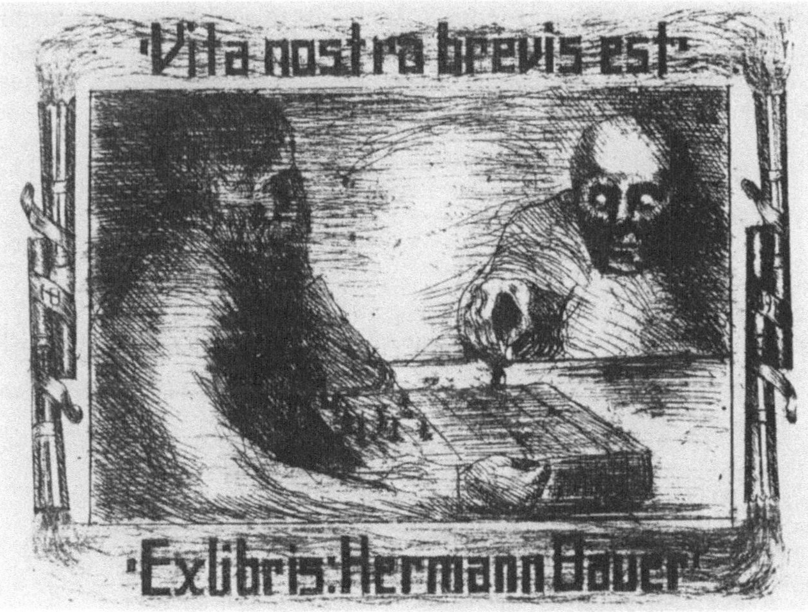

Abb. 4. Der Tod als Schachspieler. Radierung von Hermann Bauer (Probedruck, No. 1, 1913)

Hans Helmut Jansen

Zusammenfassung. Nach Definition des Begriffes „Gesundheit" werden die Abstufungen zwischen Gesundheit und Krankheit erörtert. Dem Wandel der Krankheitsauffassungen und -konzepte wird von den Naturvölkern über die klassische Antike bis zu Paracelsus an der Grenze zwischen Mittelalter und Neuzeit nachgegangen. Den ontologischen Krankheitsauffassungen des 17. Jahrhunderts und der Romantik schließt sich die Homöopathie als biodynamische Krankheitslehre origineller Prägung an. Virchow räumte mit den spekulativen Krankheitssystemen auf und sah in der Krankheit Leben unter abnormen Bedingungen mit dem Charakter der Gefahr. Durch Einbeziehung der Konstitutionslehre, der Disposition und Anamnese wurde die Krankheitsauffassung erweitert und die konditionale Betrachtungsweise anstelle des kausalen Denkens eingeführt. In der Klinik brachten Krehl und seine Schule den „kranken Menschen" in die wissenschaftliche Heilkunde. Das Geistig-Seelische der Krankheit wurde von V. v. Weizsäcker mit dem Somatischen verbunden. Die „Anthropologie des Krankhaften" (Doerr) stützt sich auf die biographische Medizin und weiß, daß der differenzierte Mensch seine Krankheit nicht nur erduldet, sondern kraft seiner Persönlichkeit „gestaltet". Die Krankheit, der Morbus, umfaßt Pathos, Nosos und Aegritudo. „Krankheit" kann von verschiedenen Standpunkten aus gesehen und interpretiert werden. Enge Verflechtung und Beziehung hat die „Krankheit" mit verschiedenen Disziplinen. Die Gestalt der Krankheit ist wandelbar und abzugrenzen von dem Panoramawandel der Krankheiten. Krankheitseinheiten, Syndrome und Symptomenkomplexe werden definiert und voneinander geschieden. Hinzu kommt ein Wandel der Nomenklatur der Krankheiten und eine Ramifikation bestimmter Morbi im Laufe der Zeiten (z.B. des Morbus Brigthii). Abschließend wird die Gegensatzphilosophie von Guardini auf das Leib-Seele-Problem bei der Krankheit übertragen und die Zwillingsnatur des Menschen als geistbegabtes körperliches Wesen in der Metapher des Schachspiels wiedergegeben.

Literatur

Albrecht E (1907) Zellularpathologie. Frankf Z Pathol 1: 1–21
Albrecht E (1907) Krankheit. Frankf Z Pathol 1: 205–213
Aschoff L (1909) Über den Krankheitsbegriff und verwandte Begriffe. Deutsch Med Wochenschr 35: 1417–1423
Becker V (1964) Mukoviscidosis, Symptom, Syndrom oder Krankheitseinheit? Schweiz Med Wochenschr 94: 114–119
Beintker E (1939) Galenos' Gesundheitslehre 1–3, Die Werke des Galenos Bd 1. Hippokrates, Stuttgart
Berghoff E (1947) Entwicklungsgeschichte des Krankheitsbegriffes. Maudrich, Wien
Bergmann G v (1936) Funktionelle Pathologie, 2. Aufl. Springer, Berlin
Bergmann G v (1947) Neues Denken in der Medizin. Piper, München
Bertalanffy L v (1937) Das Gefüge des Lebens. Teubner, Leipzig Berlin
Bertalanffy L v (1951) Theoretische Biologie, 2. Aufl, Bd 2. Francke, Bern
Bocchali R (1957) Thomas Sydenham. Hippokrates, Stuttgart, S 444 f
Brunn WL v (1964) Homöopathie als medizingeschichtliches Problem. Sudhoffs Arch Gesch Med 48: 137–156

Büchner F (1961) Über das Wesen der Krankheit. In: Büchner F, Von der Größe und Gefährdung der modernen Medizin. Herder, Freiburg Basel Wien
Cannon B (1932) The wisdom of the body, London
Curtius F (1959) Individuum und Krankheit. Springer, Berlin Göttingen Heidelberg
Dick W (1952) Über den Begriff „Akutes Abdomen". Dtsch Med Wochenschr 77: 257–259
Diepgen P (1926) Krankheitswesen und Krankheitsursache in der spekulativen Pathologie des 19. Jahrhunderts. Sudhoffs Arch Gesch Med 18: 302–327
Diepgen P, Gruber GB, Schadewaldt H (1969) Der Krankheitsbegriff, seine Geschichte und Problematik. In: Büchner F, Letterer E, Roulet F (Hrsg) Prolegomena einer allgemeinen Pathologie. Springer, Berlin Heidelberg New York (Handbuch der allgemeinen Pathologie, Bd 1, S 1–50)
Doerr W (1956) Pathomorphose durch chemische Therapie. Verh Dtsch Ges Pathol 39: 17–73
Doerr W (1956) Über Pathomorphose. Ärztl Wochenschr 11: 121–126
Doerr W (1958) Die Pathologie Rudolf Virchows und die Medizin unserer Zeit. Dtsch Med Wochenschr 83: 370–377
Doerr W (1971) Wandlungen der Krankheitsforschung. Springer, Berlin Heidelberg New York
Doerr W (1972) Anthropologie des Krankhaften. In: Gadamer HG, Vogler P (Hrsg) Neue Anthropologie, Bd 2. Thieme, Stuttgart, S 386–427
Doerr W (1974) Anthropologie des Krankhaften. Wien Med Wochenschr 124: 209–215
Doerr W (1979) Laudatio auf Paul Christian. Ruperto Carola 61: 51–56
Doerr W, Jacob W, Nemetschek T (1975) Über den Begriff des Krankhaften aus der Sicht des Pathologen. Internist 16: 41–48
Ehrenfels C v (1890) Über „Gestaltqualitäten". Vierteljahresschr Wiss Philos 14: 249–292
Engelhardt D v (1978) Normalität und Krankheit. In: Funkkolleg Umwelt und Gesundheit, Aspekte einer sozialen Medizin. Beltz, Weinheim Basel (Studienbegleitbrief 1)
Ernst P (1933) Wellen der Medizin. Schwabe, Basel Stuttgart (Schw Med Jahrb), S 1–13
Fanconi G (1970) Der Wandel der Medizin. Huber, Bern Stuttgart Wien
Fischer H (1962) Arzt und Humanismus. Artemis, Zürich Stuttgart [Die Krankheitsauffassung Friedrich von Hardenbergs (Novalis), S 248–271]
Fischer-Homberger E (1975) Geschichte der Medizin. Springer, Berlin Heidelberg New York
Froboese C (1939) Die Pathologische Anatomie des Einzelfalles. In: Adam C, Curtius F (Hrsg) Individualpathologie. Fischer, Jena
Gebser J (1964) Über die Polarität. Jahrb Psychol Psychiatr Med Anthropol 11: 93
Gescher J (1936) Wege zur praktischen Homöopathie, 2. Aufl. Hippokrates, Stuttgart Leipzig
Goethe JW (1958) Gingo biloba. In: Trunz E (Hrsg) Goethes Werke, Hamburger Ausg, Bd 2. Wegner, Hamburg, S 66
Gottschick J (1963) Der medizinische und der juristische (Gesundheits- und) Krankheitsbegriff, Ärztl Mitt 61: 1246–1252, 1303–1308
Granel F (1964) Pages médico-historiques montpelliéraines. Clausse & Castelnau, Montpellier
Gross R (1969) Medizinische Diagnostik. Springer, Berlin Heidelberg New York
Gross R (1975) Der Krankheitsbegriff in der Sicht des Klinikers. Internist 16: 49–52
Gross R (1978) Der Arzt zwischen Naturwissenschaft und Humanität. Verh Dtsch Ges Inn Med 84: XL–LII
Grote LR (1955) Die verschiedene Artung der Menschen und ihre Gesundheit. Monatskurse Ärztl Fortbild 12
Gsell O (1974) Nephropathie durch Analgetica. Erg Inn Med Kinderheilk 35: 67–176
Guardini R (1950) Das Ende der Neuzeit. Werkbund, Würzburg
Guardini R (1955) Der Gegensatz, 2. Aufl. Grünewald, Mainz
Hahnemann S (1921) Organon der Heilkunst, 6. Aufl. Schwabe, Leipzig
Hansemann D v (1912) Über das konditionale Denken in der Medizin. Hirschwald, Berlin
Hartmann F (1973) Definition von Krankheitseinheiten. In: Lange HJ, Wagner G (Hrsg) Computerunterstützte ärztliche Diagnostik. Schattauer, Stuttgart New York, S 57–68
Heisenberg W (1967) Das Naturgesetz und die Struktur der Materie. Belser, Stuttgart
Herxheimer G (1927) Krankheitslehre der Gegenwart, Störungen und Forschungen in der Pathologie seit 1914. Steinkopff, Dresden Leipzig

Hans Helmut Jansen

Hildegard von Bingen (1957) Heilkunde. Das Buch von dem Grund und Wesen und der Heilung der
    Krankheiten, nach den Quellen übersetzt und erläutert von H Schipperges, O Müller, Salzburg
Hildegard von Bingen (1958) Gott ist am Werk. Die Schöpfung der Welt in Gottes Ebenbild.
    Schipperges H (Hrsg.). Walter, Olten Freiburg i. Br.
Hilger W (1979) Hans Fronius. Tusch, Wien
Höpker W-W (1977) Das Problem der Diagnose und ihre operationale Darstellung in der Medizin.
    Springer, Berlin Heidelberg New York
Hufeland CW (1975) Ideen über Pathogenese und Einfluß der Lebenskraft auf Entstehung und Form
    der Krankheiten als Einleitung zu pathologischen Vorlesungen. Jena 1795, S 1–11, neu publ. in:
    Rothschuh E (Hrsg) Was ist Krankheit? Wiss Buchges, Darmstadt, Aufsatzsammlung, S 19–23
Immich H (1975) Der Krankheitsbegriff in der Sicht des Biostatistikers. Internist 16: 53–55
Jacob W (1973) Die konventionelle Klassifikation der Krankheiten im pathoanatomischen
    Materialvergleich. In: Lange HJ, Wagner G (Hrsg) Computerunterstützte ärztliche Diagnostik.
    Schattauer, Stuttgart New York
Jacob W (1978) Kranksein und Krankheit. Hüthig, Heidelberg
Jacob W (1979) Der Arzt und das Thema Gesundheit. Dtsch Ärztebl 76: 2197–2201
Jansen HH (1970) Der Wandel in der Pathologie der Krankheiten. Monatskurse Ärztl Fortbild 20:
    472–480
Jansen HH (1977) Problemgeschichte des Morbus Brightii. Hess Ärztebl 38: 1011–1028
Jansen HH (1977) Tödliche Arzneimittelnebenwirkungen aus pathologisch-anatomischer Sicht.
    Verh Dtsch Ges Inn Med 83: 1529–1540
Jaspers K (1948) Allgemeine Psychopathologie, 5. Aufl. Springer, Berlin Heidelberg
Jores A (1970) Der Mensch und seine Krankheit, 4. Aufl. Klett, Stuttgart
Jünger E (o.J.) Typus, Name, Gestalt. In: Werke, Essays IV, Fassungen, Bd 8. Klett, Stuttgart,
    S 385–473
Jünger E (1978) Krankheit und Dämonie. In: Sämtliche Werk 2. Abtlg, Essays V, Bd 11. Klett-Cotta,
    Stuttgart, S 440–450
Kant E (1956) Werke in zwölf Bänden. Insel, Wiesbaden; s. auch Eisler R (Hrsg) (1972)
    Kant-Lexikon. Olms, Hildesheim New York
Kerner D (1961) Das Rosenkreutzer-Porträt Hohenheims. Münch Med. Wochenschr 103:
    1930–1931
Kesten H (1931) Der Schriftsteller Joseph Roth. In: Linden, Gedächtnisbuch, S 38. Zit. in: Pflug G
    (Hrsg) Joseph Roth, 1894–1939. Sonderveröffentlichungen der Deutschen Bibliothek, Nr 7,
    1979. Buchhändler-Vereinigung GmbH, Frankfurt am Main, S 442–444
Kettler L-H (1964) Die historische Entwicklung des Krankheitsbegriffes seit Rudolf Virchow. Dtsch
    Gesundheitswes 19: 381–388
Kibler M (1954) Das wechselnde Gesicht der Krankheit. Hippokrates 25: 301–303
Kierkegaard S (1971) Die Krankheit zum Tode, Werkausgabe 1 Bd 1. Diederichs, Düsseldorf Köln
Köhn K, Jansen HH (1957) Gestaltwandel klassischer Krankheitsbilder. Springer, Berlin Göttingen
    Heidelberg
Krayl K (1941) Hippokrates-Brevier, 2. Aufl. Enke, Stuttgart
Krehl L (1929) Pathologische Physiologie, 11. Aufl. Vogel, Leipzig
Krehl L (1929) Krankheitsform und Persönlichkeit. Thieme, Leipzig
Leeser O (1963) Lehrbuch der Homöopathie, Allg. Teil: Grundlagen der Heilkunde, 3. völlig
    neubearb Aufl. Haug, Ulm
Leiber B (1973) Krankheitseinheiten – Fiktion oder Realität? In: Lange HJ, Wagner G (Hrsg)
    Computerunterstützte ärztliche Diagnostik. Schauttauer, Stuttgart New York, S 45–49
Leiber B (1975) Die Nosologie auf dem Wege zu neuen Ordnungssystemen: Syndrome und
    Syndromatologie. Internist 16: 56–60
Lennert K (1978) Malignant Lymphomas. Springer, Berlin Heidelberg New York
Löffler W (1969) Grundsätzliches zur Diagnostik. In: Hadorn W (Hrsg) Vom Symptom zur Diagnose,
    6. Aufl. Karger, Basel New York
Lohmann H (1978) Krankheit oder Entfremdung? Thieme, Stuttgart
Mann T (1925) Der Zauberberg Bd 1. Fischer, Berlin, S 33
Marchand F (1920) Klinische, anatomische und ätiologische Krankheitsbegriffe und Krankheitsna-
    men. Münch Med Wochenschr 67: 681–686

Metzger W (1974) Gestalt. In: Ritter J (Hrsg) Historisches Wörterbuch der Philosophie, Bd 3. Schwabe, Basel Stuttgart

Müller E (1969) Gesundheit und Krankheit. In: Büchner F, Letterer E, Roulet F (Hrsg) Prolegomena einer allgemeinen Pathologie. Springer, Berlin Heidelberg New York (Handbuch der allgemeinen Pathologie, Bd 1, S 51–108)

Pagel W (1974) Paracelsus, Van Helmont, Virchow und die Wandlungen im ontologischen Krankheitsbegriff. Virchows Arch [Pathol Anat] 363: 183–211

Paracelsus (1965) Werke. Studienausg, Bd I, II: Medizinische Schriften. Peuckert E (Hrsg). Schwabe, Basel Stuttgart

Pascal B (1947) Eine Auswahl aus seinen Schriften. Warnach W (Hrsg). Schwann, Düsseldorf

Platon (1974) Sämtliche Werke, Bd VI: Timaios, 89 a–c. Artemis, Zürich München; s. auch Kapferer R, Fingerle A (Hrsg) Platons Timaios oder Die Schrift über die Natur. Hippokrates/Marquard, Stuttgart (1952)

Proppe A (1973) Krankheitseinheiten – Fiktion oder Realität? In: Lange HJ, Wagner G (Hrsg) Computerunterstützte ärztliche Diagnostik. Schattauer, Stuttgart New York, S 39–43

Rad G v (1969) Theologie des Alten Testamentes, Bd 1. Kaiser, München

Randerath E (1932) Über die Stellung der pathologischen Anatomie in der Medizin. Dtsch Med Wochenschr 58: 2039–2041

Randerath E (1956) Über moderne Theorien in der Medizin. Dtsch Med J 7: 49–56

Rather LR (1958) Zur Philosophie des Begriffs „Krankheit". Dtsch Med Wochenschr 83: 2012–2018

Ribbert H (1899) Die Lehren vom Wesen der Krankheiten in ihrer geschichtlichen Entwicklung. Cohen, Bonn

Ricker G (1924) Pathologie als Naturwissenschaft – Relationspathologie. Springer, Berlin

Ricker G (1948) Allgemeine Pathophysiologie von A. D. Speransky, 2. Aufl. Hippokrates/Marquardt, Stuttgart

Ringseis JN v (1841) System der Medizin, Regensburg

Rössle R (1919) Innere Krankheitsbedingungen. In: Aschoff L (Hrsg) Pathologische Anatomie. Allg Teil, Bd 1, 4. Aufl. Fischer, Jena

Rössle R (1921) Rudolf Virchow und die Konstitutionspathologie. Münch Med Wochenschr 68: 1274–1277

Roth J (1930) Hiob. Roman eines einfachen Mannes. Kiepenheuer, Berlin

Rothschuh KE (1959) Theorie des Organismus. Urban & Schwarzenberg, München Berlin

Rothschuh KE (1965) Prinzipien der Medizin. Urban & Schwarzenberg, München Berlin

Rothschuh KE (1972) Der Krankheitsbegriff (Was ist Krankheit?) Hippokrates 43: 3–17

Rothschuh KE (1977) Krankheitsvorstellung, Krankheitsbegriff, Krankheitskonzept. Metamed 1: 106–114

Rothschuh KE (1978) Konzepte der Medizin in Vergangenheit und Gegenwart. Hippokrates, Stuttgart

Saaz J v (1948) Ackermann aus Böhmen Anno 1400; Claudius H (Hrsg) Der Ackermann und der Tod. Bertelsmann, Gütersloh

Schadewaldt H (1972) Homöopathie und Schulmedizin, eine historische Würdigung. Med Welt 23: 355–359

Schaefer H (1961) Gesundheit und Wiedergesundung vom Standpunkt des Physiologen. Ärztl Praxis 13: 823, 847

Schaefer H (1976) Der Krankheitsbegriff. In: Blohmke M, Ferber C v, Kisker KP, Schaefer H: Handbuch der Sozialmedizin, Bd III. Enke, Stuttgart, S 15–33

Schipperges H (1957) (Hrsg) Hildegard von Bingen. Heilkunde. Das Buch von dem Grund und Wesen und der Heilung der Krankheiten. Müller, Salzburg

Schipperges H (1970) Moderne Medizin im Spiegel der Geschichte. Thieme, Stuttgart (dtv, wissenschaftl Reihe)

Schipperges H (1974) Paracelsus. Klett, Stuttgart

Schipperges H (1978) Kranksein und Heilung bei Paracelsus. Salzburger Beiträge zur Paracelsusforschung, Folge 18. Verband der Wissenschaftlichen Gesellschaften Österreichs, Wien

Schipperges H (1978) Wege zu neuer Heilkunst. Haug, Heidelberg

Schipperges H (1978) Antike und Mittelalter. In: Schipperges H, Seidler E, Unschuld PU (Hrsg). Alber, Freiburg München

Schipperges H (1979) Die Bedeutung der Gesundheit für das Leben. Dtsch Ärztebl 76: 2011–2016

Schmidt MB (1917) Die Bedeutung der Konstitution für die Entstehung von Krankheiten. Stürz, Würzburg

Scholmer J (1971) Die Krankheit der Medizin. Luchterhand, Neuwied Berlin

Schopenhauer A (o.J.) Aphorismen zur Lebensweisheit, Kap II. Dtsch Bibl Verlagsges, Berlin

Schwalbe E (1909) Vorlesungen über Geschichte der Medizin, 2. Aufl. Fischer, Jena

Selye H (1950) Streß. Acta Inc Med Publ, Montréal

Selye H (1952) The Story of the Adaptation Syndrome. Acta Inc Med Publ, Montréal

Siebeck R (1949) Medizin in Bewegung. Thieme, Stuttgart

Siegmund H (1942) Gedanken zur Entwicklung der Pathologie. Zentralbl Pathol 78: 7–16, 65–75

Siegmund H (1948) Naturwissenschaftliches und spekulatives Denken in der modernen Krankheitslehre. Verh Dtsch Ges Pathol 32: 300–325

Siegmund H (1950) Naturwissenschaftliches Denken in der modernen Pathologie. Dtsch Med Wochenschr 75: 74–77

Siegmund H (1953) Korrelationspathologie als Grundlage therapeutischer Methoden. Hippokrates/ Marquardt, Stuttgart, 24: 508–509

Sigerist HE (1952) Krankheit und Zivilisation. Metzner, Frankfurt am Main Berlin

Sontheimer K (1978) Die Zukunft der westlichen Zivilisation. Neue Rundschau 89: 497–507

Speransky AD (1950) Grundlagen der Theorie der Medizin. Übers von KR v Roques. Saenger, Berlin

Stubbe H (1979) Wie Naturvölker Krankheiten erklären. Med Welt 30: 342–349

Tendeloo NP (1925) Allgemeine Pathologie, 2. Aufl. Springer, Berlin

Tischner R (1950) Das Werden der Homöopathie. Hippokrates/Marquardt, Stuttgart

Virchow R (1930) Die Vorlesungen über Allgemeine Pathologische Anatomie aus dem Wintersemester 1855/56 in Würzburg, nachgeschrieben von cand med Emil Kugler, Paltauf R (Hrsg). Fischer, Jena

Virchow R (1856) Alter und neuer Vitalismus. Arch Pathol Anat 9: 3–55

Virchow R (1858) Die Cellularpathologie. Hirschwald, Berlin

Virchow R (1971) Atome und Individuen, Vortrag, gehalten im naturwissenschaftlichen Vereine der Singakademie zu Berlin am 12. Februar 1859. Nachdruck: Rudolf Virchow, Drei Reden über Leben und Kranksein. Kindler, München

Virchow R (1926) Morgagni und der anatomische Gedanke. Rede, gehalten am 30. März 1894 auf dem XI. internationalen medizinischen Kongreß zu Rom. In: Ebstein E (Hrsg) Deutsche Ärzte-Rede aus dem 19. Jahrhundert. Springer, Berlin, S 141–159

Vogt C, Vogt O (1922) Erkrankungen der Großhirnrinde im Lichte der Topistik, Pathoklise und Pathoarchitektonik. J Psychol Neurol 28

Volhard F (1949) Die Nephrosen. In: Volhard F (Hrsg) Nierenerkrankungen und Hochdruck. Barth, Leipzig, S 87–102

Weinschenk C (1979) Der Krankheitsbegriff und der „Beruf des Psychotherapeuten". Dtsch Ärztebl 76: 225–229

Weizsäcker CF v (1979) Die Einheit der Natur, 5. Aufl. Hanser, München

Weizsäcker V v (1939) Individualität und Subjektivität. In: Adam C, Curtius F (Hrsg) Individualpathologie. Fischer, Jena

Weizsäcker V v (1950) Der Gestaltkreis, 4. Aufl. Thieme, Stuttgart

Weizsäcker V v (1951) Der kranke Mensch. Koehler, Stuttgart

Weizsäcker V v (1956) Pathosophie. Vandenhoeck & Ruprecht, Göttingen

World Health Organization (1976) Basic documents. Geneva, p 1

Diagnosebegriff

W.-Wolfgang Höpker, Münster

1. Allgemeines

Der Begriff der Diagnose wird in vielen wissenschaftlichen Fachrichtungen benutzt. In der Psychologie hat er einen der Medizin angenäherten Bedeutungsinhalt. Diagnosen werden in der Zoologie, in der Botanik, in der Mineralogie, in der Astronomie – eigentlich in allen Erfahrungswissenschaften gestellt. Diagnose ist ein eingebürgerter Begriff der Informationstheorie.

Für die Erfahrungswissenschaften bedeutet allgemein: Diagnose ist die an bewährte Methoden gebundene Erforschung eines Gegenstandes, um ihn mit bereits bekannten Begriffen beschreiben und ansprechen zu können. Diagnose in diesem Sinne schließt Forschung aus, Forschung schließt sich an das an, was nicht mehr innerhalb dieses Begriffssystems abgebildet werden kann.

Diagnostik in der Medizin (Medizin wird im folgenden mit ärztlichem Aktionsfeld gleichgesetzt) wird einerseits pragmatisch (handlungsbezogen), andererseits teleologisch (zielgerichtet) verstanden. Pragmatisch im Sinne einer ärztlichen Handlungsanleitung und eines konkreten Handlungsauftrages, zielgerichtet in bezug auf eine möglichst lückenlose Interpretation der als ‚abnorm' erkannten psychophysischen Zustände eines Menschen (Gross 1969, 1979).

Es besteht kein Zweifel daran – und wird fast immer übergangen –, daß unser gesamter diagnostischer Begriffsapparat unter diesen Voraussetzungen entstanden ist und weiterhin gepflegt wird. Ärztliche Handlungsanleitungen und -anweisungen sind in den verschiedenen Kulturkreisen unterschiedlich entstanden, sie beziehen sich auf einen jeweils anders gearteten kulturellen und moralisch-normativen Hintergrund. In diesen spiegelt sich der gesamte historisch entwickelte Gesetzesapparat wider.

Krankheitseinheit wird im täglichen Sprachgebrauch mit Diagnose gleichgesetzt. Hieraus resultieren Fehler und Fehleinschätzungen. Ein Teil des Begriffsinhaltes der Diagnose scheint jedoch mit dem der Krankheitseinheit identisch zu sein (Übersicht: Höpker 1977).

Im folgenden wird versucht, die Diagnostik in der Medizin mit Hilfe eines Akkumulationsmodells der Information zu beschreiben. Hierbei stellt sich heraus, daß Diagnose und Krankheitseinheit unterschiedlichen Modellen zugeordnet und damit die Alternative Krankheitseinheit – Diagnose überwunden werden kann (Gross 1979).

2. Methodische Voraussetzungen

Wir gehen in den weiteren Ausführungen von folgenden Voraussetzungen aus (Monod 1971, Eigen 1973):

1. der Diagnostik liegt ein Lern- und Denkprozeß zugrunde;
2. dieser Prozeß ist adaptativ, d.h. zwischen der Beobachtung, deren Ausrichtung auf den Patienten und der intellektuellen Urteilsfindung besteht eine Wechselwirkung;
3. die Beobachtung geschieht planvoll und wird gesteuert;
4. aus den gewonnenen Daten werden diejenigen ausgewählt, die sich im Rahmen des diagnostischen Urteils bewähren.

Angesprochen sind – ohne sie explizit genannt zu haben – folgende Begriffe: Strategie, Optimierung, Rückkoppelung, Modell, Information. Diese Begriffe und das jeweilige Umfeld wollen wir genauer betrachten.

a) Informationstheorie

Aussendung, Aufnahme und Verarbeitung von Signalen werden in der Informationstheorie als Kommunikation definiert (Wiener 1963, Meyer-Eppler 1969). Signal ist die physikochemische Darstellung von Information. Was Information ist, wissen wir nicht, auf eine allgemeine Definition hat man sich bisher nicht einigen können (v. Weizsäcker 1971). Da wir die Diagnostik als einen Denk- und Lernprozeß verstehen wollen, können wir Information als dasjenige ansehen, was gewußt werden kann.

Beobachtungskette I. Der einfachste Fall einer Kommunikationskette ist die Beobachtungskette (Abb. 1). Von einer Signalquelle werden Signale ausgesandt,

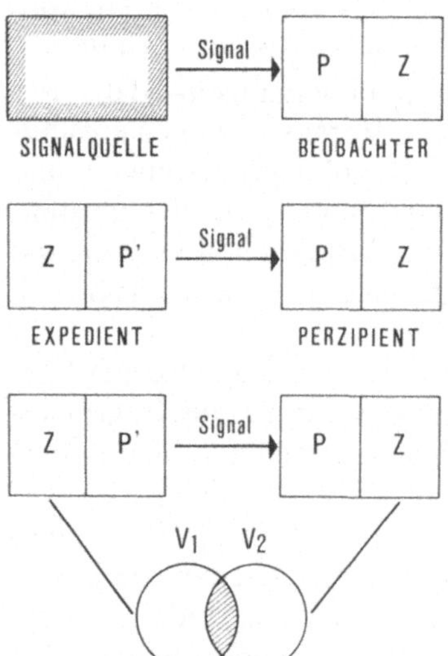

Abb. 1. Beobachtungskette (*oben; Mitte*) und diagnostische Kommunikationskette (unten) beschreiben die Grundvorgänge des Transportes und der Erkennung von Information (P', P peripheres Aktions- bzw. Rezeptionsorgan; Z zentrales Organ; V_1, V_2 Zeichenvorrat von Expedient und Perzipient; V_3 gemeinsamer Zeichenvorrat)

die einen Beobachter erreichen, welcher schematisch aus zwei Anteilen aufgebaut ist: dem peripheren Rezeptionsorgan, welches die für die Signalerkennung nötigen Sinnesorgane vereinigt, sowie dem zentralen Organ, welches die Summe der zentralnervösen Funktionen charakterisieren soll. Bei der Beobachtungskette liegt eine unilaterale Kommunikation vor derart, daß Rezeptionsverbesserungen nur einseitig, nämlich von seiten des Beobachters, durchgeführt werden können.

Beobachtungskette II. Ist die Signalquelle ein lebender Organismus, so kann dieser wie der Perzipient in ein zentrales und peripheres Aktionsorgan untergliedert werden. Für den Perzipienten ist es bei dieser Anordnung gleichgültig, ob der Expedient ein lebender Organismus ist oder nicht. Die Signalerkennung gegenüber einem Subjekt von einem Subjekt wird als Diagnose bezeichnet.

Diagnostische Kommunikationskette. Erst bei der diagnostischen Kommunikationskette besteht eine Informationsrückkoppelung zwischen Perzipienten und Expedienten. Beide verfügen über einen gemeinsamen Zeichenvorrat V_3, dieser ist der Durchschnitt durch den jeweils subjekteigenen Zeichenvorrat V_1 und V_2.

Das Modell beschreibt nur den Informationstransport mittels einer Abfolge von Signalen und die eindeutige Erkennung derselben (Meyer-Eppler 1969). Der hier verwendete Begriff der Diagnose hat mit dem medizinischen Begriff nur das ‚Erkennen' bzw. ‚Einordnen in ein bekanntes Bezugssystem' gemeinsam. Relevant erscheint er hinsichtlich der Beschreibung der dynamischen Grundvorgänge der Informations*ver*arbeitung und Informations*bearbeitung. Mit den hier gebrauchten Worten: die Festlegung des Inhalts für den gemeinsamen Zeichenvorrat V_3 unterbleibt.

b) Kybernetik

Die diagnostische Erfahrung des Alltags lehrt uns, daß der interdisziplinäre Informationsaustausch zwar einen gemeinsamen Zeichenvorrat (sprich: eine gemeinsame Fachsprache) zur Voraussetzung hat, daß aber der schrittweise erarbeitete Informationszuwachs innerhalb des diagnostischen Entscheidungsprozesses mit diesem Modell nicht beschrieben werden kann.

Zugrunde liegt das Modell des Regelkreises (Abb. 2): ein wie auch immer technisch oder biologisch realisiertes System. Auf den konstant zu haltenden Zustand (Regelgröße) wirkt z.B. durch Außenwelteinflüsse die Störgröße ein. Dies führt zu einer Veränderung der Regelgröße, welche durch eine Meßeinrichtung (Fühler) dem Regler gemeldet wird. Er stellt zwischen Istwert und Sollwert eine Differenz fest und sendet ein Steuersignal (Stellgröße) aus, welches über ein Stellglied die Regelgröße korrigiert (Wiener 1963). In diesem Modell ändert sich der ‚Informationsgehalt' des Gesamtsystems nicht.

Mit Hilfe des Regelkreismodells kann Krankheit bis zu einem gewissen Grade befriedigend definiert werden. Krankheit ist demnach eine Störung des Regelver-

W.-Wolfgang Höpker

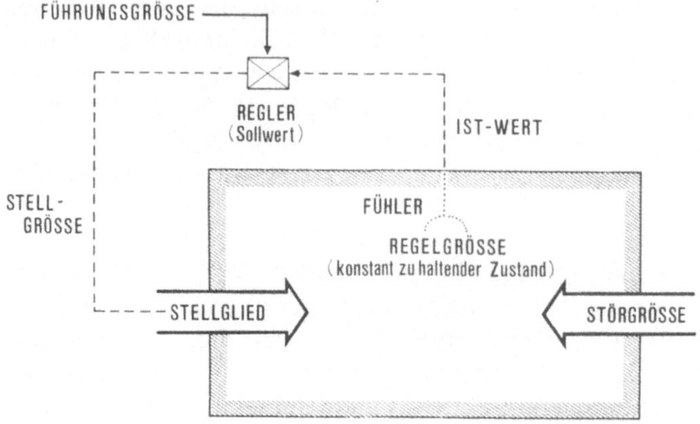

Abb. 2. Regelkreis: System, welches seinen Wert durch Informationsrückkoppelung konstant hält. Gesundheit und Krankheit können als Zustände optimaler bzw. nichtoptimaler Sollwertverstellungen betrachtet werden. Informationsakkumulation (wie sie für die ärztliche Diagnose angenommen wird) ist mit diesem Modell nicht abbildbar

haltens des Organismus (v. Weizsäcker 1971, Grellmann et al. 1974). Krankheitseinheiten sind Begriffe möglicher Ausprägungen einer nicht optimalen Sollwertverstellung des Gesamtsystems (Höpker 1977).

Die Rückkoppelung von Information kann auch als Ausgangsmodell für eine Informationsakkumulation aufgefaßt werden. Gesteuert wird das System von Fühler, Regler, Stellglied, wobei im Gegensatz zum Regelkreis die Gesamtinformation zunimmt.

Wir können folgende Annahmen machen:

1. der Führungsgröße des Reglers entsprechen Strategie und Planung des Wissenszuwachses (intellektuell gesteuerter Informationszuwachs);
2. die Zielbestimmung des Regelkreises ist nicht mehr die einer Aufrechterhaltung eines quasistationären Zustandes, sondern schließt Informationszuwachs ein.

Es scheint sinnvoll, die Überlegungen hier nicht weiter zu treiben. Zugrunde liegt der Begriff der Optimierung, der am Strategiemodell wieder aufgenommen werden soll.

c) Modellbegriff

Ein Modell ist die Abbildung eines Originals. Nach Stachowiak (1965, 1973) kommen einem Modell drei Merkmale (Abb. 3) zu:

1. Abbildungsmerkmal,
2. Verkürzungsmerkmal,
3. Subjektivierungsmerkmal.

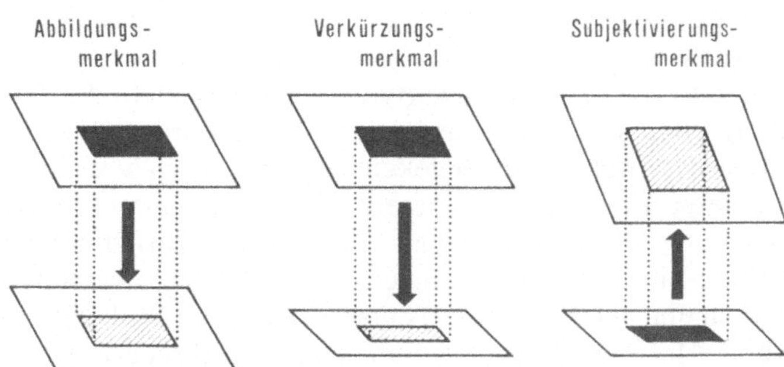

Abb. 3. Merkmale eines Modells: die Anordnungen von Original- und Modellebene geben die Merkmale Abbildung, Subjektivierung und Verkürzung an – Charakteristika, die den Begriffen von Diagnose und Krankheitseinheit weitgehend entsprechen. (Nach Stachowiak 1965, 1973)

Abbildungsmerkmal. Abbildung ist eine Menge von geordneten Paaren, wobei Ordnung als Vektorbündel im typologischen Merkmalsraum bezeichnet wird. Der Begriff der Ordnung kann – wenn verallgemeinert – in den Begriff der Funktion überleiten. Das Abbildungsmerkmal besagt, daß Modelle stets Modelle ‚von etwas' sind und daß sie nach bestimmten Regeln Charakteristika der im Interesse stehenden Originale wiedergeben.

Verkürzungsmerkmal. Modelle beschränken sich auf die Darstellung nur bestimmter Merkmale des Originals. Es werden nur diejenigen Merkmale abgebildet, welche für die vorgegebene Fragestellung als relevant betrachtet werden. Dieser Vorgang wird als Verkürzung bezeichnet. Relevante Merkmale können alle diejenigen sein, welche operational sind. Operationalität ist gebunden an den Konsensus der Beteiligten, die Wiederholbarkeit der Beobachtungsvorgänge sowie die Unabhängigkeit der gewonnenen Ergebnisse vom Einzelforscher.

Subjektivierungsmerkmal. Die Verkürzung eines Originals zu einem Modell ist subjektgebunden. Mit anderen Worten: aus einem Modell ist die Reproduktion eines Originals nicht ein-eindeutig möglich. Es sind jeweils mehrere Originale denkbar, die den jetzt festgelegten Bedingungen eines Modells genügen können.

Wir wollen davon ausgehen, daß ein Teil des Inhalts einer Diagnose (oder der Krankheitseinheit) mit dem Begriff des Modells beschrieben werden kann (Höpker 1977, Gross 1979). Ungeklärt ist die Original-Modell-Beziehung unter der Annahme, daß dem Original der Patient zuzuordnen ist. Krankheitseinheit und Diagnose können als zwei verschiedene Modelle verstanden werden.

d) Qualitätsdichtefeld

Es wurde angenommen, daß Krankheit eine Störung des Regelverhaltens des Organismus sei. Durch geeignete klinische Untersuchungsmethoden wird die Sollwertverstellung der jeweils betroffenen Regelkreise erfaßt. Als eine solche

Untersuchungsmethode kann z. B. auch die morphologische Diagnostik angesehen werden.

Die Erfassung der Sollwertverstellung geschieht durch die Messung variabler Kenngrößen, die als Parameter bezeichnet werden. Jede Störung des Regelverhaltens des Organismus ist gekennzeichnet durch bestimmte Einstellwerte dieser Parameter. Zwischen Parameter und Objektqualität (entsprechend der Sollwertverstellung des Organismus) besteht ein Zusammenhang. Die Parameter spannen einen n-dimensionalen Raum (Parameterraum) auf, ihre jeweiligen Ausprägungen (Ist-Zustand) entsprechen einer Wolke mit veränderlicher Dichte (Abb. 4). Wir sprechen von einem n-dimensionalen Qualitätsdichtefeld (Rechenberg 1973).

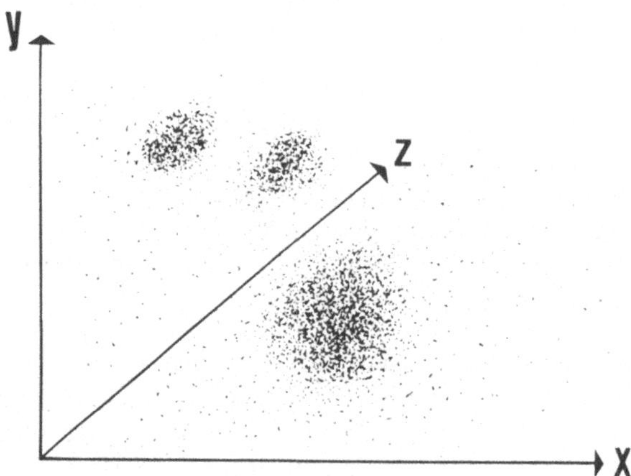

Abb. 4. Parameterraum: variable Kenngrößen (Parameter; *n* Anzahl) spannen ein entsprechendes Koordinatensystem auf, in dem eine (n-dimensionale) Wolke mit veränderlicher Dichte enthalten ist (Dichtefeld). – Mit der ärztlichen Diagnostik wird durch die Befunderhebung ein solcher Raum erzeugt

Der jeweilige Informationsstand des Arztes wird durch einen Punkt im Qualitätsdichtefeld repräsentiert. Seine intellektuelle Leistung besteht darin, die Tauglichkeit des momentanen Informationsstandes im Hinblick auf die Diagnose zu bestimmen. Das Qualitätsdichtefeld wird so zu einem Tauglichkeitsdichtefeld. Der Optimierungsvorgang besteht aus den Komponenten:
1. Hinzuziehung zusätzlicher Parameter;
2. Weglassen (Selektion) nicht relevanter Parameter.

Der Arzt hat gegenüber dem Patienten den Auftrag, eine Diagnose zu stellen, aus der für den Patienten ein Optimum an Nutzen resultiert. In unserem Modell gesprochen bedeutet dies, daß er das Qualitätsdichtefeld solange durchlaufen muß, bis er ein Optimum, sprich einen Bereich größter Qualitätsdichte, erreicht hat. Er ist verpflichtet, die Messung einzelner Parameter solange zu wiederholen, solange neue Parameter in seine Betrachtungen einzuführen, bis er zu einem Optimum vorgedrungen ist.

Entscheidend ist, daß das Tauglichkeitsdichtefeld eine bestimmte Ordnung aufweist (Rechenberg 1973). So ändert sich innerhalb kleiner Raumbereiche die Qualitätsdichte nur beschränkt. Wir sprechen von Glattheit der Qualitätsdichteverteilung.

Analog zur Diagnose kann auch die Therapie in ähnlicher Art formal dargestellt werden. Auch hier müssen solange Parameteränderungen durchgeführt werden, bis ein Optimum erreicht ist.

e) Strategie und Optimierung

Zur Bestimmung des Optimums im Tauglichkeitsdichtefeld stehen verschiedene Strategien zur Verfügung (Rechenberg 1973). Hierbei handelt es sich um eine Folge von Entscheidungsbestimmungen, die über mehr oder weniger große Umwege (Kosten) zu einem Optimum im jeweiligen Tauglichkeitsfeld führen. Gegenüber den vereinfachten Modellen muß für die Diagnostik in der Medizin eine Vielzahl von teilweise nicht unabhängigen Parametern jeweils unterschiedlicher Verteilung und das Vorliegen mehrerer Optima angenommen werden.

Gauß-Seidel-Strategie. Das mehrdimensionale Problem wird durch aufeinanderfolgende eindimensionale Optimierungsschritte gelöst. Wir ändern in der ersten Suchphase nur einen Parameter. Der erste Testschritt entscheidet darüber, ob wir in die richtige Richtung gezielt haben (Erfolg) oder nicht (Mißerfolg). Wir schreiten dann solange in Richtung des Erfolges fort, bis ein Umschlag in Mißerfolg eintritt. Diese Stelle des relativen Optimums bildet den Startpunkt für die zweite Suchphase usw.

Gradientenstrategie. Das Maximum einer Funktion muß dann erreichbar sein, wenn es gelingt, stets der Richtung des steilsten Anstieges der Funktion zu folgen. Die Erfolgsrichtung muß von Schritt zu Schritt neu bestimmt werden.

Extrapolierte Gradientenstrategie. Hierbei werden abwechselnd die Regeln der Gauß-Seidel-Strategie und der Gradientenstrategie benutzt (Abb. 5). Es wird zunächst nach der Gradientenmethode der nächste Punkt mit einem relativen Optimum bestimmt. Von diesem aus schreiten wir nach der Gauß-Seidel-Strate-

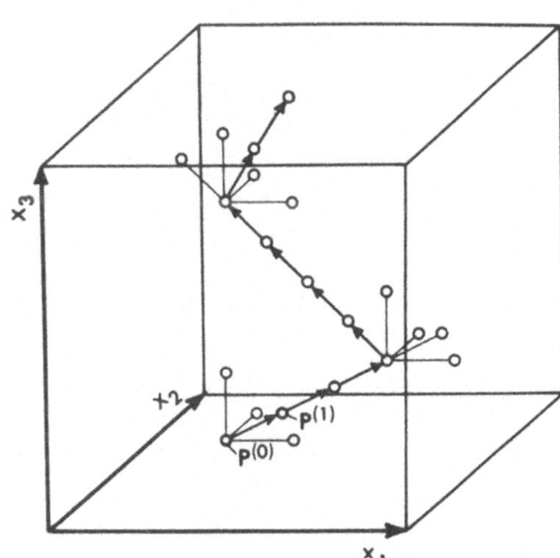

Abb. 5. Strategie: Beispiel eines Suchweges im dreidimensionalen Parameterraum mit Hilfe der extrapolierten Gradientenstrategie. (Nach Rechenberg 1973)

gie in der angegebenen Richtung z. B. drei Schritte vor. An dem erreichten Punkt wird erneut die Richtung bestimmt usw.

Simplex-Strategie. Hier werden vier Raumpunkte so festgelegt, daß sie die Eckpunkte eines regulären Simplex (im dreidimensionalen Fall: eines Tetraeders) bilden. An den vier Ecken wird der jeweilige Qualitätswert bestimmt. Der schlechteste wird gestrichen. Die verbliebene Fläche wird zur Grundfläche des nächsten Tetraeders, von dem wiederum der schlechteste Punkt gestrichen wird usw.

3. Aktions- und Akkumulationsmodell

Das nachfolgende Modell geht davon aus, daß die Diagnose als eine konkrete Handlungsanleitung für den Arzt angesehen wird (Höpker 1977). Es stellt das Arzt-Patienten-Verhältnis in den Vordergrund. Symptomatik und Differentialdiagnose beschreiben den Erkenntnisvorgang (Einordnen in ein bestimmtes Bezugssystem), Aktionsnorm und Therapieoptimierung den Handlungsablauf. Beide bilden eine Aktionseinheit.

Eine Anmerkung sei hier gestattet. Der Satz „Vor die Therapie haben die Götter die Diagnose gesetzt" wird insofern unterstützt, als daß ohne intellektuellen Einsatz des Arztes eine Behandlung nicht erfolgen darf. Erkenntnisvorgang und interventionsabhängige Befundänderung des Patienten können jedoch nicht getrennt und zeitlich nacheinander aufgefaßt werden. Diagnose und Therapie sind gemeinsam zu einem Optimum zu führen.

Die einzelnen Stationen (Symptomatik, Differentialdiagnose, Aktionsnorm, Therapieoptimierung) sind im jeweiligen Tauglichkeitsdichtefeld mit Hilfe einer methodenspezifischen Strategie zu optimieren (Abb. 6). Die relative Selbständigkeit der Stationen ist durch die historische Struktur der Medizin und den normativen Hintergrund unserer Gesellschaft vorgegeben, die Abgrenzung und Gegenüberstellung derselben ist jedoch willkürlich.

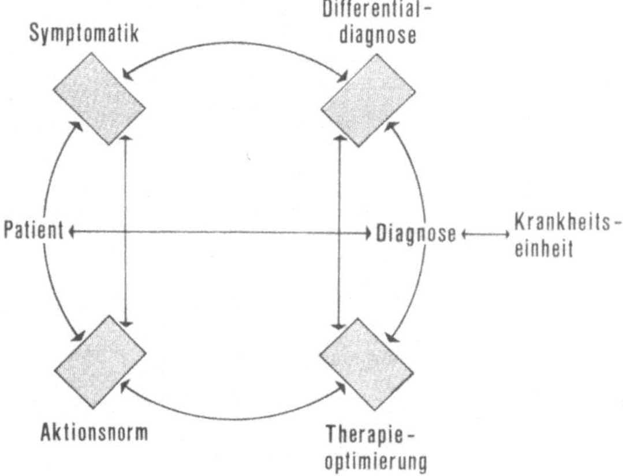

Abb. 6. Ärztliche Diagnostik: die Aktionsbereiche entsprechen der Erhebung von Parametern (Symptomatik, Aktionsnorm) sowie der Optimierung der gewonnenen Information mit Formulierung des Urteils (Differentialdiagnose, Therapieoptimierung)

a) Symptomatik (Abb. 7)

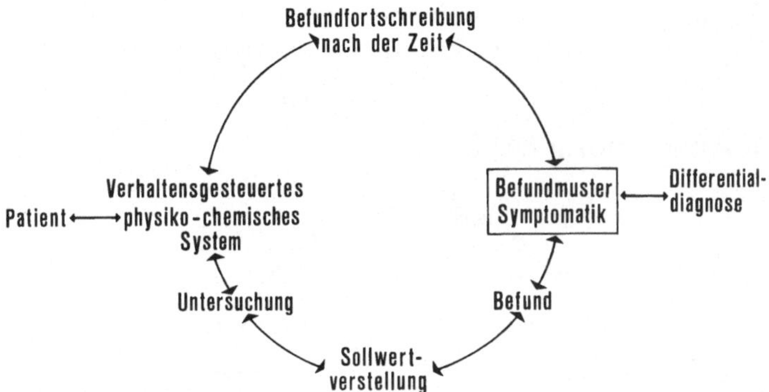

Abb. 7. Die fortlaufende Untersuchung des Patienten mit Erhebung der Befunde führt zu einem Gesamtbild, der Symptomatik

Der Patient steht dem naturwissenschaftlich geschulten Arzt als verhaltensgesteuertes physiko-chemisches System gegenüber. Er wird beobachtet, planmäßig untersucht, es werden die Sollwertverstellungen der einzelnen Organsysteme verzeichnet und in Form eines Befundes festgehalten. Die Vielzahl der immer wieder kontrollierten und neu hinzugetretenen Befunde ergibt ein Befundmuster, die Symptomatik. Diese entspricht dem n-dimensionalen Parameterraum. Die Gesamtinformation muß einen jeweiligen Bestwert erreichen.

b) Differentialdiagnose (Abb. 8)

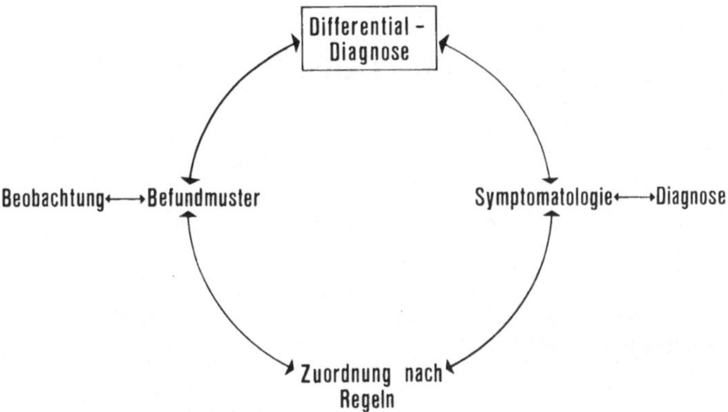

Abb. 8. In der Differentialdiagnose erfolgt die epikritische Bewertung der Befunde mit Zuordnung zum vorgegebenen begrifflichen Diagnosesystem

Die Gegenüberstellung und Abgrenzung der Befundmuster bezeichnen wir als Differentialdiagnose. Sie ist an eine teilweise festgelegte Vorgehensweise

(Strategie) gebunden. Das patientenunabhängige Vorwissen des Arztes sowie therapeutisch bedingte Änderungen des Befundmusters fließen hier (obwohl nicht dargestellt) bereits ein. Das epikritische Abschlußurteil (Immich 1966) als Diagnose entspricht der Zuordnung im Tauglichkeitsdichtefeld.

c) Aktionsnorm (Abb. 9)

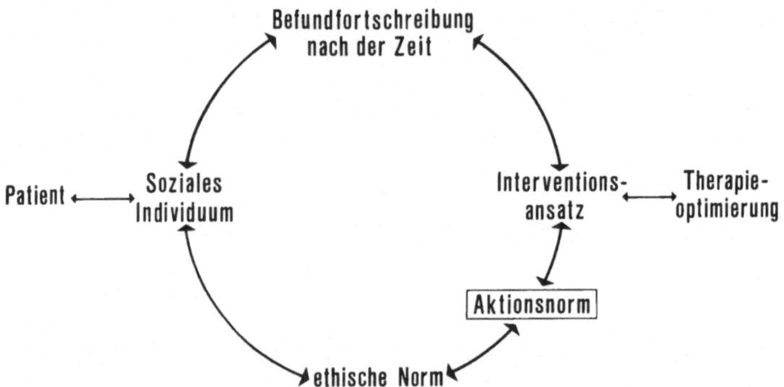

Abb. 9. Aus der Pflicht des Arztes zur Hilfeleistung (ethische Norm bzw. nomothetischer Hintergrund) resultiert der Interventionsansatz

Der Arzt sieht seinen Patienten immer auch als leidendes Individuum, als ‚homo patiens'. Seine Rolle leitet er aus dem Verständnis seines Berufsbildes ab. Den kranken Menschen XY vor Augen versucht er, den Freiraum abzugrenzen, den er zu tätiger Hilfe an diesem Menschen benötigt. Der hieraus resultierende Interventionsansatz wird einer laufenden Kontrolle unterworfen. Analog zur Symptomatik wird auch hier ein vieldimensionaler Parameterraum aufgespannt.

d) Therapieoptimierung (Abb. 10)

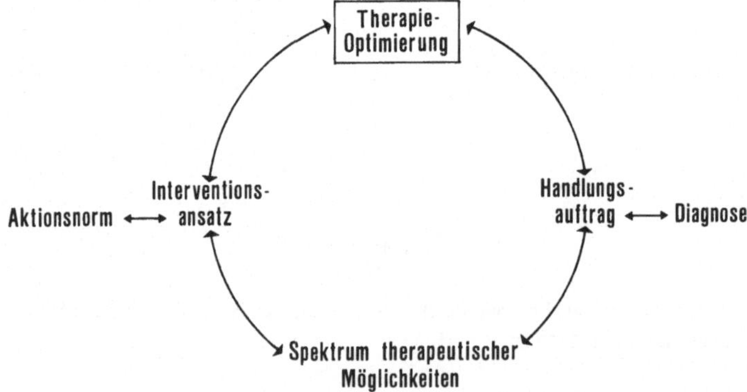

Abb. 10. Der konkrete Handlungsauftrag (Therapie) ist als jeweiliges Optimum (gegenüber Risiko, Kosten, Nutzen) für den Patienten anzusehen. Der Vorgang verläuft in der Regel in Kenntnis und gleichzeitig mit der Differentialdiagnose

Die Festlegung auf eine bestimmte Therapie geschieht in Kenntnis der Differentialdiagnose. Es handelt sich um eine Tauglichkeitsüberprüfung unter Berücksichtigung sämtlicher in Frage kommender Therapiemöglichkeiten (entsprechend der Differentialdiagnose im Tauglichkeitsdichtefeld).

e) Diagnose – Krankheitseinheit (Abb. 11)

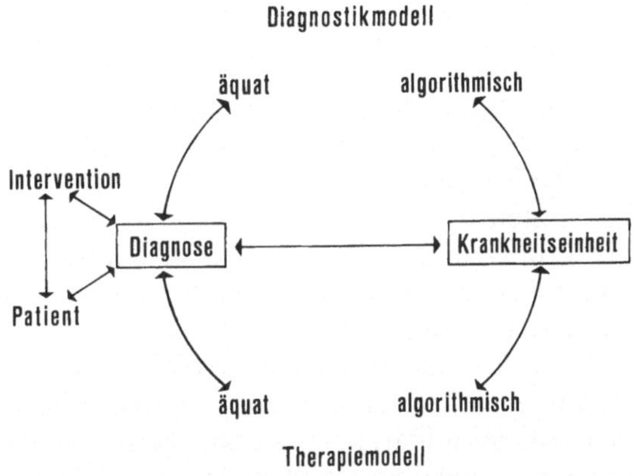

Abb. 11. Diagnose und Krankheitseinheit sind Modelle mit unterschiedlichen Zielbestimmungen. Das äquate Modell beschreibt die inhaltliche Aussage und führt zur Diagnose, das algorithmische Modell zur Krankheitseinheit, wobei die formalen Beziehungen der Einzelinformationen untereinander angesprochen werden. Beiden liegt der gleiche Informationsgewinnungs- und Beurteilungsvorgang zugrunde

Diagnostik- und Therapiemodell erfahren eine größtmögliche zweckorientierte Angleichung. Ist der Zweck interventionsorientiert und damit handlungsbezogen auf einen Patienten gerichtet, so bedienen wir uns der äquaten Angleichung. Steht aber die Darstellung zusätzlicher formaler Relationen im Vordergrund – hierbei handelt es sich um einen Informationszuwachs, der über den Begriff der Diagnose hinausgeht –, so verwenden wir algorithmische Modelle.

Der Informationszuwachs mit Erweiterung unseres diagnostischen Begriffsapparates wird durch die Krankheitseinheit repräsentiert. Es ist zu beachten, daß hier neben dem Diagnostik- auch das Therapiemodell enthalten ist. Diese zunächst erstaunliche Feststellung zwingt uns Ärzte letztlich, Forschung mit therapeutischer Relevanz zu betreiben.

Was leistet das Modell?

1. Es fußt auf den allgemeinen Begriffen der Informationstheorie, der Kybernetik, dem Modellbegriff und nutzt Optimierungsstrategien;
2. das Modell stellt das Arzt-Patienten-Verhältnis in den Vordergrund;
3. Krankheitseinheit und Diagnose werden als verschiedene Modelle (formal: operational nachvollziehbare Standorte) im jeweiligen Tauglichkeitsdichtefeld verstanden;

4. Diagnosefindung und Therapieablauf werden als dynamische Vorgänge angesehen. Die Informationsakkumulation ist ein Optimierungsprozeß;
5. Voraussetzung ist die intellektuelle Leistung des Arztes: er bestimmt die Strategie durch planmäßige Selektion bzw. Erweiterung des Parameterraumes.

4. Irrelevante Diagnostik und Fehldiagnose

Die Verwechslung von Diagnose (praktische Handlungsanleitung für den Arzt) und Krankheitseinheit (Ausprägung einer nicht optimalen Sollwerteinstellung des als Regelsystem verstandenen Organismus) ist wohl die letzte Ursache für die Mißerfolge bei den Versuchen zur automatisierten Diagnose. Die bisher bekannten algorithmischen Diagnostikmodelle führen zur Krankheitseinheit und nicht zur Diagnose. Die Konzeption der Modelle muß eine andere sein („äquat"), hierin ist der jeweilige allgemeine und spezielle Handlungsspielraum des Arztes zu berücksichtigen.

Der Fehldiagnose liegt eine nichtoperationale Vorgehensweise zugrunde. Es fehlen entweder der Konsensus der Beteiligten, die Beobachtungsvorgänge sind nicht wiederholbar, oder aber die gewonnenen Erkenntnisse sind vom Einzelforscher nicht unabhängig. Anlaß zur Fehldiagnose können sein:

1. unvollständiger, nicht zutreffender oder fehlender ‚gemeinsamer Zeichenvorrat' (Begriffssystem unvollständig bzw. fehlende gemeinsame Fachsprache z.B. bei interdisziplinärer Vorgehensweise);
2. nicht adäquate Strategie:
   - gegenüber der Messung der gestörten Regelsysteme;
   - gegenüber der Tauglichkeitsbestimmung (Interpretation der Befunde und Abgrenzung des Nutzens für die Diagnose);
   - fehlende Anpassung der Strategie an die Änderungen des Tauglichkeitsdichtefeldes (insbesondere bei nicht unabhängigen Parametern und mehreren Optima).

Eine durchdachte Strategie vermag den überwiegenden Teil der möglichen Fehler auszuschalten, zwingt sie doch den Arzt, immer wieder zum Ausgangsort, dem Patienten, zurückzukehren.

Eine irrelevante Diagnostik wird dann betrieben, wenn die Kosten (hier verstanden im allgemeinen Sinne: Patientenrisiko, methodischer Aufwand) zur unmittelbaren Nutzanwendung am Patienten in keinem vertretbaren Verhältnis stehen. Die Strategie gegenüber der Differentialdiagnose und der Therapie ist unzureichend.

5. Schlußbemerkung

Diagnostik wird als dynamischer Vorgang angesehen, der solange durchlaufen werden muß, bis für den Patienten ein Tauglichkeitsoptimum gefunden wurde. Der Vorgang gehorcht den Regeln der Operationalität.

Weitere Anregungen und Fortschritte sind insbesondere aus der Evolutionsstrategie zu erwarten. Eigen (1973) fragt, ob eine durch systeminhärente Optimierungskriterien gesteuerte Selektion nicht das grundlegende Prinzip jedes adaptativen Lern- und Denkprozesses sei. Die Vorstellungen über die Evolution unserer belebten Umwelt mit ihren Mutations- und Selektionsphänomenen scheinen bis zu einem gewissen Grade auch in der medizinischen Diagnostik anwendbar zu sein.

Literatur

Eigen M (1972) Molekulare Selbstorganisation und Evolution. In: Nova Acta Leopoldina Nr 206, Bd 37/1 Informatik. Barth, Leipzig, S 171–223

Eigen M (1973) Nachwort in: Rechenberg J, Evolutionsstrategie. Problemata 15. Fromman-Holzboog, Stuttgart

Grellmann U, Kayser K, Ramisch W, Seither G, Weimer W (1974) Thesaurus der Medizin als Grundlage eines medizinischen Dokumentationssystemes. Med Dissertation, Universität Heidelberg

Gross R (1969) Medizinische Diagnostik. Grundlagen und Praxis (Heidelberger Taschenbücher Bd 48). Springer, Berlin Heidelberg New York

Gross R (1979) Zur Gewinnung von Erkenntnissen in der Medizin. Dtsch Ärztebl 40: 2571–2578

Höpker W-W (1977) Das Problem der Diagnose und ihre operationale Darstellung in der Medizin. Springer, Berlin Heidelberg New York

Immich H (1966) Klinischer Diagnosenschlüssel. Schattauer, Stuttgart

Meyer-Eppler W (1969) Grundlagen und Anwendungen der Informationstheorie, 2. Aufl. Springer, Berlin Heidelberg New York

Monod J (1971) Zufall und Notwendigkeit. Philosophische Fragen der modernen Biologie. Piper, München

Rechenberg I (1973) Evolutionsstrategie. Problemata 15. Fromman-Holzboog, Stuttgart

Stachowiak H (1965) Gedanken zu einer allgemeinen Theorie der Modelle. Stud Gen 18: 432–463

Stachowiak H (1973) Allgemeine Modelltheorie. Springer, Wien New York

Weizsäcker CF v (1971) Die Einheit der Natur. Hanser, München

Wiener N (1963) Kybernetik. Econ, Düsseldorf

Heterotopie und Heterochronie als durchgängige Prinzipien einer Anthropologie des Krankhaften

Wolfgang Jacob, Heidelberg

Das Problem

In der Medizin läßt sich der Begriff des ‚Krankhaften' unter drei wissenschaftlichen, in sich heterogenen Aspekten abhandeln, und zwar unter dem Aspekt der

1. Somato-(Bio-)Pathogenese,
2. Etho-(Psycho-)Pathogenese,
3. Öko-(Sozio-)Pathogenese.

Der Begriff des ‚Krankhaften', von W. Doerr als „die Gesamtheit aller aus der Variationsbreite gestaltlicher und funktioneller Lebensäußerungen herausfallender Erscheinungen" definiert (Doerr et al. 1975) – läßt sich nicht auf den somatischen Bereich eingrenzen; vielmehr sind ihm die besonderen Lebensäußerungen psychischer und sozialer krankhafter Verhaltensweisen hinzuzurechnen, wie z. B. das psychische oder soziale Verhalten eines Geisteskranken.

Schwierig erweist sich eine solche Zuordnung dann, wenn wir die Frage stellen, ob das seelische oder soziale Verhalten, ähnlich wie die Gesundheitsstörung im somatischen Bereich, an bestimmte Veränderungen somatischer Strukturen oder psychologischer Funktionen gekoppelt ist. Noch schwieriger dürfte sich die Beantwortung der Frage erweisen, ob die Seele als solche oder der „seelische Apparat", wie S. Freud (1938) ihn nannte, räumliche Ausdehnung habe und ob demnach von einer Heterotopie im Bereich der Psychologie überhaupt gesprochen werden kann.

„Ich fühle mich krank", diese Aussage besagt, daß in mir etwas vor sich geht, weshalb ich mich als krank empfinde. Zeitlich läßt sich ein solches Krankheitserleben in der Regel recht deutlich präzisieren, räumlich teilt die Empfindung „Schmerz" in bestimmten Körperarealen mit, daß hier etwas Krankhaftes passiert, dessen causa oft ihren Ursprung in einem genau zu präzisierenden topologischen Ereignis, und zwar einer örtlich umschriebenen Verwundung oder einem eingeklemmten Nierenstein haben kann, welcher Schmerzen macht. Umgekehrt verfügt der sog. „seelische Apparat" über räumlich im Körperschema plazierte Schmerzäquivalente, z. B. den Schmerz in der „Herzgegend", den „Magenschmerz", das „Bauchgrimmen" oder „Kopfschmerzen", welche jeweils in der „seelischen Krankheitsverfassung" einen topologisch georteten Krankheitsprozeß anzeigen und zum Ausdruck bringen können. Dennoch kann oft nur die zeitliche Struktur des Schmerzereignisses einen gewissen Hinweis darauf geben, ob es sich um einen Migräneanfall oder eine apoplektische Blutung, eine zu Herzen genommene Schreckreaktion oder einen Herzinfarkt, eine seelische Belastungssituation im Sinne eines besonderen seelischen Spannungszustandes, der sich in den Bauchraum „verlagert", oder um Ulkusschmerzen oder Tenesmen einer Darmintoxikation handelt.

Keines der geschilderten krankhaften Ereignisse schließt aus, daß nicht zugleich somatische und psychodynamische Kräfte am Werke waren, und daß das sog. „psychosomatische Geschehen" einer Krankheit sowohl im psychischen als auch im somatischen Bereich seinen Niederschlag findet oder sich durch eine gezielte somatische oder psychotherapeutische Maßnahme beseitigen läßt.

Diese Beobachtungen zeigen zumindest an, daß eine enge Verschränkung der drei Ebenen der Pathogenese, der somatisch-biologischen, der etho-psychologischen und der oeko-soziologischen eng zusammenwirkt und stärker miteinander verschränkt ist als dies von einer rein organologisch orientierten Medizin anzunehmen für möglich gehalten wird.

Wie lassen sich die drei Ebenen mit ihrer jeweils ganz verschiedenartig wirksamen pathogenetischen Dynamik aufeinander beziehen?

Welches sind die Kriterien eines Wechsels, sozusagen eines „Bedeutungssprunges" (v. Uexküll 1979) von der einen Ebene zur anderen? Welches sind die durch alle Ebenen hindurch zu deklinierenden Grundprinzipien des Krankhaften?

Vermögen uns Begriffe wie Heterotopie und Heterochronie (Doerr et al. 1975, Jacob 1967), d.h. im Sinne des Krankhaften sich manifestierende Veränderungen der Raumgestalt oder der Zeitgestalt hier weiterzuhelfen? Wie steht es mit der Interpretation des „Spannungsfeldes" zwischen Ätiologie und Morphologie, wenn wir auch diese Begriffe auf die Phänomene des Krankhaften im psychischen und sozialen Bereich auszudehnen suchen? Kann uns hier der Begriff des „organismischen Denkens" (Chr. v. Ehrenfels, s. Doerr 1974) oder der „kranken Person" (Krehl 1928) weiterhelfen? Wie schlagen wir eine Brücke von dem Krankheitserlebnis des Individuums zur Umstrukturierung (Heterotopie) molekularbiologischer Strukturen im Zellbereich? Was heißt und was bedeutet hier menschliches Selbstverständnis „im Sinne einer Anthropologie des Krankhaften" (Doerr 1972) wirklich? Wie äußert es sich, wie bezieht es sich auf das Organ (die Organpathologie), auf die Zelle, auf molekularbiologische Strukturen oder exogene, beispielsweise physikalische, d.h. Fremdwirkungen im Krankheitsgeschehen, auf die der Organismus reagiert?

Weder der sycygiologische Ansatz eines Friedrich Kraus (1919/1926) noch der Ansatz einer funktionellen Pathologie Gustav von Bergmanns (1932), weder das psychosomatische Modell eines Franz Alexander (1952) noch das Streßmodell Selyes (1956) oder Lennard Levis (1975), weder die psychosomatische Konversions- noch die Regressionstheorie (Jacob, im Druck) können uns eine hinreichende und befriedigende Erklärung dafür liefern, was denn eigentlich wirklich vor sich geht, wenn ein Krankheitsgeschehen aus der einen in die andere Sphäre „überspringt" oder wenn „typische" Charakterstrukturen, durch eine bestimmte körperlich-seelische Konstitution bedingt, nun wiederum im somatischen Bereich spezifische Krankheitsprozesse unterhalten, welche sich u.U. durch eine nachhaltige psychotherapeutische Intervention wesentlich bessern oder endgültig zum Verschwinden bringen lassen.

Welches sind die wirklichen Entsteh- und Verschwindbedingungen psychosomatischer Krankheitsprozesse? Wo liegt das Missing link oder das Tertium comparationis der Verschränkung der pathogenetischen Prinzipien im leib-seelischen Bereich? „Wer hat angefangen"? Was geht in der Person vor sich, von der man behauptet, daß sie den Krankheitsprozeß „mitgestaltet" oder „mitverantwortet" (v. Weizsäcker 1951)?

Versuchen wir, Schritt für Schritt uns durch das Dickicht dieser Fragen einen Weg zu bahnen.

Naturwissenschaft und Historie als methodische Prinzipien innerhalb der Medizin

Das naturwissenschaftliche Denken bestimmt die Methode der heutigen Medizin als Wissenschaft schlechthin. Die Medizin als Wissenschaft kann aber mit den exakten (reinen) Naturwissenschaften nicht in eins gesetzt werden, und so läßt sich auch die Reichweite naturwissenschaftlichen Denkens in der Medizin nicht von vornherein ermessen oder begrenzen. Der „Grundriß" der Medizin als Wissenschaft ist ein anderer als der der exakten Naturwissenschaften, selbst wenn wir oder gerade weil wir heutzutage über ein Ausmaß technisch-operationaler Möglichkeiten in Diagnostik und Therapie verfügen, das noch 50 Jahre zuvor kaum denkbar gewesen wäre, obwohl sich zu dieser Zeit die naturwissenschaftliche Methode als hauptsächliches Denk- und Forschungsprinzip längst durchgesetzt hatte. Ein Ende dieser zielstrebigen und erfolgreichen Entwicklung läßt sich bisher noch gar nicht absehen. Indessen stellt uns die Entwicklung der sog. „großen künstlichen Seuchen" (Virchow 1849), an denen der Mensch selbst als Urheber maßgeblich beteiligt ist, vor schier unlösbare Probleme, betrachten wir sie weiterhin nur unter dem Aspekt einer rein kurativen Medizin.

Gezielte Maßnahmen der Prävention und Prophylaxe, beispielsweise des Bluthochdrucks, des Herzinfarktes, des Alkoholismus, der Behinderungen und Krankheiten nach Unfall, der Gewerbekrankheiten, lassen sich nur dann einsetzen, wenn es gelingt, die ganz verschiedenartigen wissenschaftlichen Grundlagen der *Somato-Biopathogenese,* der *Etho-Psychopathogenese* und der *Öko-Soziopathogenese* zueinander in eine tragfähige, wissenschaftstheoretisch begründete und methodisch erfolgreiche Relation zu bringen. Sie lassen sich im allgemeinen aufgliedern in biologisch-gestalthaft-somatische, in verhaltenspsychologische und verhaltensphysiologische sowie in soziologische und ökologische Komponenten des Krankseins und der Krankheit (Jacob, im Druck).

Der wissenschaftliche Zugang zu jedem dieser Phänomene ist ein anderer. Allerdings orientieren sich sowohl die *Biologie* als auch die *Psychologie,* ja selbst die *Historie* in ihrer Quellendokumentation (Heidegger 1954, S. 59f.) und auch die *Soziologie* in Hinsicht auf die Gewißheit ihrer Aussagen an der naturwissenschaftlichen Methodik insoweit, als hier die Gewißheit und die Richtigkeit des

60

Forschungsergebnisses erzeugt wird durch Zählen und Messen oder durch die statistische Erfassung bestimmter Grundphänomene. Die Psychologie erborgt sich die Statistik zu ihren wissenschaftlich fundierten Aussagen ebenso wie die Soziologie, während die Gewißheit der Historie auf der Echtheit der Dokumente beruht, welche sie vorweisen kann über den Ablauf und die Gestalt historischer Ereignisse.

Ein neuzeitlicher Philosoph hat mit Recht darauf hingewiesen, daß in der modernen Wissenschaft die Methode der Sicherstellung und Analyse der Befunde den entscheidenden Vorrang hat. Es geht dabei nicht nur um jenen Teil der Wirklichkeit, der – im Sinne Kants – mathematisierbar ist, sondern in erster Linie um die Vergegenständlichung dessen, was wirklich da ist (Heidegger 1954, S. 41 f.).

Bei einem derartigen Verfahren kommt es entscheidend auf den *Grundriß* an. Selbst wenn der eine Wissenschaftszweig von dem anderen eine Methode entlehnt, so bleibt doch der Grundriß entscheidend für die Betrachtung und damit für die wissenschaftliche Analyse des Gegenstandes. Mit anderen Worten: Bestimmte Elemente des naturwissenschaftlichen Denkens lassen sich methodisch auf das Gebiet der Psychologie übertragen und hier anwenden, etwa im Bereich der Psychophysiologie. Dennoch entzieht sich der eigentliche Gegenstand der Psychologie, das Wesen der „Seele" oder der „Person" fast gänzlich einer naturwissenschaftlich methodischen Bearbeitung. Es lassen sich zwar die Gegenstände der Psychologie und Soziologie in relationale Elementareinheiten zerlegen, die ihrerseits einer mathematisierenden Analyse zugänglich gemacht werden können; dennoch läßt sich das Phänomen ‚Seele' oder das Phänomen ‚Geist' oder auch das Phänomen ‚Gesellschaft' durch eine solche reduzierende Betrachtungsweise schwerlich erfassen oder gar verstehen.

Anders stellt sich die Sachlage dar, wenn wir die sich uns bietenden Phänomene als solche betrachten. Zwar fügt sich das morphologische Substrat der Pathologie im allgemeinen dem Nachweis und der Analyse biologischer Vorgänge oder deren pathologischer Veränderung. Wir können diese morphologischen Veränderungen sehen, beschreiben, deuten und erklären, wir können sie objektivieren, auch wenn sie letztlich nicht zähl- und meßbar sind. Das morphologische Substrat bedarf der Analyse durch ein qualitativ-gestalthaftes Erkenntnisprinzip. Hinwiederum die Qualität der Gestaltungsprinzipien des pathologischen Prozesses entscheidet über die Sichtbarkeit pathogenetisch veränderter Strukturen, je nachdem, wo, wann, an welchem Substrat und in welchem Ausmaß sie sich verändert haben (Heterotopie, Heterochronie, Heterometrie) (Doerr et al. 1975, S. 43).

Ein ähnliches Prinzip läßt sich letztendlich in allen der drei genannten Ebenen auffinden. Phänomene des Krankhaften lassen sich demnach ebensowohl im somatischen wie im psycho-ethologischen wie im öko-soziologischen Bereich feststellen und beschreiben. Für den Morphologen ebenso wie für den Psychologen oder den Ökologen stellt sich die ihn interessierende Frage nach der Manifestation des Krankhaften, dem Ort, dem zeitlichen Verlauf und der Ausdehnung, aber auch nach der besonderen Gestalt des Krankhaften (Jacob, im Druck).

Für den Arzt, den Kliniker und den Pathologen stellt sich die Grundfrage des „Warum gerade hier, an diesem Ort, warum gerade jetzt, zu dieser Zeit und warum in dieser Ausdehnung?" in gleicher Weise wie für den Psychiater oder den Sozialmediziner. Nur eine schlüssige Beantwortung dieser Frage gibt den Blick frei für eine erfolgreiche Diagnostik und Therapie.

Pathobiographik

In der Kasuistik der psychosomatischen Medizin verfügen wir über eine große Vielfalt einschlägiger Erfahrungen, welche für eine pathogenetische Verknüpfung pathophysiologischer und psychosozialer Ereignisreihen sprechen. Die Streßforschung, die Verhaltensforschung und die Life-Event-Forschung haben gezeigt (Rahe 1968), aufgrund welcher pathophysiologischen Mechanismen eine regelhafte Verknüpfung solcher Ereignisreihen denkbar ist und sich auch experimentell gestalten läßt.

Wenn die ‚*Raumgestalt*', die ‚*Zeitgestalt*' und die ‚*Intensität*' (Dynamik, Ausmaß) des Krankheitsprozesses letztlich die in den drei Ebenen sichtbar und erklärbar zu machenden Grundphänomene des Krankseins und der Krankheit darstellen, so wissen wir doch vorerst kaum, ob sie als „Ausdruck der Krankheit" einheitlichen oder ganz verschiedenartigen pathogenetischen Prinzipien folgen, ob es echte psychische oder psychosoziale Äquivalente sogenannter somatischer Krankheitsphänomene gibt oder geben kann und wie solche Äquivalente „funktionieren".

Es erhebt sich z.B. die Frage, ob der während einer Nierenkolik erlebte Schmerz „nur" die psychische Erlebnisfolge eines schmerzerzeugenden Abflußhindernisses im Ureter darstellt, oder ob sich das Kranksein als solches in seinem personalbiographischen Kontext in der Schmerzempfindung widerspiegelt. Beschränkt sich die Geschichte der Konkrementbildung und mit ihr des Abflußhindernisses, der Ureterkontraktion und der rasenden Kolikschmerzen auf eine Kausalreihe naturwissenschaftlich faßbarer und auseinander ableitbarer pathogenetischer Prinzipien, oder handelt es sich um eine Koinzidenz oder um eine wechselweise Verschränkung von Wirksamkeiten im Bereich des naturwissenschaftlich faßbaren und beobachtbaren Funktionsfeldes einerseits und dem biographisch gewachsenen Lebensfeld der erkrankten Person andererseits? Haben diese beiden Felder etwas miteinander zu tun? Bilden sie eine biographisch-funktionale nosologische Entität? Oder handelt es sich um ein mehr oder weniger zufälliges Zusammentreffen einer dem Zufall überlassenen Kontingenz beider Ereignisfelder?

Im Rahmen der klinischen und psychosomatischen Biographik verfügen wir über eine Fülle von Hinweisen, die mehr für als gegen das Zusammenwirken dieser Ereignisfelder sprechen, doch fehlt bisher eine auch im naturwissenschaftlichen Bereich überzeugende Erklärung der über die zeitliche Koinzidenz hinausgehenden Verschränkung zwischen beiden Sphären (v. Uexküll 1979). Freilich gilt auch hier die Regel, daß – wie in der Wissenschaft häufig – Zusammenhänge um so mehr in den Mittelpunkt der Betrachtung treten, je häufiger man auf sie achtet. Dennoch sind wir heute wie vor 40 Jahren weit davon entfernt, der Person des Kranken und mit ihr der Biographik einen festen und gesicherten Platz in Diagnostik und Therapie, im klinischen und pathologischen Alltag anzuweisen oder die Frage nach der Koinzidenz krankhafter Veränderungen im morphologischen, pathophysiologischen und psychosozialen Bereich in einer *Pathobiographik* regelhaft zu stellen und systematisch zu erforschen.

Ebenso wie die „Persönlichkeit" hat auch die Biographik noch „kein" eigentliches „Bürgerrecht" in der Medizin als Wissenschaft erlangt (Krehl 1928!).

Welches sind die Gründe? Zu erwägen sind die folgenden:
1. Trotz einer fortschreitenden Einbürgerung sog. psychosomatischer Perspektiven in Theorie und Praxis des klinischen Alltags bleibt für den vorwiegend naturwissenschaftlich orientierten Mediziner die „Metabasis eis allo genos", d.h. die Vergegenwärtigung psychosozialer Phänomene und ihre Synopsis im Zusammenhang mit morphologisch naturwissenschaftlichen faßbaren Krankheitselementen eine überkommene Schwierigkeit, nicht nur für den Pathologen, sondern auch für den Kliniker.
2. Die bis in das minutiöse molekularbiologische Detail vordringende Treffsicherheit der morphologischen und pathophysiologischen Diagnostik besticht gegenüber der vermeintlichen Ungenauigkeit oder leider oft auch zugelassenen vagen Interpretation psychosomatischer Daten.
3. Das Schwergewicht und die Eigengesetzlichkeit zahlreicher Organprozesse lassen es dem erfahrenen Somatiker nur schwer vorstellbar erscheinen, daß hier ein wirksames „nicht-somatisches" Agens eine erhebliche pathogenetische Bedeutung haben könnte.
4. Es ist eine bewährte Regel, alle verfügbaren, vor allem somatischen Alternativen für Diagnostik und Therapie zu benutzen; dennoch verliert sie der Psychotherapeut unter dem Eindruck biographisch ins Auge springender pathogenetischer Ereignisfelder zuweilen allzu rasch aus den Augen.

Aber auch das können nicht die eigentlichen Gründe sein, weshalb es immer noch schwierig erscheint, das Instrument einer umfassend erhobenen exakten biographischen Anamnese für Diagnostik und Therapie im klinischen Alltag regelhaft zu nutzen.

Es fällt offensichtlich dem Kliniker schwer, seine Aufmerksamkeit von dem Gegenstand des Laborbefundes, der seine ganze Präsenz verlangt, ab und auf die persönliche Situation des Kranken hinzuwenden. Soll die Lebensgeschichte des Kranken in die diagnostischen und therapeutischen Überlegungen *systematisch* einbezogen werden, so bedarf das klinische Denken und Handeln eines anderen Struktur- und Zeitplans. Das von P. Christian und P. Hahn (1976) vorgestellte Drei-Stationen-Modell einer anthropologisch medizinisch orientierten Klinik trägt dieser Erfahrung institutionell Rechnung.

Die eigentliche Schwierigkeit, so scheint mir, ist und bleibt der denkerische Schritt, d.h. die „Metabasis eis allo genos", die „Transzendenz", der Überschritt aus dem somatischen in den psychosozialen biographischen Bereich der kranken Persönlichkeit et vice versa. Wissenschaftstheoretisch handelt es sich hier um verschiedenartige Grundrisse, ein Denken in verschiedenartigen Kategorien, ein Reden in verschiedenen Sprachen, um Beweisverfahren nach unterschiedlichen Methoden.

Durchgängig erweist sich das Prinzip des Nomothetischen – der Gesetzeswissenschaft – und des Idiographischen – der Ereigniswissenschaft. Nicht nur die pathologische Physiologie, auch die pathologische Morphologie und ebenso die Biographik bringen eigene Denkformen – getrennt voneinander – hervor; sie bilden ihre eigenen Grundrisse und Grenzen und sie lassen sich nicht ohne weiteres aufeinander beziehen, d.h. sie entbehren innerhalb der Medizin als Wissenschaft einer gemeinsamen theoretischen Grundlage, welche die Erklärung des einen durch das andere ebenso wie die Synopsis des einen und des anderen ermöglichen könnte.

Und schließlich geht es dann auch um die praktischen Gewichtsverteilungen und -wertungen innerhalb des klinischen Alltags. Selbst wenn „an der Wirklichkeit des kranken Menschen gemessen die streng kausal-naturwissenschaftliche Medizin nur eine Methode von Verbindlichkeiten" darstellt, „aber nicht ein Bild dessen, was wirklich ist", selbst wenn ihre Geltung in Hinsicht auf den kranken Menschen nur eine „kritische", nicht aber eine „ontische" sein kann, so bleibt doch die „Übermacht der Räume", der Vorrang des Technisch-Operationalen im klinischen Alltag von einer derartigen Überlegung mehr oder weniger unberührt. In einer Überwelt der Apparate und der „Richtigkeit" ihrer Feststellungen, ihrer exakten Meßwerte, überzeugt die „Gültigkeit der Historie", das „Hier und Jetzt" des Lebensschicksals eines Kranken kaum. Sie rücken angesichts der Berechenbarkeit und Meßbarkeit, d.h. der Objektivierbarkeit naturwissenschaftlicher Daten des Krankheitsgeschehens fast völlig in den Hintergrund. Die – vielfach nicht berechtigte – Angst vor dem „Unexakten", dem „Nichtberechenbaren", dem „Kasuistischen" der Lebensgeschichte des Kranken, über welche sich nicht so ohne weiteres verfügen läßt, die Angst vor den „irrationalen Seiten des Lebens", welche – wie Krehl (1928) meint – „genauso zur Tätigkeit des Arztes gehören wie die Biologie", die aus der einseitigen Bewertung des Standpunktes sich ergebenden Unmöglichkeiten zu einer „Vereinigung beider", stellen wohl Haupthindernisse dar auf dem Wege, die Pathobiographik als ein unentbehrliches Instrument der Erkenntnis von Lebens- und Krankheitszusammenhängen im ärztlich klinischen Alltag zu plazieren.

Der Leichnam als Spiegel biographischer Ereignisse

Betrachten wir den Leichnam als Spiegel biographischer Ereignisse, so dient die Autopsie in erster Linie der *Aufklärung des Sachverhaltes.* Dieser erhält seine besondere, auf das Schicksal des Betroffenen hinweisende Bedeutung vor allem dann, wenn es sich um die Aufklärung von Ereignisketten handelt, welche abrupt zum Tode geführt haben, etwa bei einem Unfallgeschehen oder bei einem Suizid oder als Folge einer kriminellen Handlung.

Biographisch bedeutsam sind außerdem postmortale morphologische Krankheitsbefunde, die nicht nur den pathogenetischen Verlauf eines oder mehrerer

Krankheitsereignisse sichtbar machen, sondern die Lebensführung des Kranken, die Reduktion seines Gesundheitszustandes, das Nachlassen seiner Leistungskraft oder auffällige Stimmungsschwankungen oder andere während des Lebens nicht recht erklärbare Verhaltensweisen des Kranken im nachhinein plausibler erscheinen lassen und sie sozusagen erläutern. Nicht selten schließt sich so der Kreis einer teils somatisch, teils lebensgeschichtlich erklärbaren Schicksalsgestalt, deren polare Ereignisfelder einmal ganz nach dem somatischen Pol verschoben sein können, wie etwa bei einer Mißbildung, die ein Leben lang erduldet werden mußte, oder sich aus pathomorphologisch mehr oder weniger unerklärbaren krankhaften Prozessen herleiten, wie etwa bei einem psychiatrisch motivierten Suizid oder den Konsequenzen einer Suchtkrankheit.

Zuweilen ergibt sich für den Kliniker wie für den Pathologen ein gestaltkreishaftes plausibles Schließen aus der Interdependenz pathomorphologischer Veränderungen und biographisch einschneidender persönlicher oder beruflicher Leistungsüberforderung, wie etwa bei Herzinfarkt (Schaefer u. Blohmke 1977).

Besondere Schwierigkeiten bereitet dem Kliniker wie dem Pathologen die Erörterung des Psychogenie-Problems dann, wenn es sich um schwere organische Krankheitsbefunde handelt, deren pathobiologische Autonomie nicht falsch eingeschätzt werden darf. Nur eine auf den Grundlagen der Pathologie und Klinik aufruhende Pathobiographik ist in der Lage, die in den verschiedenen Ebenen wirksam werdenden dynamischen Ereignisketten in ihrer Bedeutung für die Pathogenese adäquat zu beurteilen. Eine Synopsis pathoanatomisch morphologischer und biographischer Gestaltungskräfte des individuellen Lebens setzt gründliche Kenntnisse präzise erhobener biographischer Anamnesen im klinischen Bereich voraus.

Die ‚geschichtliche‘ Dimension des pathomorphologischen Substrates steht in einem gewissen Gegensatz zur passageren Augenblicksfunktion und Aussagekraft von Befunden, die auf der Grundlage pathophysiologischer Gradientenwissenschaft erhoben werden. Diese können in der Regel nur einen pathophysiologischen Querschnitt in der Zeiteinheit beschreiben, während die historische Dimension der pathomorphologischen Befunderhebung weiterreicht und das somatische Fatum in seiner Bedeutung für die Lebensgeschichte des Kranken zu erläutern vermag.

Der *bioptische* Befund erhält oftmals über die Diagnose hinaus eine für die weitere Lebensgestaltung des Patienten eingreifende Bedeutung, etwa durch die Feststellung eines malignen Tumors, dessen psychosoziale Relevanz für das weitere Lebensschicksal des Patienten erst kurze Zeit zureichend erkannt wird und in der Klinik einen adäquaten Stellenwert erhält (Jacob 1977).

Schließlich sind etliche Berufskrankheiten zu erwähnen, deren pathoanatomische Zustandsbilder nicht selten mit biographischen Ereignissen so eng verknüpft sind, daß eine gutachtliche Abklärung ohne die Beachtung beider Dimensionen oft kaum möglich erscheint.

Wolfgang Jacob

Das Gestalthafte des Lebensschicksals

Zeugung, Geburt und Tod lassen sich recht eindeutig festlegen durch ein zeit-räumlich meßbares „Hier" und „Jetzt". Sie sind andererseits als biographische Ereignisse beschreibbar und als solche von besonderer Bedeutung für die Lebensgestalt des einzelnen. Das von der Natur her gegebene *somatische Fatum* ist bestimmt durch Anlage und Umwelt sowie durch eine intakte biologische Organisation.

In den letzten Jahrzehnten haben die künstlichen, technisch-operationalen Eingriffsmöglichkeiten des Schwangerschaftsabbruchs, der pränatalen Diagnostik, der künstlichen Einleitung der Geburt, aber auch die Eingriffe zur künstlichen Verlängerung des Lebens (Reanimation, Intensivtherapie, künstliche Beatmung u.a.) ein solches Ausmaß erreicht, daß wir von naturwissenschaftlich-technisch machbaren Veränderungen der einzelnen Lebensepochen und der in ihnen sich vollziehenden individuellen Lebensgestalt zu sprechen haben. Was diese Eingriffe für die Biographie des einzelnen wirklich bedeuten, ist kaum untersucht worden. Hier eröffnet sich ein neuer Sektor der *pathobiographischen* Medizin.

Wir können nicht behaupten, daß durch diese technischen Eingriffsmöglichkeiten für den Menschen eine neue Lebensordnung schlechthin entstanden sei. Es handelt sich hier zunächst einmal um die neu entstehenden biosozialen Krisenfelder, welche durch die technisch möglichen Verschiebungen im Konzeptionsbereich, durch die pränatalen und postnatalen sowie präfinalen Eingriffsmöglichkeiten erzeugt werden. Als solche technisch einwandfrei und komplikationslos durchführbar, rufen sie doch eine Fülle biologischer, psychosozialer und ethischer Probleme der Lebensgestaltung auf den Plan, die zu einer Neuorientierung hinsichtlich der Grenzen des medizinischen Eingriffs zwingen[1].

Eine systematische Untersuchung darüber, welche Konsequenzen aus derartigen Eingriffen für die Lebensgestaltung des einzelnen Menschen resultieren, gibt es bisher nicht. Mit anderen Worten: wir wissen nichts oder wenig über die oft einschneidenden Veränderungen des Schicksals und der Lebensgestaltung für den Kranken und seine menschliche Mitwelt, ja selbst über die sozialmedizinischen Konsequenzen, welche sich daraus ergeben.

Im Grunde genommen haben wir es hier zu tun mit dem alten Gegensatz zwischen ‚Nomos‘ und ‚Physis‘ (Jacob 1967). Die rein technisch-operational erfolgende Intervention im medizinischen Bereich stellt einen nomothetischen Eingriff dar mit idiographischen Folgen, welche nicht nur im Bereich des Naturhaften der $\varphi\acute{v}\sigma\iota\zeta$ (Physis), sondern auch in dem Bereich der Lebensgestalt des $\zeta\tilde{\omega}ov$ (Zoon) ihren Niederschlag finden[2].

---

1 Von den Interventionsmöglichkeiten einer zukünftigen Genchirurgie ist dabei noch gar nicht die Rede

2 Der Begriff der ‚Zoe‘ oder des ‚Zoon‘ beschränkt sich im Griechischen nicht auf den biologischen oder zoologischen Bereich des Tierhaften, sondern er bedeutet hier „lebendiges Wesen". Auch die griechischen Götter wurden „Zoa" genannt (Heidegger 1954, S. 266).
Diese ursprüngliche Bedeutung des Wortes wirft ein ganz anderes Licht auf den griechischen Sinn des Begriffes: Zoon politikon. Die griechische Lebenswelt ist eine Lebenswelt einschließlich, nicht ausschließlich der Lebenswelt der Götter

Selbst wenn wir die Zeit- und Raumgestalten menschlicher Lebensereignisse zu meß- und zählbaren de-naturieren[3], so haben wir doch damit dem Sinn und der Bedeutung auch und vor allem den negativen Auswirkungen menschlichen Lebens- und Krankheitsschicksals, d.h. den Auswirkungen von ‚Nosos und Pathe‘ nicht Rechnung getragen (Virchow 1854). Pathe (im Sinne von Behinderung) stellt eine bleibende Störung der Harmonie der organismischen Funktionen und ihrer Lebensäußerungen und damit ihrer freien Verfügbarkeit in der Lebensgestaltung dar. Solche Störungen zeigen dem Betroffenen und seiner menschlichen Mitwelt (nicht nur im individuellen, sondern auch im sozialen Bereich) an, was „fehlt“!

Die Einteilung in ‚gesunde‘ und ‚kranke‘ Gestaltung des Lebensschicksals kann nur eine vorläufige sein, denn sie fordert sogleich die weitere Frage heraus: Wie kann, was „fehlt“, im menschlichen Leben Ergänzung finden? In der ‚Koine‘, der menschlichen Gemeinschaft, aber auch im Common sense, dem ‚communis sensus‘ der neuzeitlichen abendländischen Philosophie (Gadamer 1972), findet sich eine Grundbezogenheit menschlicher Lebensgestaltung auf die menschliche Gemeinschaft, welcher Dimension und Qualität auch immer. Aus ihr ergibt sich der Hinweis auf die biographische Verwurzelung der Gestaltung des einzelnen menschlichen Lebensschicksals in der menschlichen Gemeinschaft, welche Bedeutung und Reichweite diese auch immer für das Lebensschicksal des einzelnen haben mag.

Das Gestalthafte des Lebensschicksals wird nur sichtbar, wenn wir uns zu einer Synopsis der Gestaltungskräfte entschließen und fragen, wie das somatische und das biographische Fatum einander zugeordnet sind. Sie sind offensichtlich das Ergebnis einer ontologischen Kontingenz zugleich naturhaft und geschichtlich wesender und anwesender Lebensgestalt.

Die Übermacht der Räume in Krankheitsgeschehen und Tod

Die pathologische Anatomie liefert den sichtbaren und überzeugenden Beweis dafür, daß und unter welchen Umständen ‚Verräumlichung‘ (Heterotopie, Heterometrie), d.h. Störungen der physiologischen Funktionen und Veränderungen der Organstruktur, Krankheiten erzeugen und durch ihre räumliche Ausbreitung dem Leben nicht selten ein Ende setzen.

Wie aber steht es mit der ‚Zeitgestalt‘ des Krankhaften?

Wir haben uns daran gewöhnt, die individuelle Zeitgestalt und Zeitgestaltung des Krankhaften von der zeitlichen und räumlichen Veränderung naturwissenschaftlich objektivierbarer krankhafter Organprozesse zu trennen und die letztere als Zeit-Raum-Gestalt dem Krankheitsgeschehen zugrundezulegen.

Biographik aber heißt, das Gestalthafte der ‚Historie‘ des je individuellen Lebensschicksals in die Pathographie einzubeziehen (*Pathobiographie*). Damit tritt die *Bedeutung der Veränderungen der Zeit- und Raumgestalt für das Lebensschicksal der Person in den Mittelpunkt der Betrachtung.* Heterotopie

---

3 Was z.B. in der Life-Event-Forschung geschieht

und Heterochronie treten als Parameter des Krankhaften in den Dienst der Lebensgestaltung des Individuums.

Die Übermacht des Räumlichen (Rosenstock-Huessy 1956) im Krankheitsgeschehen, welche – wie etwa bei der infausten Prognose eines bösartigen Tumors – sich nicht abwenden läßt, bedeutet für den Krankheitsträger eine grundlegende Veränderung des Sinngehaltes und der Sinngestaltung seines restlichen Lebens, und zwar in einem nicht umkehrbaren, end-gültigen Sinn.

Die *Zeitgestalt* und mit ihr die *Raumgestalt* des Organismus wird von der sich ausdehnenden Raumgestalt des autonomen Tumorwachstums unaufhaltsam durchwuchert und zerstört. Die ‚atria mortis‘ sind in der Regel Schwachstellen des Organismus, in deren Bereich eine irreversible ‚Verräumlichung‘ die Zeitgestalt des Lebens beendet. Die Organstruktur selbst unterliegt den Gesetzen einer endlichen Zeitgestalt (Entropie).

Conclusio

1. Heterotopie und Heterochronie erweisen sich als durchgängige Prinzipien einer somatisch und einer sozio-biographisch orientierten Medizin.
2. Biographische Ereignisse finden nicht selten ihren Niederschlag im pathomorphologischen Substrat.
3. Das pathomorphologische Substrat als solches verändert seinerseits die Gestaltung des individuellen Lebensschicksals (Biographie).
4. Die ‚Zeit-Raum-Gestalt‘ des Krankhaften im organischen Bereich „verkörpert" zugleich eine geschichtliche Dimension für den Kranken, d.h. sie erscheint zugleich oder konsekutiv als ein gestaltender Faktor der individuellen Lebensgeschichte (Pathobiographik).
5. Die im naturwissenschaftlichen Bereich feststellbaren pathophysiologischen und pathoanatomischen Veränderungen als objektivierbare Ereignisketten erhalten ihre eigentliche Bedeutung für den Erkrankten erst im pathobiographischen Bereich. Dieser umfaßt sowohl die Ebene der Somato-(Bio-)Pathogenese als auch die Ebenen der Etho-(Psycho-)Pathogenese und der Öko-(Sozio-)Pathogenese.
6. In jeder dieser drei Ebenen entfaltet das pathobiographische Substrat einen der jeweiligen Ebene eigenen qualitativen Bedeutungsgehalt, u.a. durch die Auslösung weiterer Ereignisketten in der Lebensgeschichte des Kranken.
7. Vice versa resultieren aus heterotopen und heterochronen Ereignisketten der zuvor genannten Ebenen heterotope und heterochrone Gestaltungsprozesse, welche ihren Niederschlag in Ereignisfolgen der Pathophysiologie und Pathomorphologie finden können.

Literatur

Alexander F (1952) Psychosomatic Medicine. Allen & Unwin, London

Bergmann G v (1932) Funktionelle Pathologie. Springer, Berlin

Christian P, Hahn P (1976) Klinische Psychosomatik in Heidelberg. Heidelberg

Doerr W (1972) Anthropologie des Krankhaften aus der Sicht des Pathologen. In: Gadamer HG, Vogler P (Hrsg) Neue Anthropologie Bd 2. Thieme, Stuttgart, S 386–425

Doerr W (1974) Anthropologie des Krankhaften. Wien Med Wochenschr 124: 209

Doerr W, Jacob W, Nemetschek T (1975) Über den Begriff des Krankhaften aus der Sicht des Pathologen. Internist 16: 41–48

Freud S (1938) Abriß der Psychoanalyse. Gesammelte Werke, Bd XVII. S. Fischer, Frankfurt am Main (Fischer-Bücherei Bd 47)

Gadamer W (1972) Wahrheit und Methode. Mohr, Tübingen, S 16ff

Heidegger M (1954) Wissenschaft und Besinnung. In: Vorträge und Aufsätze. Neske, Pfullingen, S 50f

Jacob W (1967) Medizinische Anthropologie im 19. Jahrhundert. Enke, Stuttgart

Jacob W (1977) Rehabilitation of cancer patients. Int J Rehabil Res 1: 9091

Jacob W (im Druck) Grundzüge einer psychosomatischen Pathologie. In: Doerr W (Hrsg) Allgemeine Pathologie. Thieme, Stuttgart

Jacob W (1978) Kranksein und Krankheit. Hüthig, Heidelberg, S 53ff

Kraus F (1919/1926) Allgemeine und spezielle Pathologie der Person. Klinische Syzygiologie. Thieme, Leipzig

Krehl L (1928) Krankheitsform und Persönlichkeit. Dtsch Med Wochenschr 54: 1745–1750

Levi L (ed) (1975) Society, stress and disease. Oxford University Press, London

Rahe RH (1968) Life change measurement as a predictor of illness. Proc R Soc Med 61: 1124

Rosenstock-Huessy E (1956) Soziologie Bd 1, Die Übermacht der Räume. Kohlhammer, Stuttgart

Schaefer H, Blohmke M (1977) Herzkrank durch psychosozialen Streß. Hüthig, Heidelberg

Selye H (1956) The stress of life. Mc Graw-Hill, New York

Uexküll T v (1979) Lehrbuch der psychosomatischen Medizin. Urban & Schwarzenberg, München Wien Baltimore, S 68f

Virchow R (1849) Die Medizinische Reform, Nr 51, Berlin

Virchow R (1854) Handbuch der speziellen Pathologie und Therapie Bd 1. Erlangen, S 10

Weizsäcker V v (1951) Der kranke Mensch – Eine Einführung in die Medizinische Anthropologie. Köhler, Stuttgart

Diskussion

Franz Büchner, Freiburg: Natürlich bin ich zu diesem Festtags-Symposion in erster Linie als Gratulant erschienen. So wiederhole ich zuerst meine herzlichen Glückwünsche für unseren Jubilar und schließe darin zugleich meine besten Wünsche für seine hohen Auszeichnungen an diesem Morgen ein. Sie, lieber Herr Doerr, verehren wir deutschen Pathologen als einen durch Anlage, Erziehung und Selbsterziehung herausragenden Vertreter der morphologischen Pathologie. Sie meistern das, was Goethe in einem seiner Sprüche als die schwere Kunst des Morphologen preist: „Das ist das Schwerste von allem, was Dir das Leichteste dünkt: / Mit dem Auge zu sehen, was vor dem Auge Dir liegt".

Nun sind aber wiederholt unter Nennung meines Namens kritische Bemerkungen gegenüber der Allgemeinen morphologischen Pathologie gemacht worden. Da käme ich mir unredlich vor, wenn ich nicht sogleich dazu Stellung nähme. Sie, lieber Herr Doerr, haben klug daran getan, intensiv die Geschichte unseres Faches zu pflegen. Was uns die Medizingeschichte generell bedeutet, haben wir soeben durch den Vortrag von Herrn Schipperges erfahren. Seit langem verehre ich ihn als Autor der „Heilkunde" der großen Äbtissin Hildegard von Bingen und als Interpreten ihrer Gedanken über Gesundheit und Krankheit und über den Menschen. Auch erinnere ich mich dankbar seiner „Arabischen Medizin im lateinischen Mittelalter", einer hervorragenden Veröffentlichung der Heidelberger Akademie der Wissenschaften, unter deren Schirmherrschaft wir heute freudig versammelt sind.

Freilich hätte ich von dem Medizinhistoriker aus Leidenschaft Wilhelm Doerr erwartet, daß er in dem Augenblick, da, wie gesagt wurde, hier die Theoretische Pathologie aus der Taufe gehoben wird, seine Schüler und Freunde ermahnt hätte, behutsamer mit der Allgemeinen Pathologie umzugehen. Erinnern wir uns doch kurz der großen Schritte in der Entwicklung der Allgemeinen Pathologie: Rokitansky 1846, Virchow 1854 bis 1871, das Handbuch der Allgemeinen Pathologie von Marchand in der Partnerschaft mit dem großen Heidelberger Krehl seit 1908, die 1. bis 8. Auflage von Aschoffs Allgemeiner Pathologie 1911–1936 mit den wichtigen Beiträgen von Rössle. Und was meine eigene Allgemeine Pathologie angeht, von 1950–1975 in der 1. bis 6. Auflage, so ist es mein gutes Recht darauf hinzuweisen, daß mein Buch den Untertitel trägt: „Pathologie als Biologie und als Beitrag zur Lehre vom Menschen". Dementsprechend behandelt es „die Grundphänomene des Lebendigen", „die Geschichte der Philosophie des Lebendigen", „die Frage nach dem Wesen des Tieres und nach dem Wesen des Menschen", „das Problem Gesundheit und Krankheit" sowie im Schlußkapitel „das Problem der leib-seelischen Korrelationen in der menschlichen Pathologie".

Daß die deutschsprachige Allgemeine Pathologie sich diese Problembereiche generell erschlossen hat, beweist der 1969 erschienene Prolegomena-Band des Handbuches der Allgemeinen Pathologie mit den folgenden Kapiteln: „Der Krankheitsbegriff, seine Geschichte und Problematik", „Gesundheit und Krankheit", „Synopsis von Struktur, Funktion und Stoffwechsel in der Allgemeinen Pathologie", „Das Problem des Lebendigen", „Das Problem des Todes", „Medizinische und Philosophische Anthropologie".

Gegenüber der großen Tradition von eineinhalb Jahrhunderten Allgemeiner Pathologie in der deutschsprachigen Medizin wäre es ein unverantwortliches Unterfangen, wenn man für das gleiche wissenschaftliche Anliegen nun den Titel „Theoretische Pathologie" einführen wollte. Das würde vor allem auch im wissenschaftlich führenden Ausland, das die deutschsprachige Allgemeine Pathologie sehr hoch schätzt, nicht verstanden.

HEINRICH BREDT, Mainz: Wenn ich die Entwicklung der Pathologie während der letzten fünf Jahrzehnte überblicke, so glaube ich Herrn Büchner versichern zu können, daß die aus den Fakten der Speziellen Pathologie entwickelte Allgemeine Pathologie ihre Bedeutung in Forschung und akademischer Lehre auch in Zukunft voll und ganz behalten wird. Es entspricht dies der gegenwärtigen Sachlage in der Biologie und vielen anderen Wissensgebieten. In beweglicher Anwendung der dem Menschen eigenen Denkmethoden – kausale und vergleichende Induktion, deduktive Hypothese und Zusammenordnung – wurden und werden die analytisch gewonnenen Teilbilder des gesunden und kranken Menschen zu allgemeinen Prinzipien erhoben. Denn das Allgemeine ist das Ziel unseres Wissens um den Menschen.

Doch zu diesem festen Wissenschaftsgefüge traten schon sehr bald Probleme der sprachlichen Kennzeichnung neu gewonnener Begriffe und der logischen Begrenzung derselben hinzu. Ich möchte hier nur beispielhaft auf die Kontroverse von Lubarsch und Hueck und auf die Grundthesen von Rickers „Relationspathologie" hinweisen. Auch die Eröffnungsansprachen der Vorsitzenden der Deutschen Gesellschaft für Pathologie illustrieren eine Verpflichtung zu weiterer geistiger Durchdringung unseres Faches. Ich habe vor bald 30 Jahren (Bredt 1952) auf die Probleme hingewiesen, die bei der Übernahme von modellhaften Ausdrücken der Allgemeinsprache in unsere Fachsprache entstehen (z.B. Entzündung, Wachstum, Bösartigkeit, Altern u.a.), und habe für die Behandlung dieser Probleme eine „Theoretische Medizin" gefordert. Ob nun Medizin oder nur Pathologie in den Blick genommen werden, in jedem Fall glaube ich, daß über die mit naturwissenschaftlichen Methoden gewonnenen Erkenntnisse hinaus die Begriffsbildung einer solchen Grundwissenschaft einer sprachlogischen Kritik und letztlich einer philosophischen Überbauung bedürfen. In dieser Ebene wird auch der Geltungsbereich einer Mathematisierung der biohistorisch (Rössle) geprägten Pathologie zu erörtern sein. – Es scheint mir ein günstiges Zeichen zu sein, daß die hier aus der Taufe gehobene „Theoretische Pathologie" von der Heidelberger Akademie der Wissenschaften betreut wird. Dort findet sie den geistigen Rahmen interdisziplinären Forschens. Dort könnte auch eine kritische Forschung zu neuen Ufern führen.

WILHELM DOERR, Heidelberg: Herr Prof. Büchner weist mit Recht auf die historische und tatsächliche Bedeutung der Allgemeinen Pathologie hin. Er ermahnt mich aber auch, auf meine Schüler und Freunde dahingehend einzuwirken, daß die Zusammenhänge richtig gesehen werden und daß man, um mich seiner Worte zu bedienen, aus dem vielbändigen, von ihm sowie E. Letterer und F. Roulet geschaffenen Handbuch auch in aller Zukunft „Funken schlagen" möge. Jeder der heute und hier Anwesenden kennt diesen moralischen Auftrag und ist von dem von Herrn Büchner umrissenen Lebenswerk erfüllt. Er ist der Leistung des Arbeitskreises des Herrn Büchner mit Hochachtung, Liebe und Bewunderung verpflichtet. Aber darum geht es gar nicht. Heinrich Bredt hatte vor Jahren auf die Grenzen der Begriffsbildung aufmerksam gemacht (Bredt 1952). Allein *hierum* handelt es sich. Wir sind doch einig, daß pathologische Anatomie, sog. spezielle Pathologie im heutigen Sprachgebrauch, Krankheitslehre und Krankheitsforschung mit morphologischer Methodik darstellt. Die spezielle Pathologie bedient sich der Autopsie und Biopsie. Wir meinen zu wissen, daß Allgemeine Pathologie die Abstraktion der Summe aller Erfahrungen einer speziellen Pathologie repräsentiert. Wenn dies aber so ist, und so habe ich Herrn Prof. Büchner auch bei gelegentlichen Gesprächen in der „Akademie" verstanden, dann ist die Allgemeine Pathologie, so wie sie von Herrn Büchner vertreten wird, ganz wesentlich der morphologischen Arbeitsweise verhaftet. So und nur so verstehe ich Tag für Tag von diesem Platze aus Allgemeine Pathologie unseren Studenten vorzutragen. Niemand hatte jemals daran gedacht, die Allgemeine Pathologie unseres europäischen Kulturkreises durch eine Theoretische Pathologie zu ersetzen. Vollends unbegründet ist ein auch nur leiser Verdacht, die Theoretische Pathologie als Unterrichts- und Lehrgegenstand in unseren Ausbildungskatalog aufzunehmen. Es ist richtig, daß die aktuelle Approbationsordnung die Allgemeine Pathologie gröblich mißhandelt. Aber wenn ich recht sehe, habe doch nur ich – nicht Herr Prof. Büchner – diesen Mißstand öffentlich und schriftlich kritisiert (Geleitwort zu Heilmann u. Döhnert 1976, S. III–VI). Ich möchte Herrn Prof. Büchner die beruhigende Gewißheit geben, daß niemand aus dem Kreise meiner Freunde und Schüler den Gedanken verfolgt, die klassischen Güter unseres Faches durch eine Theoretische Phatologie zu entwerten, zu unterwandern oder zu substituieren. Aber wer mit sich selbst und dem, was er tut, kritisch umgeht, wird zugeben müssen, daß es jenseits der methodologisch gebundenen Besonderheiten unseres erlernten Berufes Möglichkeiten der geistigen Anschauung gibt, die man nutzen muß, um bestimmte Fragen zu klären. Ich halte es für eine selbstverständliche Pflicht, Krankheitsforschung unter Anwendung der Gesetze der mathematischen Logik, der theoretischen Biologie, der Geschichte, des hermeneutischen Instrumentariums, der Homologie u. dgl. so zu betreiben, wie Herr Schipperges und ich dies in dem heute erschienenen Büchlein (Doerr u. Schipperges 1979) zu markieren versucht haben. Diese Theoretische Pathologie möchte eine komplementäre Funktion ausüben, und zwar gegenüber der klinischen und der morphologischen Pathologie. Sie möchte nichts nehmen, sie möchte etwas bringen.

Literatur

Bredt H (1952) Über Probleme der allgemeinen Pathologie. Zentralbl Pathol 89: 327
Doerr W, Schipperges H (1979) Was ist Theoretische Pathologie? Springer, Berlin Heidelberg New York
Heilmann K, Döhnert G (Hrsg) (1976) Examens-Fragen Pathologie, 2. Aufl. Springer, Berlin Heidelberg New York

Sektion II: Organisation

Einführung des Moderators

Kurt Wegener, Ludwigshafen

Das Generalthema der Sektion II heißt „Organisation". Vier Referenten werden sprechen:
Herr H. E. Bock wird das Bezugssystem *Mensch* behandeln.
Herr K. Goerttler wird über das Bezugssystem *Zeit* sprechen
und
Herr V. Becker über das Bezugssystem *Organ*.
Anschließend gibt Herr W. Hofmann ein praktisches Beispiel aus der vergleichenden Pathologie.

Eine spröde und sperrige Zusammenstellung, verglichen mit den Generalthemen der Sektionen (III) Funktion und (IV) Zelle. Folgende Gedanken zu diesen Unterthemen scheinen mir aber nicht abwegig:

Mit dem Bezugssystem Mensch ist der Mittelpunkt angesprochen, auf den auch eine Theoretische Pathologie ausgerichtet sein sollte, die über eine nur naturwissenschaftliche Betrachtungsweise hinausreicht. Ob Theoretische Pathologie hier enden soll, ist eine wichtige Frage. Der Mensch ist das Lebewesen, das Zeit subjektiv ganz unterschiedlich empfinden und gleichzeitig objektiv messen kann. Nur der Mensch erlebt Geschichte. Auch dieses Bezugssystem ist demnach ausschließlich naturwissenschaftlich nicht umfassend zu beschreiben.

An dieser Stelle möchte ich in Gedanken einen Strich machen, denn das Thema „Bezugssystem Organ" hat unmittelbar etwas mit Organisation zu tun und leitet damit über zu den Generalthemen des Nachmittags: Funktion und Zelle.

Beginnen wir mit dem komplizierten Organisationssystem Mensch.

Bezugssystem Mensch

Hans-Erhard Bock, Tübingen

Als Kliniker an der Wirkungsstätte von Ludolf v. Krehl, geboren 1861, Professor der Pathologie und der Inneren Medizin, und von Victor von Weizsäcker, gedankenvollem Begründer der anthropologischen Medizin unserer Zeit, zu sprechen, bedeutet Verpflichtung, in erster Linie zur gerechten Beurteilung ihres Wollens und ihres Zieles. Als Internisten wird mir dies bei dem wirklichkeitsnahen Krehl leichter als bei von Weizsäcker, dessen Anforderungen und hohe Geistesflüge über das Ziel meines eigenen Arzttums hinausgehen. Wahrscheinlich überschreiten sie auch das Vermögen einer theoretischen Pathologie.

Ludolf v. Krehl war kein Pathologe, aber er hatte – 32jährig – bereits einen Grundriß der Allgemeinen Klinischen Pathologie geschrieben. Als „Pathologische Physiologie" auch ins Englische übersetzt, hat er mit diesem Buch Generationen von Ärzten begeistert. Von 1908 bis 1924 hat Krehl mit dem pathologischen Anatomen Felix Marchand (Leipzig) das „Handbuch der Allgemeinen Pathologie" herausgegeben. Beide Autoren waren in Marburg kurze Zeit (1899) zusammen Ordinarien, Marchand von 1883–1890 (danach in Leipzig), Krehl im Jahr 1899, also nur ein Jahr, bis er nach Greifswald und von dort – wiederum nach einem Jahr – nach Tübingen berufen wurde (1901–1904).

Als Student habe ich die pathologischen Anatomen Borst, Berblinger, Fahr und dessen Oberarzt Schürmann, sowie Wohlwill und seinen Oberarzt Kimmelstiel gehört. Im Wohlwillschen Institut in Hamburg-St. Georg war ich zwei Jahre Assistent, gemeinsam noch mit Kimmelstiel, Schuback und Nathan. Letzterer hat 1931 fundamentale Arbeiten über die Sepsis publiziert; er starb vor wenigen Wochen in New York als Professor des Albert-Einstein-College. Mein Arbeitsgebiet war die Plazenta (Placentitis und fetale Sepsis), und noch vor der Emigration Friedrich Wohlwills nach Lissabon haben wir eine experimentelle Arbeit über die fetale Entzündung publiziert (Wohlwill u. Bock 1930) und eine „Ontogenese der Entzündung" experimentell in Angriff genommen, die wir eigentlich gemeinsam weiterstudieren wollten.

Ich bringe diese biographische Anamnese, um einerseits mein Interesse für allgemeinpathologische Fragen, zum anderen meine Prägung und mein Fundament in der Morphologie zu belegen.

Meine klinischen Lehrer sind Carl Hegler, Hermann Bennhold, Franz Volhard, bei dem ich mich habilitieren durfte, und Friedrich Koch.

Was habe ich selbst erlebt? Je mehr sich die Kolloidchemie entwickelte, und die Pathophysiologie sich in Richtung auf Biochemie und Molekularbiologie bewegte, um so weniger war man zunächst geneigt, die gestaltlichen Grundlagen der Funktion anzuerkennen. Schließlich kam es zu einer Renaissance der Morphologie, die weiter ging als sich dies auch die kühnsten Morphologen vorgestellt hatten. Histochemie und Elektronenmikroskopie, Immunpathologie und Radiopathophysiologie haben dies bewirkt. Ausufernde kolloidchemische Unbestimmtheit wich der Neuerkenntnis von der Bedeutung der Strukturen. Die Gesetzlichkeit der aktiven und passiven Membranpermeationen erstaunt uns in ihren morphologischen Einzelheiten ebenso wie die Gestaltgebundenheit z.B. der Hormonproduktion, der DNS-Vermehrung, der Rezeptorenpharmakologie oder der Transmission an den Synapsen. Längst schon konvergieren die Entwicklungslinien von Molekularbiologie, Elektronenmikroskopie, Genetik, Immunologie und pathologischer Anatomie.

Methodik und Systematik haben – manchmal fast peinlich – an vielen neuen Erkenntnissen der medizinischen Forschung einen überragenden Anteil. Oft ist er bedeutender als die primäre Konzeption, sei sie intuitiv, spekulativ oder logisch. Es scheint wohl auch so zu sein, wie von Victor von Weizsäcker zum Preise der Antilogik einmal formuliert wurde, daß die besten Einfälle oft die a-logischen sind und daß das Denken (immer?, auch?, nur?) „der nachhinkende Bote einer Botschaft aus dem Unbewußten ist" (v. Weizsäcker 1950, S. 138). Etwas weiter unten (S. 150) heißt es: „Wir werden uns irgend einmal deutlich zu erklären haben, ob medizinische Anthropologie eine Erfahrungswissenschaft oder eine theoretische Spekulation ist. Das Recht, uns zu dieser Alternative zu zwingen, kann ich nicht jedem beliebigen Ausfrager zubilligen."

Die Veranstalter dieses Symposions haben sich dieses Recht offensichtlich genommen, und ich bin sehr gespannt auf die Antwort. Mancher, der zugesagt hat, wird – wie ich – erst später gemerkt haben, auf welches Glatteis er sich dabei begab. Selbst Klaus Goerttler scheint es so zu gehen, denn er fragt in einem Brief an die Referenten dieses Symposions:

Ist Theoretische Pathologie

1. eine Schau (theoria), die Idee des Krankhaften zu erfassen, eine Art Gestaltphilosophie, gesehen mit den Augen des Arztes, oder
2. ein pragmatischer Versuch, jene Dinge und Phänomene zu ordnen, die sich nicht oder nur schwer und unter Zwang in einer „Allgemeinen Pathologie" unterbringen lassen, oder
3. der Versuch, fachübergreifend den tätigen Arzt, den Kliniker jedwelcher Disziplin wieder in das große Gespräch über das Krankhafte einzubeziehen und damit die Universalität der Pathologie zu versinnbildlichen?

Ursprünglich hieß mein Thema „Anthropologische Medizin". Danach wurde es abgewandelt und unter dem Oberbegriff „Theoretische Pathologie" mit dem ausdrücklichen Hinweis auf humanmedizinischen Bezug der Sektion „Organisation" dieses Symposions zugeordnet.

Wer über anthropologische Medizin redet, wird sich auf Karl Jaspers, Victor von Weizsäcker, Fritz Hartmann, Walter Bräutigam, Paul Christian und auf Thure von Uexküll, sicher auch auf das 6bändige Werk „Neue Anthropologie" von Hans Georg Gadamer und Paul Vogler sowie auf mancherlei gedankenreiche Arbeiten von Heinrich Schipperges und Hellmuth Freyberger (1977) stützen müssen. Natürlich habe ich mich für diesen Vortrag auch in der vorzüglichen „Allgemeine Pathologie" von Wilhelm Doerr und Günter Quadbeck (1973) informiert, in der auf S. 3 und 4 die Grundzüge einer Theoretischen Pathologie dargelegt sind.

Die Theoretische Pathologie ist als Forschungsrichtung jünger als die Pathologische Anatomie und als die Allgemeine Pathologie. Darum muß sie, meine ich, die von der anthropologischen Medizin neu, wieder neu ins Visier genommene Dimension des Menschseins besonders berücksichtigen.

Aber wie tief wurzelt sie in der Evolution, speziell im Tierreich? Wie weit lebt sie als vergleichende Wissenschaft auch in der horizontalen Dimension der Familie, z. B. als „Pathologie der Familie" (Rössle 1943), oder als geographische Pathologie (Askanazy 1930, Henschen 1966) in Umwelt und Gesellschaft? Wie weit kann sie – sub specie des Gesamtmenschlichen – auch Verhaltensweisen, Sitten und Gebräuche als pathogene Faktoren einbeziehen? Doerr (in Doerr u. Quadbeck, 1973, S. 4) sagt: „Sie fragt nicht nach klinischen Bezügen, sondern sucht größere, z. B. geomedizinische, aber auch botanische und zoologische Zusammenhänge." Ein weites Feld!

Theoretische Pathologie ist Wesens- und Gestaltungsschau des Krankwerdens, des Krankseins und des Genesens. Wenn die Theoretische Pathologie jünger, moderner ist als die Allgemeine Pathologie, und wenn die Pathologische Physiologie im Sinne von Rudolf Virchow die „wahre Theorie" der Medizin darstellt, dann wird es sich nicht nur darum handeln können, das Sperrige der bisherigen Allgemeinen Pathologie zu ordnen, sondern vor allem die neu erworbenen Erkenntnisse einzuordnen, und das sind die psychosomatischen und auch die medizinsoziologischen, soweit diese fundiert sind. Daß die Theoretische Pathologie eine Konzeption von der „überindividuellen Reaktionsweise" suche, wo doch das spezifisch Anthropologische gerade die individuelle und personale Medizin und Krankheit ist, kann leicht mißverstanden werden. Sie soll m. E. eine allgemeine dynamische Krankheitslehre des Menschen in der Überschau darstellen, nur in der Abstraktion losgelöst vom Menschen und nicht nach klinischen Bezügen fragend.

Zum dritten Anliegen von Klaus Goerttler möchte ich sagen: In meiner Sicht handelt es sich nicht darum, die Ärzte aller Disziplinen wieder in das große Gespräch über das Krankhafte einzubeziehen, sondern die Pathologen nicht als Gesprächspartner in einer gesamtmenschlichen Krankheitslehre zu verlieren.

Ich fasse mein Thema als Auftrag zu lautem Nachdenken auf, wie man denn anthropologische Medizin in einer Krankheitslehre darstellbar und vor allem belegbar machen kann. Hierzu gehören auch Vorstellungen, auf welchen Wegen Krankheit entsteht und welche Spuren sie schon in ihren Anfängen zieht und hinterläßt; auch hier denke ich vor allem an erste Manifestationen von Komplikationen, Rezidiven, Metastasen und auch von Nebenwirkungen.

Innerhalb der klassischen Pathologie gibt es noch erweiterungsfähige Bereiche und ungenügend bestellte Äcker. Ohne genügende Befunde kann man nicht sinnvoll abstrahieren. Es ist mein Anliegen als Kliniker, die Pathologen zu engerer Zusammenarbeit zu bitten, um

1. mehr Krankheitsräume nicht nur gelegentlich, sondern systematisch – ich übertreibe – bis hin zu den Synapsen, bis zu ihren Überträgerstoffen, bis zu den letzten binnenzellulären Membranen und Vesikeln zu beforschen – unter Verwendung modernster Methoden (Radioisotopen-, Enzym- und Immunassays, Ultramikroskopie, Physik, Chemie, Pharmakologie) –;
2. in einer quasi-experimentellen Zusammenarbeit eine Chronopathologie der Funktionen in erweiterten Lebensabschnitten, z.B. auch eine perimortale Topo- und Funktionsdiagnostik zu intensivieren;
3. experimentell mehr Zwischenglieder oder Wegemarken zwischen Leib und Seele zu finden, sie sich aus dem Bereich der Physiologie, der Pathophysiologie, der Biochemie und Immunologie ableiten lassen. Die Verfeinerung der Empfindlichkeitsgrenzen (z.B. durch Radioimmunassay für Thyroxin auf 10^{-15}, d.h. billiardstel g oder mit Hochdruckflüssigkeitschromatographie – HPLC – für Aminosäuren auf 10^{-9} Nano- bzw. auf 10^{-12} Picogramm, für Katecholamine auf 0,5 pico/mol) läßt annehmen, daß wir hier noch weiter vorstoßen können.

Vom Streßmechanismus kennen wir z.B. relativ viele Zwischenglieder, die man auch humoral, hormonal, immunologisch und morphologisch belegen könnte und müßte, um nicht nur schlagwortartig mit dem Streß als deus ex machina umzuspringen.

Wenn Psyche und Soma miteinander in Streit geraten, genügen heute nicht nur Skizzen des vielleicht oder auch Möglichen, sondern hier darf man schon solidere Mosaiksteine und -bilder des regelhaft Geschehenden erwarten.

Wir brauchen eine topistische und funktionelle Synapsenpathologie in Abhängigkeit von Reiz und Umwelt, Konstitution und Kondition. Beispielhaft könnte man auf Birkmayers Parkinson-Untersuchungen (1979) hinweisen, die Gewinn für die Krankheitslehre brachten.

Birkmayer fand in verschiedenen Hirnteilen Anreicherungen von Substanzen, die eigentlich metabolisch oder durch Transmitter hätten weiterbefördert werden müssen. Beim Parkinson-Syndrom ist Verlust von melaninhaltigen Ganglienzellen in der Substantia nigra feststellbar, was identisch ist mit der Insuffizienz des Enzyms Tyrosinhydroxylase, so daß der Syntheseschritt von der Aminosäure Tyrosin zum L-Dopa ungenügend aktiviert wird. Daraus resultiert ein Defizit an Dopamin als dem entscheidenden Transmitter für alle extrapyramidalen Bewegungen. Die klinischen Symptome dieses biochemischen Defekts in den Basalganglien sind Rigor, Tremor und Akinese. – Die passageren vegetativen und affektiven Krisen, die im Rahmen der Parkinson-Krankheit auftreten, wie Speichelfluß, Seborrhö, Schweißausbrüche, Hitzestauung, Hyperthermie usw., kommen durch einen unkontrollierten Releaseprozeß von Serotonin zustande. Die depressiven Verstimmungen und sozialen Anpassungsstörungen der Parkinson-Kranken sind vermutlich durch ein Defizit an Noradrenalin und Serotonin ausgelöst. – Die Therapie des Morbus Parkinson muß versuchen, die Balancestörungen zwischen den einzelnen biochemischen Transmittern auszugleichen. Wenn durch das Defizit an Dopamin die Balance von cholinergischer zu dopaminergischer Aktivität zugunsten des Acetylcholins verschoben ist, so ist Akinese das klinische Resultat. Die erste, gezielte Behandlung mit Belladonna-Präparaten, die Ordenstein (Mitarbeiter von Charcot, zit. nach Birkmayer, 1979) entdeckte, war anticholinergisch.

Die Verbindung von morphologischer und biochemischer Forschung an geeigneten Hirnarealen hat Stoffwechsel- und Speicherungsvorgänge, Alkoholwirkungen und Psychodrogeneinflüsse nachweisbar gemacht. Wenn man bedenkt, wie stark das Dunkel um die Gehirntätigkeit durch wissenschaftliche und speziell naturwissenschaftliche Forschungsweise gelichtet werden konnte, dann möchte man extrapolieren und noch weitere Erfolge auf dem Wege der „Materialisierung geistiger Prozesse" voraussagen.

W. G. Griesinger (1854–1860 Ordinarius für Innere Medizin in Tübingen) hat die These aufgestellt: „Geisteskrankheiten sind Gehirnkrankheiten". Heute, nach mehr als 100 Jahren, können uns die Neuropathologen eine ganze Reihe derartiger bestimmt charakterisierbarer Gehirnkrankheiten nennen. Hier sehe ich weitere Aufgaben der modernen morphologischen, biochemischen und insbesondere pharmakologischen Hirnforschung. Ich brauche nur an die Endorphine zu erinnern, und ich darf vielleicht die Akupunktur erwähnen, deren Beziehung zu den Endorphinen und zu den Prostaglandinen im Gehirn behauptet wird (Pomeranz 1976).

Ich fasse zwischenzeitlich zusammen: Neben der klassischen morphologischen Gestaltkunde der Pathologie gibt es erweiterungsfähige Zonen zwischen Funktion und Gestalt und Grauzonen, deren Erhellung zur Grundlage einer Theoretischen Pathologie gehört.

Die Mediziner waren erst relativ spät davon zu überzeugen, daß Psychisches sich als nachweisliche Krankheit auswirken kann und belegbar ist. Psychosomatik ist eine späte Frucht am Baum der Erkenntnis.

Aber wann und wie oft geschieht so etwas wirklich und ab wann regelhaft? Wo sind Beweise oder wenigstens Hinweise von Pathologen vorgelegt worden? Wie kommt eine theoretische Pathologie des Menschen zu einer Einordnung der Psychophysiologie von Trauer und Träne, oder der Psychopathologie von Geiz und Obstipation? Wie sollte sie je eine faßbare Grundlage für die Pathosophie von Ich und Es erreichen?

Psychosomatiker wie M. Schur (s. dazu Freyberger 1977) sehen in der natürlichen menschlichen Reifung eine De-somatisierung, die unter bestimmten Bedingungen der Ich-Schwäche oder bei überwältigender Gefahr umkehrbar sei, also zu einer Regression in somatische Reaktionen führe. Freybergers Frage (1977, S. 550), wie man sich den Vorgang einer Somatisierung, also den Akt der Verschiebung eines psychosozialen Konfliktes auf die Ebene einer körperlichen Funktionsstörung genau vorstellen könne, bleibt meist ohne befriedigende Antwort. Nach Victor von Weizsäcker (1950) hat anthropologische Medizin obligatorisch die Vorstufen Psychoanalyse und psychosomatische Medizin zu durchschreiten. – Mitscherlichs Theorie der zweizeitigen Verdrängung oder Abwehr besagt, daß die erste Phase der Verdrängung als Versuch einer Konfliktlösung mit psychischen Mitteln zu neurotischer Fehlhaltung führt. Mißlingt er, so kann es auf dem Boden einer „groben neurotischen Fehlhaltung", die regelmäßig der somatischen Symptombildung vorangehe, zur Chronifizierung und zum Persistieren organischer Symptome kommen (zit. nach Freyberger 1977).

Eine Theoretische Pathologie muß sich m. E. noch mehr Vorstellungen von solchen Vorgängen der Somatisierung machen. Gustav von Bergmann hat in seiner „Funktionellen Pathologie" (1936) Ansätze dazu gezeigt. Die im Arbeitskreis von Selye (1978; s. auch v. Eiff 1976) erhobenen und von anderen Streßforschern erweiterten Befunde hormonaler, metabolischer, elektrolytischer und mikrozirkulatorischer Art geben – wie oben bereits angeführt – wichtige Ansätze. Aber wie ist ein solcher Vorgang der Desomatisierung zu verstehen und zu belegen? In welcher Zeitgestalt und wie oft koinzidieren Ulkusheilung und Konfliktlösung oder -lockerung?

Wenn ich richtig sehe, hat sich – abgesehen von einigen kindlichen Erkrankungen und der Anorexia nervosa – weder die Spezifität einer Konfliktsituation in bezug zu einer bestimmten psychosomatischen Erkrankung, noch hat sich eine Spezifität der erkrankenden Persönlichkeit oder eine regelhafte Konstellation zwischen diesen Komplexen überzeugend herausarbeiten lassen. Es handelt sich bei den sog. spezifisch menschlichen Krankheiten (Jores 1969) wie Magen- und Zwölffingerdarmgeschwür, wie Asthma bronchiale, Colitis mucosa, Pruritus, Ekzem und einigen anderen, eben um Krankheiten, die auch unter völlig konfliktfreien Bedingungen vorkommen können. Die Ausarbeitung statistischer Ansätze, verbunden mit klaren Definitionen, verspricht auch für eine Theoretische Pathologie wichtige Erkenntnisse.

Feiereis (1979) konnte über 982 Kranke mit Colitis ulcerosa berichten: 29% waren psychisch unauffällig, 14% hatten eine prämorbide Konfliktsituation, und bei 52% konnte eine Kombination von Konflikten und neurotischen Ausnahmezuständen nachgewiesen werden. Für die Anhänger einer Psychogenese der Krebsentwicklung sei vermerkt, daß sich nur bei 3% – und auch dann erst im Laufe von neun Krankheitsjahren – ein Karzinom entwickelte.

Die Psychosomatik verfügt zwar über eine reale Grundlage. Sie stellt zugleich aber auch eine gewisse Versuchung des Arztes dar, mitunter sogar eine Verführung. Gerade weil die ersten Vertreter von Psychosomatik und Anthropologie so eminent gebildet und wortgewandt, so bildhaft und treffend in ihren Vergleichen, so suggestiv in ihren Folgerungen waren, ist die Psychosomatik für viele zu einer Art von Nachschlüssel für jegliches Krankheitsschloß geworden. Ähnliches gilt auch in gewissem Umfang für die Medizinsoziologie.

Es scheint mir ein praktisches Rezept für klinisches Vorgehen zu sein, erst einmal nach dem für eine Krankheit durchaus Unerläßlichen zu forschen. Erst in zweiter Linie wären zusätzliche Faktoren zu behandeln, die nur gelegentlich mitwirken und das Krankheitsbild mitgestalten. Anthropologische Medizin und Theoretische Pathologie, die beide sich mit den für menschliche Wesen speziell gültigen Erkrankungs- und Gesundungsmechanismen beschäftigen, sollten nachfolgende Fragen stellen:

1. Was ist allen Menschen gemeinsam?
2. Was und wie viel hat der betroffene Mensch mit anderen – und mit welchen anderen – Menschen (aber eben nicht mit allen) gemeinsam?
3. Was ist nur diesem einen betroffenen Individuum in seiner besonderen personalen und biographischen Situation eigentümlich? (Ein Glücksfall für die anthropologische und psychosomatische Medizin ist das Vorkommen eineiiger Zwillinge, aber diese lassen sich nun einmal nicht gezielt produzieren!)

Freyberger (1977) fordert für das Verständnis des psychosomatisch Kranken eine Modifikation des traditionellen Krankheitsbegriffes, weil Symptome immer zugleich einen organischen und einen psychischen Aspekt haben. Dahinter verbirgt sich die uralte Frage: Komplementarität oder leib-seelisch-geistige Einheit?

Eine Theoretische Pathologie wird sich damit auseinandersetzen müssen, ob und inwieweit die Grenze des Erforschbaren gegenüber dem nur still zu Verehrenden hinauszuschieben ist.

Wer den Vortrag „Hirn und Bewußtsein" von John C. Eccles (1977/78) liest, wird zweifeln, ob die Determinierung eines Subjekts durch den Nachweis etwa biochemischer Prozesse oder biophysikalischer Analysen noch sehr viel weiter getrieben werden kann. Ich setze als selbstverständlich voraus, daß dies nie vollständig möglich sein wird. Eccles lehnt heute seine frühere Auffassung vom Bewußtsein ab, nach der sich alle Vorgänge im Gehirn in der stofflichen Welt abspielen und in der (in parallelistischer oder epiphänomenaler Sicht) neurale Mechanismen als Erklärung für das Ganze der Gehirnleistung und der Bewußtseinserfahrung des Menschen ausreichen. Eccles sieht jetzt in einer „konsequent dualistischen Hypothese" das Bewußtsein als „in sich selbst gegründete Seinsform". Wie ein Suchscheinwerfer oder wie eine Abtast- und Sondierungsvorrichtung trifft das Bewußtsein seine Auswahl aus der Fülle der unterschiedlichen Aktivitätsmuster im neuronal-stofflichen Bereich.

Die Einmaligkeit, als die ein jeder sich selbst erfährt, könne durchaus mit einem „Rückgriff auf außernatürliche Herkunft" hinlänglich erklärt werden. – Und was aus unserem Bewußtsein nach dem Tode des Gehirns geschehe, läge außerhalb dessen, was Wissenschaft zu wissen vermag.

Es gibt noch eine andere Schwierigkeit. Sie betrifft den Umfang des ärztlichen Auftrags. Auch er geht die Theoretische Pathologie an. Das Ziel sei nach Victor von Weizsäcker (1946) nicht, jemand gesund zu machen. Therapie sei vielmehr nur ein Teil der Aufgabe, „einem Menschen auf dem Wege zu seiner letzten Bestimmung Dienste zu leisten". Die Krankheit sei nur ein Mittel dazu, „eine Gelegenheit mittwegs" (S. 124).

In einem Aufsatz sagt Victor von Weizsäcker (1947), nachdem er die vier Beispiele Tuberkulose und Liebeskummer (1), Krebsoperation als Intervention (2), Krankheitsexkulpierung des geisteskranken Verbrechers (3) und tiefenpsychologische Explorationen des Bettnässers oder des Stotterers (4) gebracht und ihre medizinische Deutung als gleichbedeutend mit einer „Verleugnung des spirituellen Elementes" erklärt hat:

„Der Rückgang aufs Pathologische gleicht hier einfach dem Ersatz von Geist durch Natur. Die Medizin betreibt hier gar nichts anderes als die Verhinderung des Seelenheils. Mit der Natur wird hier ein Menschliches verfehlt. Die Medizin hintertreibt die letzte, die höhere – wenn Sie wollen – die religiöse Bestimmung des Menschen." Später kommt als Gegenbild die Formulierung: „Der Ersatz des Wortes ‚Sünde‘ oder ‚Schuld‘ durch das Wort ‚Krankheit‘ ist die Form, welche die Barmherzigkeit in der Medizin annimmt."

Das sind aus hoher Verantwortung gesprochene Worte, unzweifelhaft. Aber was ergibt sich daraus? Ich kann für mein praktisch ärztliches Handeln nichts gewinnen, wenn ich Victor von Weizsäcker folge und z. B. Nierenentzündung „als Liquidation einer vergeblichen Anstrengung, einer verlogen gewordenen Geisteshaltung" ansehe.

Als störend empfinde ich in der gesamten psychosomatischen Medizin die monolithisch gebliebene Organsymbolik von Herz, Niere, Magen, Bronchialbaum und die archaisch gebliebene Diagnostik angesichts der differenzierten Ätiopathogenese der vielen verschiedenen jeweiligen Herz-, Nieren-, Magenkrankheiten oder der vielen Asthmaarten (endogener und exogener Natur, in denen das einstmals herausgestellte Leitsymptom des Waschzwanges überhaupt nicht mehr vorkommt). – Man kann aber auch argumentieren, das Archaische sei gerade das Seelenschicht-Adäquate. Gewiß ist die Feststellung Victor von Weizsäckers richtig, daß, wer vom Arzt Spritzen und Tabletten erwarte, auf andere Weise krank sei, „als wer ein Stück Wahrheit, Klarheit, Einsicht von ihm erwartet".

Wenn Theoretische Pathologie (wie mir Volker Becker schrieb) die Pathologie als Krankheitslehre in den Mittelpunkt stellen will, dann muß sie nolens volens ihre bisherigen gestaltgebundenen Forschungsgrenzen überschreiten. Niemand wird ihr das übelnehmen, wenn sie sich der unersetzlichen Mitarbeit wirklichkeits- und praxiserfahrener Ärzte versichert. Der Pathologe sieht einen großen Teil der Kranken nicht, die Wiedergesundenden ebensowenig wie die ohne Befund und ohne Grund Klagenden und Leidenden. Leid kann pathoplastisch sein, das ist die Erkenntnis der anthropologischen Medizin. Gewissenslast und Trauer sind nicht meßbar und dennoch krankheitsmitbestimmende Größen. Jeder Kranke führt uns (oft in einer Art Uraufführung) eine Komposition vor, deren Harmonielehre, Instrumentation und Spielweise wir sehr wohl kennen; wir kennen aber nicht den Schöpfer der Melodie, und wir wissen nicht, „von wannen sie kommt und wohin sie geht".

Ludolf Krehl sagte 1929: „Die Persönlichkeit erhielt nur zögernd Bürgerrecht in der Medizin als Wissenschaft", wie uns Wilhelm Doerr in seiner Anthropologie des Krankhaften aus der Sicht des Pathologen (in: Gadamer u. Vogler 1972–1975, Bd. 2) berichtet.

Was der Leipziger Arzt Magnus Hundt 1501 mit der Prägung des Begriffes „Anthropologie" im Titel eines Buches bezeichnete, war bis zum 19. Jahrhundert zu einer Wissenschaft geschrumpft, die von D. Roessler (1978) als „menschliche Vermessungskunde" abqualifiziert wurde. Unsere Zeit hat mit Helmuth Plessner (1928) der medizinischen eine philosophische Anthropologie zur Seite gestellt. Biologische, psychologische, philosophische, Kultur- und Sozialanthropologie heißen die Bände in der neuen Anthropologie von Gadamer und Vogler (1972–75).

Heinroth (1773–1843) lehrte 1806 in Leipzig, daß die medizinische Anthropologie auf der Konstitutionslehre und auf der Individualpathologie ruhe. Die erste kann sich statistischer und morphologischer Methoden bedienen, die Individualpathologie kann das nur in Grenzen.

Hüten wir uns vor Fehleinschätzungen; zum ersten vor der Überschätzung der offenkundigen Erfolge der naturwissenschaftlichen und messenden Medizin, zum anderen aber auch vor der Unterschätzung des unwägbar und unmeßbar Personalen.

Wie wir aus der Psychotherapie wissen (Langen 1977, Strotzka 1975), bedrohen zwei polare Gefahren die ernste Erforschung des Menschlichen: verflachende Belletristik und präformierte erstarrte Dogmatik.

Schützen wir die Theoretische Pathologie vor beiden! Schaffen wir vor allem keine neuen Dogmen!

Zusammenfassung

1. Theoretische Pathologie ist Wesens- und Gestaltungsschau des Krankwerdens, des Krankseins und des Genesens. Gegenüber der bisherigen Allgemeinen Pathologie wäre vor allem die „Dimension Mensch" mehr zu berücksichtigen. Dazu fehlen noch mancherlei Grundlagen.
2. Theoretische Pathologie muß diese Grundlagen mit modernsten Methoden in erweiterten Krankheitsräumen und in erweiterten Lebensabschnitten suchen und mehr funktionsdiagnostische Kenngrößen und Zwischenglieder darstellen.
3. Es müssen insbesondere mehr Grundlagen für die Begriffe der De- und Re-somatisierung in der psychosomatischen Medizin geschaffen werden.
4. Es ist immer neu zu prüfen, wo und wie weit die Grenzen des Erforschbaren noch hinausgeschoben werden können. Die konsequent dualistische Hypothese von Eccles hat diesbezügliche Hoffnungen vermindert.
5. Die Konzeption der Theoretischen Pathologie wird vom Verständnis des ärztlichen Auftrags mitbestimmt. Der Arzt hat Leiden zu lindern. Dies kann er anhand seiner im Studium und in Fortbildung erworbenen Kenntnisse und mit Hilfe des medizinischen Arsenals wirksamer erreichen als durch pastorale Ausrichtung auf das Seelenheil. Die Hermeneutik des psychologisch-moralischen Tatbestands von Krankheit ist dem therapeutischen und gesundheitspädagogischen Handlungsauftrag des Arztes nachgeordnet.
6. Theoretische Pathologie muß eine Gemeinschaftsaufgabe sein.

Literatur

Askanazy M (1930) Die Probleme der vergleichenden Völkerpathologie. Schweiz Med Wochenschr 60: 1097 ff

Bergmann G v (1936) Funktionelle Pathologie, 2. Aufl. Springer, Berlin

Bergmann G v (1943) Das Weltbild des Arztes und der modernen Physik. Springer, Berlin

Birkmayer W (1979) Klinik und Therapie der extrapyramidalen Syndrome. Klinik der Gegenwart, Bd X. Urban & Schwarzenberg, München

Bräutigam W (1974) Pathogenetische Theorien und Wege der Behandlung in der Psychosomatik. Nervenarzt 45: 354

Bräutigam W, Christian P (1975) Psychosomatische Medizin. 2. Aufl. Thieme, Stuttgart

Doerr W (1975) Das Altern in anthropologischer Sicht. Verh Dtsch Ges Pathol 59: 260–271

Doerr W, Quadbeck G (1973) Allgemeine Pathologie, 2. Aufl. Thieme, Stuttgart

Eccles JC (1977/78) Hirn und Bewußtsein. Mannheimer Forum 77/78. Ein Panorama der Naturwissenschaften. In: Studienreihe Boehringer, Mannheim, S 9–64

Eiff AW v (1976) Seelische und körperliche Störungen durch Streß. Fischer, Stuttgart

Feiereis H (1979) Colitis ulcerosa. Diagnostik XII

Freyberger H (1977) Psychosomatik des Kindesalters und der erwachsenen Patienten. Klinik der Gegenwart, Bd XI. Urban & Schwarzenberg, München

Gadamer HG, Vogler P (1972–75) Neue Anthropologie, Bd 1–6. Thieme, Stuttgart

Hartmann F (1973) Ärztliche Anthropologie. Schünemann, Bremen

Hartmann F (1976) Einleitung in das Studium der Heilkunde. Urban & Schwarzenberg, München

Hartmann F (1977) Das Verständnis des Menschen in der gegenwärtigen Medizin. Medizin, Mensch, Gesellschaft 2: 144–151

Heinroth JCA (1831) Lehrbuch der Anthropologie, 2. Aufl. Vogel, Leipzig

Henschen F (1966) Grundzüge einer historischen und geographischen Pathologie. In: Doerr W, Uehlinger E (Hrsg) Spezielle pathologische Anatomie, Bd 5. Springer, Berlin Heidelberg New York, S 1–378

Hundt M (1501) Anthropologium de hominis dignitate, natura et propretabibus. Liptzik

Jaspers K (1946) Allgemeine Psychopathologie, 4. Aufl. Springer, Berlin Göttingen Heidelberg

Jores A (1969) Um eine Medizin von morgen. Huber, Bern Stuttgart

Jores, A (1976) Praktische Psychosomatik. Huber, Bern Stuttgart

Krehl L (1893) Grundriß der Allgemeinen Pathologie. Vogel, Leipzig

Krehl L, Marchand F (Hrsg) (1908–24) Handbuch der Allgemeinen Pathologie. Hirzel, Leipzig

Langen D (1977) Das Dilemma der Psychosomatik. Therapiewoche 27: 6042–6046

Nathan H (1931) Sepsis. Virchows Arch [Pathol Anat] 181: 430 ff

Plessner H (1928) Die Stufen des Organischen und der Mensch. Einleitung in die Philosophische Anthropologie. de Gruyter, Berlin

Pomeranz B (1976) Akupunktur und Endorphine. New Scientist 73: 12 ff

Roessler D (1978) Ärztliche Ethik aus anthropologischer Sicht. Symposium Ärztliche Ethik. Schattauer, Stuttgart New York, S 17–24

Rössle R (1943) Pathologie der Familie. Springer, Berlin

Schipperges H (1972) Anthropologien in der Geschichte der Medizin. In: Gadamer HG, Vogler P (Hrsg) Neue Anthropologie, Bd 2. Thieme, Stuttgart, S 179–214

Schipperges H (1977) Zur Begriffsgeschichte der Anthropologie. Festschrift 75 Jahre Anthropologie. Selbstverlag der Anthropologischen Staatssammlung, München

Schipperges H (1978) Motivation und Legitimation des ärztlichen Handelns. In: Schipperges H, Seidler E, Unschuld P (Hrsg) Krankheit, Heilkunst und Heilkunde. Alber, Freiburg München

Selye H (1978) Ist Streß unser Schicksal? Therapiewoche 28: 10–21

Strotzka H (1975) Psychotherapie, Grundlagen. Urban & Schwarzenberg, München

Uexküll T v (1963) Grundfragen der psychosomatischen Medizin. Rowohlt, Reinbek bei Hamburg

Uexküll T v (1977) Funktionelle Syndrome in psychosomatischer Sicht. Klinik der Gegenwart, Bd IX. Urban & Schwarzenberg, München

Weizsäcker V v (1941) Arzt und Kranker, 2. Aufl. Koehler & Amelang, Leipzig

Weizsäcker V v (1950) Von den seelischen Ursachen der Krankheit. In: Diesseits und jenseits der Medizin. Koehler, Stuttgart, S 124

Hans-Erhard Bock

Weizsäcker, V v (1951) Der kranke Mensch; eine Einführung in die Medizinische Anthropologie.
   Koehler, Stuttgart
Wohlwill F, Bock H-E (1928) Über Entzündungen der Placenta und fetale Sepsis. Arch Gynäkol 135:
   271–319
Wohlwill F, Bock H-E (1930) Weitere Untersuchungen über Entzündungen der Placenta und fetale
   Sepsis. Beitr Pathol Anat 85: 469–513

Bezugssystem Zeit

Klaus Goerttler, Heidelberg

Alle Materie, jedes Lebewesen kennt ein Heute, Gestern und Morgen. Existierendes ist eingebettet in zeitliche Bezüge, Funktion zeitabhängig, Kausalität zeitbezogen. Bewegung ist dynamische Aktion in Raum und Zeit. Es gibt keine Organisation ohne integrierten Zeitfaktor, keine Entwicklung ohne historischen Hintergrund. Damit läßt sich der Zeitfaktor auch aus keinem pathologischen Geschehen ausklammern, und wir geraten in Gefahr, uns in Binsenweisheiten zu verlieren.

Im Rahmen unseres Generalthemas und gegen den Hintergrund des Ideengerüstes einer Theoretischen Pathologie spielt der Zeitfaktor unter drei Aspekten eine dominierende Rolle (Tabelle 1):

Tabelle 1. Achsenphänomene

I. *Biologische Zeit*
   Orthologie und Pathologie der Lebensalter

II. *Zeitliche Abläufe (Prozesse)*
   Orthologie und Pathologie im zeitlichen Ablauf der Lebensäußerungen

III. *Zeitfaktor als Regelgröße für ärztliches Handeln*
   Orthologie und Pathologie der zeitgebundenen Therapie

Aspekt I handelt von der biologischen im Unterschied zur physikalischen Zeit. Er umschreibt die Abhängigkeit pathologischer Prozesse von der jeweiligen Lebensphase, in der sich das Individuum gerade befindet. *Aspekt II* soll die Abhängigkeit des pathomorphologischen Substrats vom zeitlichen Ablauf krankhafter Prozesse hervorheben. Jene bieten abgrenzbare formale Besonderheiten, und damit umfassen wir mit dem Hinweis auf akut oder chronisch auch unterschiedliche Gestaltbilder. *Aspekt III* soll zeigen, daß die Einflüsse der Zeit, in der wir leben, sich auch auf unser ärztliches Handeln auswirken. Wir geraten hier in das Grenzgebiet zur Medizinhistorik. Ein großer Teil unseres ärztlichen Tagewerkes ist der Beurteilung von Therapiekonzepten und der Analyse von Therapiefolgen gewidmet. Wir haben den Gestaltwandel von Krankheitsbildern unter der Therapie kennengelernt (Doerr 1956, Köhn u. Jansen 1957), unsere ärztlichen Wertvorstellungen werden durch den jeweiligen Zeitgeist mitbeeinflußt.

Aspekt I: Chronopathologie

Die Trennung einer biologischen von der kalendarischen oder physikalischen Zeit ist tägliches Erlebnis. Dennoch ist unser in Tabelle 2 als Chronopathologie zusammengefaßtes Wissen unter diesem Aspekt bisher nur unvollkommen abgehandelt worden. Erst zu Beginn dieses Jahrhunderts hat sich die Kinderheilkunde unter dem Druck der Notwendigkeit als eigenständiges Fach aus der Inneren Medizin abgespalten. Heute erleben wir Vergleichbares in der Spezialisierung der Geriatrie. Es begegnen uns nicht nur spezielle Krankheiten in den verschiedenen Lebensphasen, sei dies bedingt durch den Erstkontakt mit lebenden Krankheitserregern in Kindheit und Jugend, oder durch Verschleißerscheinungen mit vorrückendem Lebensalter, oder funktionell durch Änderungen der Immunitätslage, durch unterschiedliche Reaktionsfähigkeit und Reaktionsbereitschaft. Kinder sind keine Miniatur-Erwachsenen, und bei akzelerierten Jugendlichen stellt sich oft die Frage, ob man sie noch zum Kinderarzt oder schon zum Internisten schicken soll: Körperliche und geistige Reifung klaffen auseinander.

Tabelle 2. Achsenphänomen I: Biologische Zeit

Orthologie und Pathologie der Lebensalter
Zeitfaktor maßgeblich für Organisation

A. *Chronopathologie des Individuums: Lebensrhythmen*
  ○ Pränatale Pathologie
    ○○ Blastopathien und Embryopathien
    ○○ Fetopathien
    ○○ Feto-materne Inkompatibilitäten
  ○ Perinatale Pathologie
  ○ Postnatale Pathologie
    ○○ Paidopathologie
    ○○ Pathologie der Adoleszenz
    ○○ Pathologie des Adulteriums
    ○○ Gerontopathologie

B. *Chronopathologie der Generationen: Generationsrhythmen*
  ○ Pathologie der Familie
  ○ Manipulation der Biologischen Zeit durch die Umwelt

Es stellt sich die Frage, wie wir dieser Chronopathologie des Individuums im Rahmen einer allgemeinen Chronobiologie Rechnung tragen können. In Abb. 1 sind Wachstum und körperliche Entwicklung gegen die kalendarische Zeit

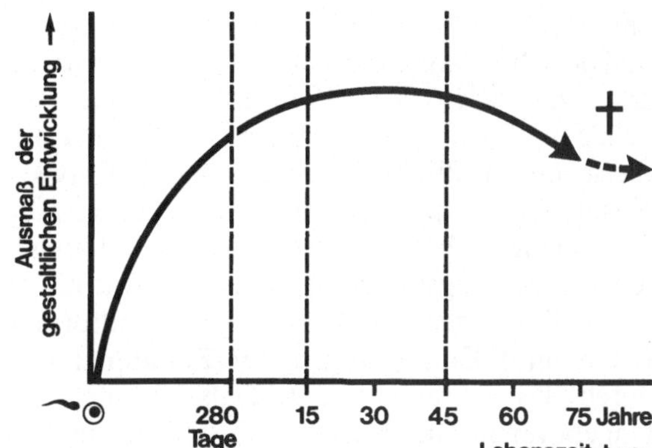

Abb. 1. Lebenskurve des menschlichen Individuums von der Befruchtung bis zum Tod mit den Koordinaten Lebensalter und Ausmaß der gestaltlichen Entwicklung in halblogarithmischer Darstellung

aufgetragen. Die daraus resultierende Lebenskurve zeigt den steilsten Anstieg vor der Geburt. Nach der Geburt kommt es bereits zu allmählicher Abflachung, und im Erwachsenenalter beobachten wir einen der Gerade angenäherten, also nahezu zeitparallelen Verlauf. Jener kennzeichnet eingestelltes Gleichgewicht zwischen Assimilation und Dissimilation, zwischen Aufbau und Abbau. Auf diesen Gleichgewichtszustand beziehen wir uns bei der Erstellung von Normen (z. B. Körpermaße) im täglichen Leben wie in der Medizin, und damit entlehnen wir auch in unserem Fach die sog. Standardwerte aus dieser Lebensphase. Gegen das Lebensende folgt dann der allmähliche Abfall, das Überwiegen dissimilatorischer Prozesse, Reduktion der meisten Funktionen.

Das Problem einer lebensalter-adäquaten Pathologie besteht in der unterschiedlichen Länge und auch Erfaßbarkeit der einzelnen Lebensphasen. Bis zur Geburt sind Wachstum, normale und pathologische Entwicklung unserer direkten Beobachtung entzogen, und darüber hinaus dauern die frühen, besonders wichtigen und zeitabhängigen, abgrenzbaren Lebensphasen nur Tage, Wochen und Monate gegenüber den Jahre bis Jahrzehnte während postnatalen Lebensphasen. Damit sind sowohl methodisch wie auch zeitlich unterschiedliche Bedingungen für die Ausprägung wie für die Erfassung pathologischer Prozesse gegeben. Einmal müssen Methoden der mühevollen Rekonstruktion entwickelt werden, auf der anderen Seite stehen uns oft sehr genaue Daten zur biographischen Anamnese zur Verfügung.

Chronopathologie der pränatalen Periode bedeutet aber nicht allein Kenntnis der teratogenetischen Determinationsperioden, wie diese einst von Ernst Schwalbe (1906) in seinem großartigen Werk herausgearbeitet worden sind. Zwar ist es für die Entstehung einer Mißbildung entscheidend, wann der günstige Augenblick (Kairos) für die Ausbildung einer Struktur, eines Organs oder eines Körperteils unwiederbringlich verpaßt ist. Wir dürfen dabei nicht vergessen, daß jene Formen und Veränderungen, die wir zu Gesicht bekommen, nur einen sehr kleinen Sektor aus einem viel umfassenderen Feld pränataler Krankheitsabläufe umfassen, die entweder ausheilen oder formal nur geringe Veränderungen setzen oder frühzeitig zum Fruchttod führen und dann meist sachkundiger Beobachtung entzogen sind. Monographische Abhandlungen der speziellen Pathomorphologie und der Differentialdiagnostik des vorgeburtlichen Organismus („Paidopathologie", Essbach 1961; Pränatalpathologie, Goerttler 1957, 1964; Pränatale Schäden, Pliess 1962, Potter 1952) sind fragmentarisch geblieben, umfassen meist nur Teilbereiche. Jede dieser Entwicklungsphasen hat ihre spezielle Nosologie mit phasen- und entwicklungsspezifischen Krankheitsbildern. Wir haben lange gebraucht, bis wir die Mißbildung als Endprodukt eines komplizierten Fehlbildungsweges verstehen gelernt haben, als Blasto-, Embryo- oder als Fetopathie. Diese mußte von ihrer Endform zurückverfolgt werden bis in die Phase ihrer Entstehung, unter Zuhilfenahme von Rekonstruktionen, ergänzt durch das Tierexperiment. Dabei lernten wir, daß die Krankheit des noch Ungeborenen unter Zeitdruck abläuft und in ihrem pathomorphologischen Substrat erheblich abweicht von den Krankheiten des postnatalen Organismus. Die Fähigkeit zu entzündlicher Reaktion fehlt oder ist unterentwickelt, gleiches gilt für immunologische Reaktionen. Dies wiederum ist günstig im Hinblick auf die offene Grenze zum mütterlichen Organismus, aber dann ungünstig, wenn bei bestehenden Inkompatibilitäten zwischen Mutter und Frucht oder bei mütterlichen Erkrankungen oder Schädigung durch Noxen diese auf den wenig geschützten fetalen Organismus durchschlagen, etwa bei Schwangerschaftstoxikose und Präeklampsie.

Die Pathochemie und Pathogenese der Gestaltbildung und Gestalterhaltung setzt eine verstärkte Übernahme von bereits vorhandenem Wissen der Entwicklungsphysiologen ebenso voraus wie eine bessere Zusammenarbeit mit den Biochemikern (z.B. Neubert et al. 1977). Unsere Rekonstruktionen müssen zusätzlich bedenken, daß gleiche formale Endzustände oft auf verschiedenen Wegen erreicht werden, indem z.B. einmal eine Struktur gar nicht gebildet, zum anderen eine bereits vorhandene Struktur sekundär wieder zerstört wird. Hier muß die Analyse das Vorhandensein oder das Fehlen von Veränderungen in anderen Organen mitberücksichtigen. Dieses setzt aber eine gute Kenntnis der unterschiedlichen Dynamik der Entwicklung voraus, unter Einbeziehung der variablen Stoffwechseltopographie und der Empfindlichkeit gegenüber differenten Noxen. Dieses System gegenseitiger Verflechtungen, von nebeneinander herlaufenden und z.T. voneinander abhängigen Entwicklungsvorgängen muß besser sichtbar gemacht werden. Wir sind nur selten, wie seinerzeit bei der Analyse der Thalidomid-Katatrophe, in die Lage versetzt, durch exakte Zuordnung eines kausal verantwortlichen Agens zu bestimmten Verschreibungszeiträumen den pathologischen Prozeß von der Schädigung her aufrollen zu können. Wir sind unsicher in der Zuordnung der überproportional hohen Verluste von männlichen Früchten, die Verluste im ersten Trimenon der Schwangerschaft sind in ihrer Pathogenese wenig erforscht. Wir wissen wenig über nicht-formale Folgezustände nach intrauteriner Schädigung. Kinder von Raucherinnen und Kinder von Trinkerinnen zeigen geringe formale, dafür um so ausgeprägtere funktionelle Abweichungen, die ihr nachgeburtliches Schicksal richtunggebend beeinflussen. Die pränatale Zufuhr von Kanzerogenen läßt Tumoren nicht nur frühzeitig entstehen, sondern zieht je nach dem Zeitpunkt der Verursachung unterschiedliche Spektren im Organbefall nach sich.

In entsprechender Weise beobachten wir auch post natum lebensalter-abhängige Anfälligkeiten gegenüber pathogenen Agenzien, wie etwa die Störungen des Repair-Mechanismus bei alten Menschen nach UV-Bestrahlung (Jung u. Bohnert 1979). Wir müssen einbeziehen das Problem der Vor-Alterung, aber auch der Dehnung der biologischen Lebensspanne weit über 100 Kalenderjahre (Doerr 1975). Besonders auffällig sind die diskordanten Reifungsstörungen, etwa bei Pubertas praecox, bei Maturitas praecox und Maturitas retardata placentae. Der Einfluß der Alterung eines Organs oder Organsystems limitiert die Lebensspanne. Nur in dieser Form interpretieren wir den Satz, daß der Mensch so alt sei wie seine Blutgefäße.

Im Rahmen einer Chronopathologie des Individuums müssen wir Krankheiten jeder Lebensphase auch mit ihrem Stellenwert, in ihrer Bedeutung zum Überleben, in Beziehung setzen. Das Ausmaß der individuellen Gefährdung ist unterschiedlich groß. Der Verlust an menschlichem Leben vor der Geburt durch Einwirkung sog. natürlicher Ursachen (also unter Ausklammerung des artefiziellen Schwangerschaftsabbruchs) überschreitet zusammengenommen den Verlust an menschlichem Leben von der Geburt bis zur Mitte des 7. Lebensjahrzehnts! Aus dieser Kenntnis sollten neue Schwerpunkte wissenschaftlicher Arbeit gebildet werden mit dem Ziel der Erarbeitung eines lebensalter-spezifischen Krankheitenkataloges, auf dem eine Strategie der adäquaten Früherkennung von Krankheiten besser aufgebaut werden kann als die heute üblichen Maßnahmen zur Früherkennung von Krankheiten.

Wir müssen unserer Chronopathologie des Individuums auch eine *Chronopathologie der Generationen* gegenüberstellen. Unvergessen ist die von Robert Rössle (1940) geleistete Pionierarbeit, deren sichtbarer Ausdruck seine Monographie „Die pathologische Anatomie der Familie" ist. Es gibt aber darüber hinaus weitere Bereiche der Gefährdung für das Überleben der nachfolgenden Generationen. Wir müssen sensibler werden für zeitspezifische Manipulationen, mit denen der Mensch seine belebte und unbelebte Umwelt und auch das Klima verändert. Damit greifen wir ein in die Lebensbedingungen der kommenden Generationen: Seweso und Harrisburg mögen gesehen werden als Menetekel einer zunehmend bedrohlicheren, vom Menschen geschaffenen Gefährdung. Wir sollten eine Epidemiologie, eine Pathologie der Kultur- und Zivilisationsfolgen mit Einfluß auf die biologische Zeit im Gefolge einer Jahrhunderte oder Jahrtausende währenden Ausbeutung und Verseuchung methodisch in Angriff nehmen. Diese Aufgabe läßt weiten Raum für die Zusammenarbeit mit Epidemiologen, Archäologen und Historikern. Unter diesem Aspekt muß eine Theoretische Pathologie die Grenzen einer Allgemeinen Pathologie fachübergreifend sprengen.

Klaus Goerttler

Aspekt II: Zeitliche Abläufe (Prozesse)

Der zweite Hauptteil dieser Darstellung handelt vom Zeitfaktor als Berechnungsgrundlage für den orthologischen und pathologischen Ablauf von Lebensäußerungen (Tabelle 3). Zwar dient uns die physikalische Zeit als Meßwert, aber

Tabelle 3. Achsenphänomen II: Zeitliche Abläufe (Prozesse)

Orthologie und Pathologie im zeitlichen Ablauf

Zeitfaktor maßgeblich für geregelten bzw. gestörten Ablauf
O Zellzyklus: Beeinflussung der M-G_0/G_1-S-G_2-M...Sequenz
O Periodische Prozesse
    OO Zirkadiane Rhythmik und ihre Verschiebungen
    OO Periodik unter hormonaler Kontrolle und deren Störungen
O Akuität und Chronizität exogener Einflüsse
    OO Akute Beeinträchtigungen (Schock, Anfallsleiden, Schlaganfall, Embolie, Infarkt, Vergiftungen, immunologische Reaktionen, Blutung)
    OO Chronische Beeinträchtigungen; einphasische bzw. mehrphasische Abläufe; intervalläre und latente Krankheiten, komplementäre Prozesse (immunologische Komponente), repetierende Prozesse mit Verselbständigung
O Subjekt/Subjekt- und Subjekt/Objekt-Interaktionen

---

damit besitzen wir lediglich einen Rahmen für eine Vielzahl variabler biologischer Abläufe. Wir messen die Zeitspanne zwischen zwei Mitosen, bestimmen die Dauer rhythmischer Prozesse wie auch periodischer Abläufe. Es gibt aber keine Konstanten im physikalischen Sinn. Die Länge der Generationszeit oder eine ihrer Teilphasen ist innerhalb bestimmter Grenzen variabel und auch manipulierbar. Heute analysieren wir regenerative Prozesse unter dem Aspekt von Regelkreisen zwischen Zellspeichern (Rajewsky 1974, Bauer 1979). Wir operieren mit Begriffen wie Growth Fraction, Proliferating Pool, Non-Proliferating Pool. Wir müssen uns zunehmend mehr mit Bedingungen befassen, wie diese Speicher geöffnet und auch wieder geschlossen werden, etwa unter der Regelfunktion sog. Chalone (Houck 1976). Wenn jeder Funktionskreis Schwankungen unterworfen ist und Öffnung wie auch Schließung, unterschiedlich hoch eingestellt, in ihrer Schwelle manipuliert werden können, dann führt dies auch zu neuen Therapiekonzepten, etwa über eine Blockade oder Utilisation von Regelkreisen. Die berühmt-berüchtigte G_0-Zelle, die – wie Dornröschen im Dornengestrüpp – irgendwo in der Gewebsperipherie „schläft", diese Zelle spielt als Überträgerin des immunologischen Gedächtnisses eine ebenso wichtige Rolle für eine irgendwann einmal erforderliche Abwehrleistung wie die schlafende Tumorzelle in der Prostata oder die initiierte, aber noch nicht promovierte Tumorzelle, die auf jenen zusätzlich erforderlichen Impuls wartet, der sie weckt – wie weiland der Prinz das Dornröschen –, um vorprogrammierte Potenzen auch zu verwirklichen. Nur geringe Veränderungen im zeitlichen Ablauf der Zellzyklusphasen haben entscheidenden Einfluß auf das Proliferationsverhalten von Zellkollektiven.

92

Die Orthologie und Pathologie zirkadianer und periodischer Abläufe wird behandelt in einer speziell hierfür geschaffenen Zeitschrift Chronobiologie, die bereits im 6. Jahrgang erscheint. Zu erinnern sei an Störungen des Tag-Nacht-Rhythmus bei Schichtarbeitern, an die unterschiedliche regenerative Kapazität der Zellen im Tag-Nacht-Wechsel, an eine unterschiedliche Arzneimittelempfindlichkeit, die ihrerseits Basis für die Chronotherapie ist, d.h. klinische Chronopharmakologie. [Erst kürzlich wurde diesen Phänomenen in der Zeitschrift Arzneimittelforschung – Drug Research – ein Sonderheft (Bd. 28/II) gewidmet.] Uns ist die Bedeutung strikt einzuhaltender Applikationstermine im Tierexperiment wohlvertraut. Ebenso variiert auch die Kanzerogenität mit dem Applikationszeitpunkt. Wir haben aber auch zu denken an die Pathologie des trans- und interkontinentalen Reiseverkehrs, an die physiologische Belastung besonders des weiblichen Flugpersonals. Die Manipulation der astronomischen Zeit kommt somit als Krankheitsfaktor in Betracht: Wird uns die Raumfahrtmedizin neue Krankheitsbilder bescheren?

An dieser Stelle soll gar nicht versucht werden, die Periodik unter hormonaler Kontrolle und deren Störungen im Rahmen dieses Referates abzuhandeln: Die gynäkologische Endokrinologie darf als Musterbeispiel der Pathologie und Orthologie periodischer Prozesse gelten, als wichtiges Beispiel dafür, daß Theoretische Pathologie in gleicher Weise Allgemeine wie Spezielle Pathologie methodisch beeinflussen muß.

Akuität und Chronizität exogener Einflüsse bieten uns eine Fülle von Hinweisen am pathomorphologischen Substrat. Die physikalische Zeit dient uns als Maßstab der Laufzeit eines Prozesses auf der Abszisse, während wir mit der Ordinate Stufen oder Übergänge der formalen oder funktionellen Integrität des Organismus oder eines Organs verbinden (Abb. 2). Doerr et al. (1959) haben

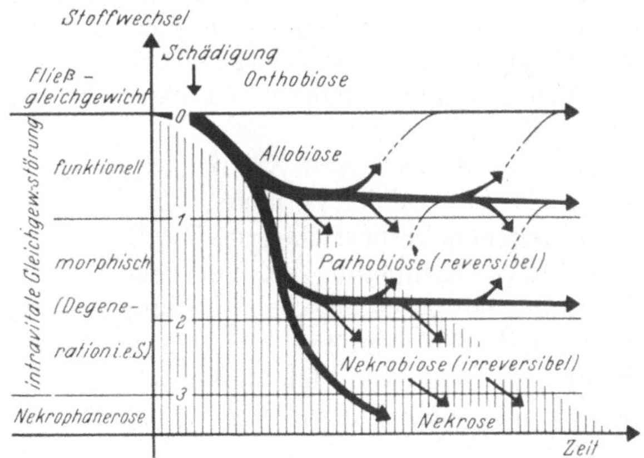

Abb. 2. Ausmaß der metabolischen Alteration in chronologischer Darstellung mit möglichen Folgen. [Aus Doerr W, Becker V, Goerttler K (1959) Dtsch Med Wochenschr 84: 317, 343]

diese Stufen als Ortho-, Allo-, Patho- und Nekrobiose bezeichnet. Verschiedene Kurvenverläufe kennzeichnen Rückkehr zur Orthobiose (Restitutio ad integrum), irreversible permanente Dauerstörung (Pathie) oder den in den Untergang führenden Prozeß.

Man könnte diese Darstellung auch zur Charakterisierung von Krankheitsprofilen verwenden, wobei die jeweiligen Flächenintegrale Aussagen über Schweregrad, Ablauf und Schwankungen im Ablauf des Prozesses erlauben. Die Technik der Aspirationszytologie und der Punktathistologie in zeitlichen Intervallen bietet zusätzliche Möglichkeiten für die Rekonstruktion pathologischer Prozesse. Man kann derartige Momentaufnahmen mit den Wachsplattenrekonstruktionen von Embryonen mit Hilfe von Wachsplatten definierter Dicke vergleichen. Unsere „Zeit-Scheiben" lassen uns das örtliche Geschehen synoptisch ebenso erfassen, wie uns der Film als aufeinanderfolgende Reihe von Einzelaufnahmen die Bewegung wahrnehmen läßt.

Seit langem ordnen wir den Stichworten „akut" und „chronisch" bestimmte morphologische Korrelate zu, auch die Beteiligung bestimmter Organe und Systeme, etwa als differenzierte Organbeteiligung im Schock, dessen Pathologie in unserem Fachgebiet durch Sandritter (1978) beispielhaft erarbeitet wurde und zugleich auf diesem Symposium im Beitrag von Bleyl speziell abgehandelt ist. Lebensbedrohliche Auswirkungen werden ebenso sichtbar wie die zugehörige Morphologie. Die pathologische Anatomie der „Vita reducta" tritt heute dem Pathologen im Rahmen der Intensivmedizin entgegen, wie dies erst technische Perfektion ermöglichte. Die Dramatik des akuten Prozesses greift über auf andere Organe, als wir dies bei einer mehr chronischen Beeinträchtigung von Lebensäußerungen beobachten. Auch die Komposition des Gewebsbildes ist eine andere: Kennzeichen der akuten Entzündung ist das Exsudat, Kennzeichen der chronischen Entzündung das Granulom. Pathologische Prozesse können einphasisch, intervallär ablaufen, aber auch latent-chronisch weiterschwelen. Chronische Krankheiten werden oft genug zu Lebensbegleitern. Mit dem Stichwort „Chronische Bronchitis" öffnet sich uns ein Panorama morphologischer Befunde bis hin zu Metaplasie und Neoplasie. Bei manchen chronischen Prozessen hat sich die Organisation dieser Krankheiten vom auslösenden Reiz unabhängig gemacht, hat sich verselbständigt von der Vorkrankheit, wie etwa bei den Autoimmunkrankheiten, dem chronischen Gelenkrheumatismus, mit allen ihren Folgen.

Bei der Analyse von Krankheitsprofilen mit dominierendem Zeitbezug müssen wir intervalläre Verläufe, rekurrierende Krankheiten, Mehrkomponentenkrankheiten berücksichtigen. Die Beziehungen vom Pfeiffer-Drüsenfieber zum Burkitt-Lymphom sind noch nicht völlig abgeklärt, ebensowenig die Bedeutung der pathologischen Leistung des Herpes-genitalis-Virus zum Portiokarzinom der Gebärmutter. Sehr wahrscheinlich wird uns auch in der Humanpathologie die Zwei- und Mehrstufenhypothese der Tumorentstehung (Initiation–Promotion) zunehmend mehr beschäftigen.

Der Organismus ist ein reagierendes Subjekt, seine Reaktionen sind individuell abgestimmt. Wir müssen aber berücksichtigen, daß pathogene Agenzien ebenfalls Subjektcharakter haben können. Aus der Interaktion zweier Subjekte ergeben sich aber sehr viel unterschiedlichere Konstellationen, als solche bei einer Subjekt-Objekt-Beziehung zustande kommen können.

Gibt es eine „Zeit-Krankheit" und kann uns die falsche Zeitvorstellung in unserem differentialdiagnostischen Bemühen weiterhelfen? Im Traum ist die

Zeit deformiert, wir können die tropfenförmigen Uhren von Salvador Dalí als formal verwandelte Beispiele ansehen. Dem Tätigen rennt die Zeit davon, dem Schwermütigen wird die Sekunde zur Ewigkeit. Der schizophrene Patient kann den Verlust an Zeit, das Wandern des Uhrzeigers nicht ertragen; „fünf-Minuten-vor-Zwölf" signalisiert uns drohenden Verlust von Unwiederbringlichem. Gibt es für ein gestörtes Zeitempfinden auch patho-anatomische Korrelate und wo sind diese zu suchen?

Wir dürfen bei der Zusammenfassung dieses zweiten Hauptteils feststellen, daß wir für die Analyse der Orthologie und Pathologie zyklischer und anderer Regelprozesse Modellvorstellungen mit Einbeziehung auch mathematischer Modelle entwickeln müssen, unter Mithilfe von Statistikern und Mathematikern. Die Pathologie der Interaktionen zwischen Subjekten und die Subjekt-Objekt-Beziehung muß Abhängigkeiten prüfen, auch unter experimentell variierten Bedingungen.

Aspekt III: Historische und soziale Pathologie

Im dritten Abschnitt dieses Referates soll uns der Zeitfaktor als Regelgröße für ärztliches Handeln beschäftigen, Tabelle 4 gibt einen Überblick über hier einzuordnende Probleme. Hier dient uns die historische Zeit als Abszisse, als Ordinate sei eine den jeweiligen „Zeitgeist" repräsentierende komplexe Größe eingetragen. Ihr zugeordnet ist eine jeweils zeitbezogene ärztliche Einstellung, eine Art von ärztlichem Kodex, wie dieser uns schon als sogenannter Eid des Hippokrates vertraut ist. Jede Zeit hat ihr therapeutisches Konzept, ihre Zwänge und Belastungen.

Tabelle 4. Achsenphänomen III: Zeitfaktor als Regelgröße für ärztliches Handeln

Orthologie und Pathologie zeitgebundener Therapie
O Intensiv-/Notfallmedizin (Zeitfaktor im physikalischen Bezug)
   Vita reducta, Grenzen der Therapie
O Dauernder oder passagerer Ersatz von Funktionen und Strukturen (Zeitfaktor im subjektiven Bezug); Gestaltwandel der Person (Transstitution), Grenzen für Ersatz und Austausch. Lebenswertes Leben, Recht auf eigenen Tod
O Zeitbezogenheit von Therapiekonzepten („Zeitgeist")
   Abhängigkeit von Wertvorstellungen der Gesellschaft (Leben des Ungeborenen, Abwägung der Güter, Euthanasie und Lebenserhalt)
O Psychosomatische Medizin, Somatisches Fatum in der Wertvorstellung unserer Zeit

In unserer Zeit beschäftigen uns besonders Probleme der Intensiv- und Notfallmedizin. Wir müssen uns die Frage stellen, wie lange das Unfallopfer in der Intensivstation maschinell betreut werden soll, wann der Respirator abgeschaltet werden darf, wann und wo die Grenzen unseres Handelns erreicht sind und wo Humanität und technisch Machbares miteinander in Konflikt geraten. Juristische Probleme der Organentnahme sind mit der Bestimmung des klinischen Todes verbunden, „wem gehört das Herz der Mutter"? Eine immer perfektere Ersatzteilchirurgie läßt uns fragen, wo das Ärztliche endet und wie weit wir das Recht der Person akzeptieren, frei über den eigenen Körper zu verfügen. Wir verstehen es, wenn ein Glatzenträger meint, diesen Mangel durch Transplantation von Nackenhaaren beseitigen zu müssen. Derartigen Kleinkorrekturen des somatischen Fatums stehen aber Eingriffe gegenüber, die uns zur Kritik herausfordern. Es mag sein, daß die Hoffnung auf zusätzliche Jahre eines lebenswerten Lebens zur Durchführung der koronaren Bypass-Operationen an schwer verwüsteten Herzen führte; ihre Ergebnisse werden heute zunehmend vorsichtiger beurteilt. Bei den Herztransplantationen und im Schicksal des südafrikanischen Zahnarztes Blaiberg wurde deutlich, daß hier die Grenze des auch für den Patienten Zumutbaren überschritten war: Ein spärlicher Erfolg konnte nur unter massivem Einsatz begleitender Immunsuppression erzielt werden, mit Umwandlung der körperlichen und Schädigung der psychischen Struktur. Vollends problematisch ist die Umwandlung vom einen in das andere Geschlecht mit allen körperlichen Merkmalen, all dies unter Berufung auf das Recht der freien Entfaltung der Persönlichkeit, betrieben durch erfindungsreiche Handwerker. Hier berührt die Ausschöpfung des technisch Machbaren Fragen der Ethik und der Moral. Nicht sehr weit entfernt hiervon einzuordnend erleben wir die Diskussion einer Grenze für ärztliche Mithelferschaft zum Überleben von Häftlingen im Hungerstreik, wenn dies nur unter Anwendung von Gewalt möglich ist. Erst recht ist heute wieder die Frage zu stellen, ob die Ärzteschaft in der Abtreibung der Leibesfrucht aus weit überzogener „sozialer Indikation" – vulgär als Recht auf den eigenen Bauch interpretiert – noch eine ärztliche Tätigkeit sieht, oder ob sie sich darüber klar ist, welche Komplizenschaft sie dabei mit schwachen parlamentarischen Mehrheiten eingeht. Wir erleben ein Stück Orwellscher Dialektik, wenn eine staatlich subventionierte, in ihrer Namengebung für die Familie tätige Organisation ihre Hauptaufgabe in der Förderung der Abtreibung sieht.

Der Pathologe erlebt wie kein anderer Arzt die bösen Folgen, die unvermeidbar schlechten Ausgänge unseres ärztlichen Bemühens, das Scheitern von Konzepten, die ungünstigen Folgen der Therapie, iatrogene Schäden im engeren und im weiteren Sinne (Thurner 1970). Wie sehr diese Fragen unser Fach berühren, zeigt die Ausrichtung der von Doerr konzipierten 63. Tagung der Deutschen Gesellschaft für Pathologie in Graz (Doerr 1972). Nach einer Zeit, die das körperliche Fatum vielleicht allzu stark in den Vordergrund stellte, mit einer Ärzteschaft, die dem formalen Bestand des Körpers vor einer gleichwertigen Körper-Seele-Einheit den Vorrang gab, scheint in der jüngeren Generation das Pendel in die entgegengesetzte Richtung auszuschlagen. Sichtbare Zeichen dieses beginnenden Umschwungs sind Rückbesinnung auf das geistige Erbe Viktor von Weizsäckers, bewahrt von Paul Christian, daneben aber auch Übertreibungen mit Unterbewertung und gar Abkehr vom pathomorphologischen Substrat. Dieser Trend zur psychosomatischen Medizin in unserer Zeit sollte uns zugleich zu einer Neubesinnung führen. Wir sollten diesen Bemühungen innerhalb des Ideengrundgerüsts einer Theoretischen Pathologie Raum geben und damit die

Diskussion auf das gemeinsame Fundament zurückführen, auf die historischen Wurzeln. Dies läßt uns den ärztlichen Auftrag in unserer Zeit klarer sehen. Wir dürfen abschließend feststellen, daß dieser dritte Teil des vorliegenden Referates die Hauptprobleme in einer Diskussion des „ärztlich Machbaren" und des „ärztlich Vertretbaren" in unserer Zeit sieht.

Schlußbemerkung

Die Diskussion des „Zeitfaktors" im Rahmen des von mir so gesehenen Ideengrundgerüsts einer Theoretischen Pathologie ließ uns drei thematisch stark voneinander abweichende Aspekte erkennen, in jedem einzelnen aber wurde das Fach-Übergreifende deutlich. Theoretische Pathologie ist damit eingebettet sowohl in die benachbarten Naturwissenschaften, wie in Sozialwissenschaften und Moralphilosophie. Der Aspekt I handelte von der biologischen Zeit, mit ihren Raffungen und Dehnungen. Das Konzept einer Chronopathologie bietet eine wissenschaftliche Grundlage zu weiterer Bearbeitung. In Aspekt II wurden die zeitlichen Abläufe und ihre Bedeutung für ein tieferes Verständnis der Prozesse skizziert. Zwar wird mit der Elle der physikalischen Zeit gemessen, aber wir haben es in Wirklichkeit mit variablen Prozessen zu tun. Die Begriffe akut und chronisch beziehen unterschiedliche morphologische Phänomene ein, erlauben die Analyse von Zeitprofilen von Krankheiten. Während die Aspekte I und II mit den Mitteln naturwissenschaftlicher Betrachtungsweise bearbeitet werden können, hat Aspekt III Beziehungen und Bindungen an die Geisteswissenschaften, muß in der Bearbeitung auf deren Methodologie zurückgreifen. Die Beziehungen einer Theoretischen Pathologie zum Zeitgeist, die Darstellung der Bindungen auch im Fach Pathologie an die aktuelle Zeit mit ihren Belastungen und Zwängen soll zeigen, daß wir uns einer Stellungnahme aus sachlichen wie aus moralischen Gründen gar nicht entziehen können. Hier gehen über das Bindeglied einer historischen und sozialen Pathologie Theoretische Pathologie und Anthropologische Medizin ineinander über. Hier wird nicht mehr abgehoben auf den biologischen Organismus Mensch, sondern auf dessen personale Einheit aus Leib und Seele.

Literatur

Bauer R (1979) Regulatoren des epidermalen Zellzyklus. In: Schwarz E, Spier HW, Stüttgen G (Hrsg) Handbuch der Haut- und Geschlechtskrankheiten, Erg Werk Bd 1/4 A. Springer, Berlin Heidelberg New York, S 117–152
Doerr W (1956) Pathomorphose durch chemische Therapie. Verh Dtsch Ges Pathol 39: 17–73
Doerr W (1972) Begrüßung. Verh Dtsch Ges Pathol 56: IX–XXII
Doerr W (1975) Das Altern in anthropologischer Sicht. Verh Dtsch Ges Pathol 59: 260–271
Doerr W, Becker V, Goerttler K (1959) Über den Schädigungsstoffwechsel. Paradigmatische morphologische Aequivalente. Dtsch Med Wochenschr 84: 317, 343
Essbach H (1961) Paidopathologie. Kyematopathien, Neogonopathien, Thelamonopathien. Thieme, Leipzig

Klaus Goerttler

Goerttler K (1957) Über terminologische und begriffliche Fragen der Pathologie der Pränatalzeit. Virchows Arch [Pathol Anat] 330: 35–84
Goerttler K (1964) Kyematopathien (Embryo- und Fetopathien). In: Becker PE (Hrsg) Humangenetik Bd 2. Thieme, Stuttgart, S 1–64
Houck JC (ed) (1976) Chalones. North-Holland Publ Comp, Amsterdam Oxford
Jung EG, Bohnert E (1979) Lichtbiologie der Haut. In: Schwarz E, Spier HW, Stüttgen G (Hrsg) (1979) Handbuch der Haut- und Geschlechtskrankheiten, Erg Werk Bd 1/4 A. Springer, Berlin Heidelberg New York, S 459–540
Köhn K, Jansen HH (1957) Gestaltwandel klassischer Krankheitsbilder. Springer, Berlin Göttingen Heidelberg
Neubert D, Merker HJ, Kwasigroch TE (eds) (1977) Methods in prenatal toxicology. Evaluation of embryotoxic effect in experimental animals. Thieme, Stuttgart
Pliess G (1962) Pränatale Schäden. Erg Inn Med Kinderheilkd 17: 263–384
Potter EL (1952) Pathology of the Fetus and the Newborn. The Year Book Publishers Inc, Chicago
Rajewsky MF Proliferative Properties of Malignant Cell Systems. In: Grundmann E (Hrsg) Geschwülste/Tumors I. Handbuch der allgemeinen Pathologie, Bd 6/5. Springer, Berlin Heidelberg New York, S 289–325
Rössle R (1940) Die pathologische Anatomie der Familie. Springer, Berlin
Sandritter W (1978) Schock und Intensivmedizin. Einführung in das Thema. Verh Dtsch Ges Pathol 62: 1–2
Schwalbe E (1906) Allgemeine Mißbildungslehre (Teratologie). Fischer, Jena
Thurner J (1970) Iatrogene Pathologie. Pathologische Anatomie der Nebeneffekte ärztlicher Maßnahmen. Urban & Schwarzenberg, München Berlin Wien

Bezugssystem Organ

Volker Becker, Erlangen

Nach den Bezugssystemen „Mensch" und „Zeit" als Elemente biologischer Organisation sollen im folgenden wenige Gesichtspunkte innerorganischer Bezugssysteme vorgetragen werden. Zu Beginn soll auf die nicht zufällige sprachliche Verwandtschaft – aber nicht Abhängigkeit (Wolf 1971) – des Überbegriffs „Organisation" und „Organismus" mit dem des „Organs" hingewiesen werden.

Unser Thema ist zwar enger eingegrenzt als das der vorigen Bezugssysteme, kann aber auch breiter in den Beispielen gefächert werden (unterliegt damit notwendigerweise der leidigen Beschränkung auf einzelne Organe).

Eine Theorie verkörpert das Bedürfnis nach einem Ordnungsprinzip. Während die Spezielle Pathologie die systematische Ordnung der Krankheitslehre, die Allgemeine Pathologie die Regeln, gewissermaßen die Grammatik vermittelt, versucht die Theoretische Pathologie den Typ des Systems und der Regeln, deren Idee zu erfassen. So verstanden soll dieses Prinzip an der Organorganisation, an der Idee des Organs mit der Vielfalt der Möglichkeiten, mit den Entwicklungsvariabilitäten, aber auch mit den jeweiligen Verschiebungen der Akzente dargestellt werden. Es können nur wenige Prinzipien herausgearbeitet werden.

Unter einem Organ versteht man die morphologische und funktionelle Einheit eines regelhaft aufgebauten Gewebskomplexes, „der seine partielle Existenz dem Endzwecke unterordnet, welcher durch die vereinte Wirkung aller übrigen Teile erzielt werden soll" (Hyrtl 1873).

Die Organorganisation verkörpert so etwas wie eine organeigentümliche Regulation, die eingepaßt ist in eine übergeordnete Regulation.

Ein Organ ist nach Morphologie und Funktion in der Tierreihe gewissermaßen austauschbar, es gibt Analogien und Homologien (Remane 1952).

Die „Mannigfaltigkeit innerhalb des gegebenen Typischen" (Geoffroy de St. Hilaire) umschreibt die Idee eines Organs.

Eine Besonderheit vieler, vielleicht aller Organe besteht darin, daß in einem morphologischen Verband mehrere Funktionskreise gebündelt sind. Klassisches Beispiel ist das Knochensystem, das Stützfunktion besitzt, als Depotorgan für den Kalziumstoffwechsel und als Blutbildungsorgan funktioniert. Die Bündelung solcher Organfunktionen kann in den einzelnen Spezies wechseln. Aus der

Beobachtung solcher Wechsel lassen sich innere Notwendigkeiten eines Organs erschließen.

Ein entwicklungsgeschichtlicher Aspekt dieser Betrachtungsweise liegt z. B. in der Beobachtung des Kiemenorgans. Seitdem Reptilien und Säugetiere Lungen entwickelt haben, sind Kiemenorgane, die embryologisch auch beim Menschen durchlaufen werden, scheinbare Atavismen, und doch ist eine Bildung des Kiemenorgans lebensnotwendig für die adulten Organe beim Menschen, nämlich für die Entwicklung des Mittelohrs und die der Gehörknöchelchen. Diesem Funktionsteil zuliebe, wenn man so sagen will, wird das gesamte System des Kiemenorgans „rekapituliert", wird es noch nicht „abgeschrieben". Ein Funktionsanteil – Gehörknöchelchen – ist Begründung für die Ausbildung des ganzen Organs. Ähnlich verbleibt von der embryonalen Nierenanlage der Nebenhoden als einzig entwickelter Teil übrig. Organanlagen sind Träger wichtiger gestaltender Kräfte (Portmann 1965). Zwecklose oder unzweckmäßige Organe gibt es nicht (Peter 1920).

Im folgenden sollen die Ausführungsvarianten einzelner Organe nicht im Sinne der Evolutionslehre dargestellt werden, sondern im Hinblick auf Funktionsgerechtigkeit und die Funktionsentwicklung eines Organs, so daß die facettenartige Mannigfaltigkeit als „Zweckgestalt" gewonnen wird.

Ich will mich, um mich nicht ins Uferlose zu verlieren, beschränken auf vier Instrumente der Funktionsentwicklung eines Organs. Es handelt sich um Mechanismen, die in einzelnen Organen immer wiederkehren, aber durch die Akzentverschiebung die Funktion unterschiedlich entwickeln.

Es sollen behandelt werden:
1. Oberflächenvergrößerung,
2. Druckausgleich,
3. Steigerung des Vaskularisationsgrades,
4. Verdrängung des plastischen Bindegewebes (Platzhaltergewebes).

Als paradigmatisches Organ wird vor allem die Plazenta herangezogen, weil sie den Sachverhalt besonders deutlich machen läßt.

1. Oberflächenvergrößerung

Seit Grosser (1927) ist eine gewisse Systematisierung in die verschiedenen Möglichkeiten der Plazentabildung eingebracht worden, gegen die einige Einwände erhoben worden sind, die aber doch mit einprägsamer Klarheit das Prinzip zeigen, wenn auch die phylogenetischen Regeln dabei nicht genau eingehalten werden (Abb. 1).

Die Plazenta entwickelt bei den unterschiedlichen Tierspezies eine Annäherung der beiden Kreisläufe, das Versorgungs- und Entsorgungssystem, von Mutter und Kind mit einer größtmöglichen gemeinsamen Oberfläche der Berührung.

Es zeigt sich an dem Beispiel der Grosserschen Reihe deutlich der Gedanke der theoretischen Biologie: Die Plazentareihe, wie sie durch die zunehmende Annäherung der Kreisläufe gegeben ist, entspricht nicht der phylogenetischen

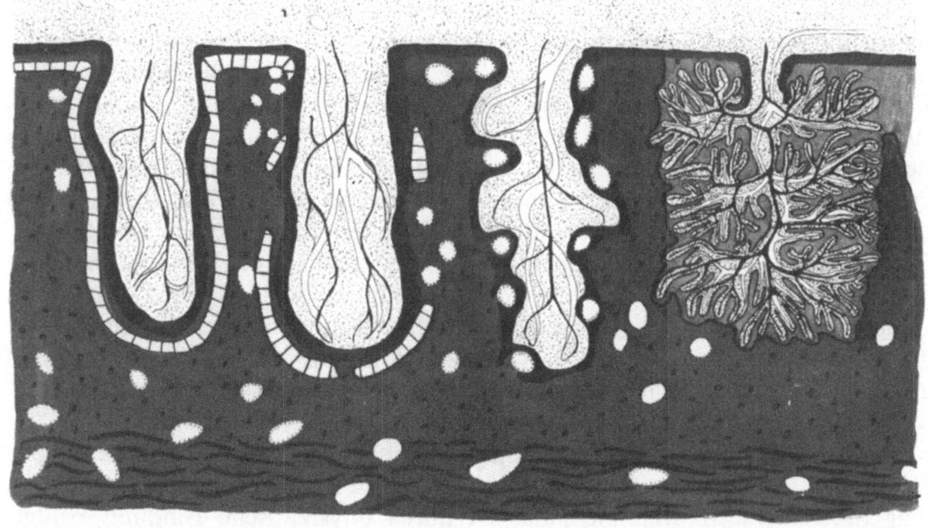

Abb. 1. Schematische Darstellung verschiedener Plazentaformen. Dunkel: materner Teil. Gepunktet: fetaler Anteil. Verminderung der Schichten zwischen den beiden Kreisläufen. (Mod. nach Goerttler 1950)

Entstehung, wohl aber ist die funktionale Idee der Kreislaufannäherung in eine Ordnung gebracht. In der Systematik der Plazenta erreicht dieses Prinzip einen scheinbar nicht mehr zu verbessernden Grad: Ein weiterer Schwund der Barrieren zwischen den beiden Kreisläufen würde zu einer Vermengung von fetalem und mütterlichem Blut führen, was katastrophale Folgen hätte. Wir sind also *scheinbar* am Ende einer funktionellen Reihe angelangt. Das Prinzip der Annäherung der Kreisläufe wird aber in der menschlichen Ontogenese weiter vervollständigt durch die optimale Vergrößerung der Berührungsflächen bei weiterer Verkürzung der Permeationsstrecke (Becker 1977).

Die Verkleinerung der Zottendurchmesser mit einer Vergrößerung der Oberfläche, die Verkürzung der Permeabilitätsstrecke, die Verdrängung des Zottenstroma, der Ersatz der Stützfunktion des Bindegewebes durch andere Haltemechanismen, z. B. durch die Kernbrückenbildung, durch Näherrücken der stark erweiterten Sinusoide an die Oberfläche, – durch alle diese Mechanismen gelingt es, beide funktionell voneinander abhängigen, anatomisch streng getrennt zu haltenden Strombahnen auf längere Strecken (Stoffwechselmembranen, Hörmann 1958) bis auf eine Zwischenwand von 1 bis 2 μm – also bis auf Kapillarwanddicke – zu nähern. Mit dieser Annäherung ist eine weitere Verbesserung der Austauschmöglichkeiten nicht mehr möglich: Die Plazenta ist reif, sie muß geboren werden, da sie ihre Leistung nicht mehr vermehren kann. Das wachsende Kind kann seine gesteigerten Bedürfnisse nicht mehr weiter befriedigen.

Die größtmögliche Oberfläche der Berührung wird durch diese innere Ausgestaltung ohne relatives Wachstum erreicht. Wir würden heute von Rationalisierung im wirtschaftlichen Sinne sprechen.

Gleichartig im Prinzip ist die funktionelle Organentwicklung der Lunge durch das Instrument der Oberflächenvergrößerung. Vor dem „Organ Lunge" kann die „Funktion Atmung" in ihrer Entwicklung in der Evolution betrachtet werden. Die funktionelle Idee der Atmung besteht in der Einschleusung, der Anreicherung, dem Transport und dem Verbrauch des Luftsauerstoffs an die Zelle und in der Abgabe der Kohlensäure an die Außenwelt. Bei Fischen geht der physikalisch gelöste Sauerstoff des Wassers – unter Verwendung großer Flüssigkeitsmengen und großer Oberflächen – in der gleichen Form durch die Kiemen ins Blut.

Die Entwicklung der Kiemen geht stetig durch eine Vergrößerung der Oberflächen vor sich. Dann folgt die weitere innere Ausgestaltung des Organs Lunge. Die Reptilien haben bereits viele kleine Räume in ihrem „Lungensack" ausgebildet und können größere Mengen Gas austauschen, zum Teil sind gleichzeitig Kiemen vorhanden. Erst bei den Säugetieren ist der Luftblasenaufbau völlig durchgeführt, durchorganisiert bis hin zu den Alveolen.

Das Beispiel der Entwicklungsreihe „Atmung" zeigt die Möglichkeiten der Evolution einerseits, des Organwechsels andererseits. Während in der Entwicklung die Sauerstoffaufnahme zunächst durch physikalische Bindung erfolgt, ergibt sich durch das plasmatische Hämoglobin (z. B. bei den Regenwürmern) die erste, durch die zelluläre Hämoglobinbildung in den Erythrozyten eine zweite Entwicklungsstufe, die die Sauerstoffbindung auf das Hundertfache steigert. Unabhängig von den Stufen der Entwicklung läuft die funktionsgerechte Organentwicklung oder auch ähnlicher Organvarianten weiter. Die Entwicklungsstufen sind geeignet, „Sackgassen der Entwicklung" (Doerr 1972) zu überwinden.

Das Prinzip der Oberflächenvergrößerung mit der Verbesserung der Organleistung – je nach dem Organziel – läßt sich auch an anderen Organen darstellen, besonders bei dem Gehirn durch die Gyrierung, aber auch bei der Vielzahl der Fetaleinheiten der doppelten Uterushörner z. B. bei den Nagern.

Das Gegenprinzip der Oberflächenvergrößerung ist das der Unilokalisation. Dies ist bei der Funktionsentwicklung des Magens und des Uterus wirksam. Beim Uterus ist das funktionelle Ziel deutlich: größere weitere Entwicklung des Eies bis zur extrauterinen Lebensfähigkeit in dem großen unilokularen Uterus auf der einen Seite, Vielzahl der weniger geschützten Neugeborenen auf der anderen Seite.

Die einfache Maßnahme der Oberflächenvergrößerung wird durch die Verkleinerung der Durchmesser von Zotten in der Plazenta, von Alveolen in der Lunge, von der Kammerung im Uterus erreicht: Freilich steht diesem Prinzip der Septenbildung die zonale Anhäufung von Druck entgegen, so daß ein Druckausgleich (als zweites Instrument, das hier betrachtet werden soll) eingefügt sein muß.

2. Druckausgleich

Auch hier ist die Plazenta wieder ein gutes Paradigma.

Um die Bedeutung des Druckausgleichs klarzumachen, sind einige kurze Vorbemerkungen nötig: Das Blut aus dem Uterus kommt in das intervillöse dreidimensionale Kapillarsystem (Hörmann 1958) in einem nicht ganz klar erfaßbaren Muster: Etwa 40 bis 60 Spiralarterien treten in der Basalplatte in den maternen Blutraum ein und erfüllen mit nährstoffreichem Blut die gesamte nun so stark vergrößerte Oberfläche der Resorptionszotten. Unter normalen Bedingungen handelt es sich hierbei um etwa 14 qm Oberfläche. Man streitet noch darum, ob dies in Form des Jetstromes von Borell (Borell et al. 1958) oder in Form von Ringen (Freese 1966, Lemtis 1970) oder von Zentralströmen (Schuhmann 1976) vor sich geht. Der Grund, warum eine Lösung für diese Durchblutungsprobleme noch nicht gefunden ist, liegt wesentlich darin, daß alle diese Strömungsarten in der menschlichen Plazenta durch den Mangel an Zwischenwänden ermöglicht sind. Im intervillösen Raum kann ein örtlicher

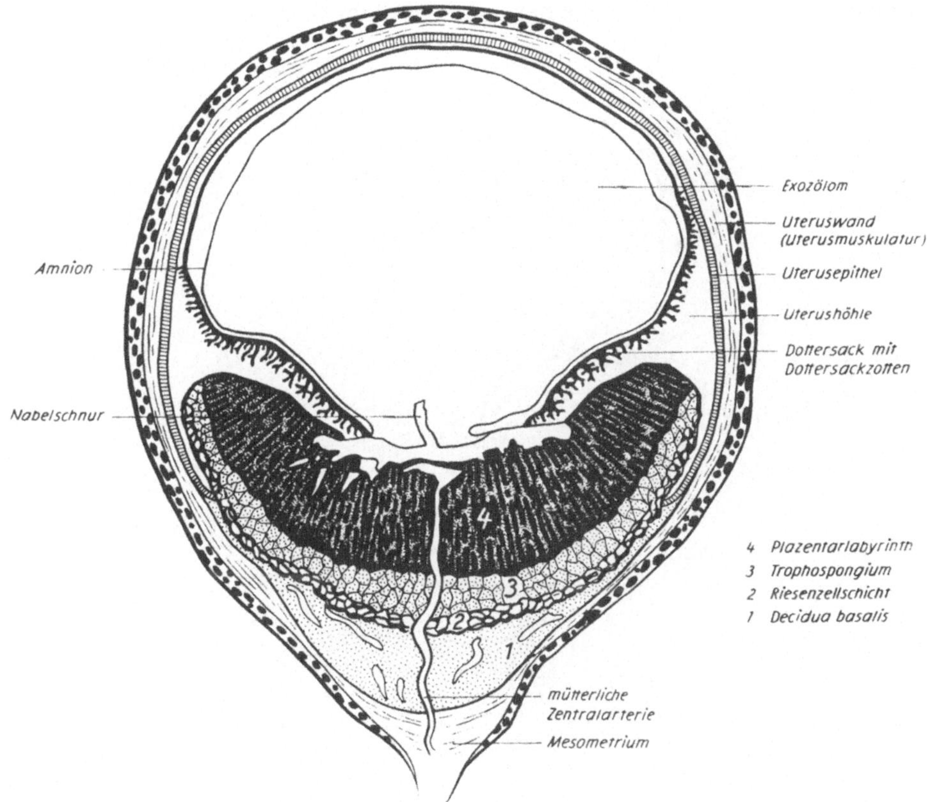

Abb. 2. Schema der Rattenplazenta. Beachte die erhaltene Zentralarterie. (Mod. nach Padyula u. Richardson 1963)

Volker Becker

Druck von mütterlichem Blut oder auch der mütterlichen Vene sofort ohne Hemmung nach allen Seiten verteilt werden. Es ist nicht bei allen Tieren so und stellt in dem menschlichen Organ eine Verbesserung der Anpassungsmöglichkeit an die örtlichen Gegebenheiten des unilokularen, aber doch auch durch die Wehen nicht statischen Uterus dar. Bei Menschen kann also der Borellstrahl, das Gefäß in das Zentrum des Plazenton und der unregelmäßige Blutstrom in Ringen nebeneinander bestehen. Bei der Ratte – um nur ein Tier zu nennen – ist der Borellstrahl noch „fixiert", es gibt eine Zentralarterie, die den Blutstrom durch die Zotten hindurch bis in die Chorionplatte bringt (Abb. 2). Erst dann kann das Blut in dem intervillösen Berieselungsstrom in das Kapillarsystem abfließen. Das Blut im intervillösen Raum ist beim Menschen durch die fehlende Septierung und durch die mangelnde Fassung des Strahls in der Lage, allen Druckschwankungen auszuweichen.

Ganz ähnlich liegen die Verhältnisse in der Lunge. Das völlig durchgeführte System der dünnwandigen Alveolen besitzt zum Druckausgleich die Kohnschen Poren und dadurch die Möglichkeit eines dauernden Austausches des Luftdrucks (Kohn 1893). Man spricht von der kollateralen Ventilation. Ganz fortgeführt ist diese Lochbildung in den Alveolarsepten in der Vogellunge, in der breite Luftstraßen um die Bluträume herum angeordnet sind (Abb. 3).

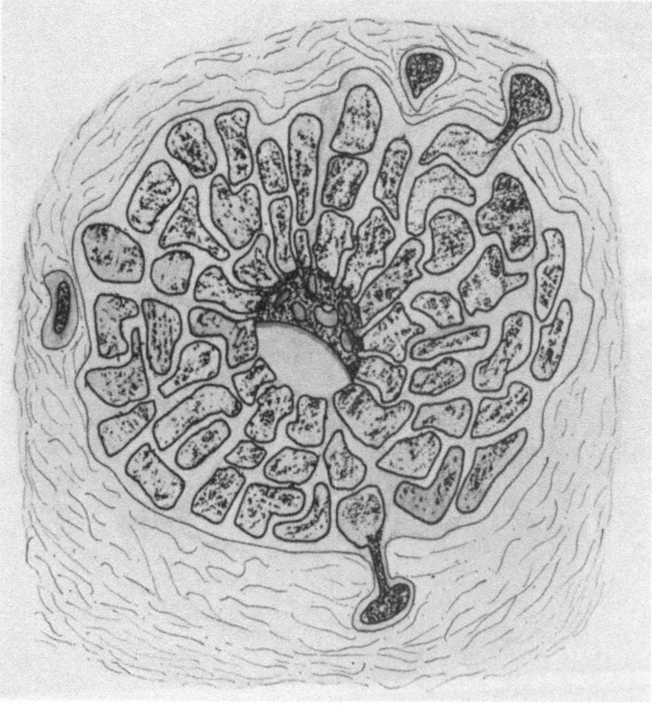

Abb. 3. Schema der Vogellunge. Um die erweiterten Blutgefäße sind die miteinander kommunizierenden Lufträume angeordnet. Im Zentrum der zuführende Bronchus. (Mod. nach Webster u. Webster 1974)

Das Prinzip des Druckausgleichs ist beim Menschen und vielen anderen Säugetieren in der Leber gegeben. Das Leberläppchen des Schweins, das uns im Anatomieunterricht nahegebracht wird, ist durch seine Septierung leicht als Einheit des Organs Leber zu erfassen. Diese septierte Leber gibt es aber nur beim Schwein, dem Kamel und dem Polarbären. Der Mensch hat keine septierte Leber und demnach auch kein Leberläppchen (Abb. 4).

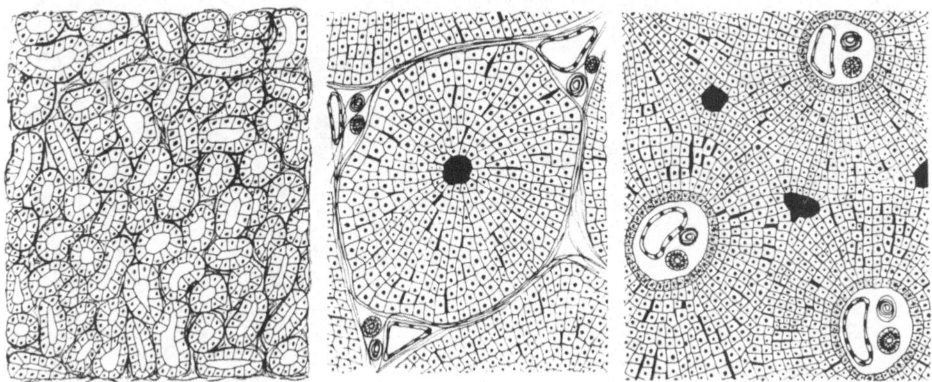

Abb. 4. Leberschema, Mikrostruktur. Links: tubuläre Formation der Reptilienleber. Mitte: septiertes Leberläppchen des Schweins. Rechts: Muralium der Leberepithelplatten; keine Läppchengliederung; Druckausgleich nach allen Seiten möglich (Mensch)

Die Organstruktur der Leber bildet ein Muralium, ein vielverzweigtes System, das nicht an bestimmte Formen gebunden ist. Dieses Muralium wird von dem Versorgungs- und Entsorgungssystem der Portalfelder durchzogen, in denen u. U. auch ein wechselnder Druck herrschen kann. Dadurch, daß keine Septierung gegeben ist, hat die Leber eine Organfunktion im Kreislauf, eine weitere Qualität gewonnen. Ein weiteres Bündel an Funktionen ist hinzugetreten, nämlich die Bildungsmöglichkeit eines Blutreservoirs.

Wenn wir als Ärzte die Leistungsfähigkeit des rechten Herzens am Leberrand prüfen, wenn wir bemerken, wie eine Leber „rasch groß" werden kann, so ist dies nur möglich, weil die Leber das rechte Herz durch ihr Blutreservoir entlasten kann. Sie kann dies nur deswegen, weil ein Druck- und Blutausgleich zwischen den einzelnen Abschnitten der Leber möglich ist, weil keine Septierung vorhanden ist. Ganz anders ist dies beim Schwein, bei dem die Leber wegen der Bindegewebssepten keine Blutreservoirfunktion haben kann. Dies ist *ein* Grund für den plötzlichen Herztod der Schweine (Spörri 1954) (Abb. 4, Mitte).

3. Vaskularisationsgrad

Das dritte Beispiel soll die Steigerung des Vaskularisationsgrades sein, die man in der Plazenta im Rahmen der Ausreifung schon prima vista erkennen, aber auch morphometrisch bestimmen kann (Bender 1974) (Abb. 5).

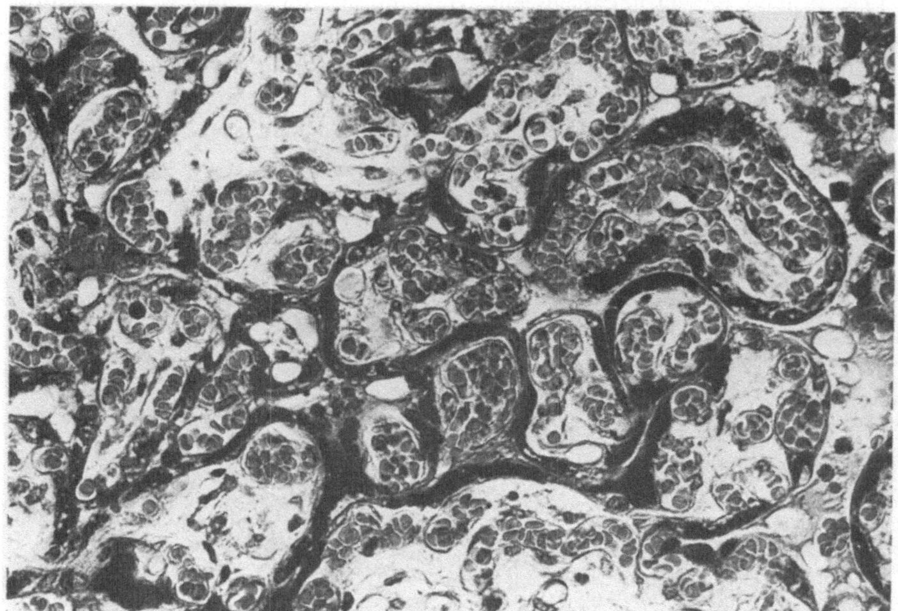

Abb. 5. Reife Plazenta, Mensch. Erweiterte Blutgefäße füllen den ganzen Binnenraum der Chorionzotten aus; verringerter Abstand zwischen dem maternen und dem fetalen Blutraum

Auch bei der Muraliumstruktur der Leber ist durch die Doppelberieselung der Leberepithelplatten eine Vaskularisationssteigerung bis zu einem gewissen Grade möglich. Beim Herzmuskel ist eine Erhöhung der Vaskularisation nur insofern möglich, als eine geringgradige Verbesserung des Verhältnisses von Herzmuskelfasern zu Kapillardurchmesser erreicht werden kann. Hier wird der Rückschlag in pathologischen Prozessen sehr bald deutlich.

4. Platzhaltergewebe

Die Verdrängung des platzhaltenden Bindegewebes, wie es Seifert (1956) genannt hat, kann man in der Plazenta in Form des lockeren retikulären Bindegewebes im Zotteninnenraum deutlich im Rahmen der Ausreifung sehen, wenn dies durch die erweiterten Sinusoide verdrängt wird. Ganz ähnlich liegen die Verhältnisse bei der Überwindung des Drüsenstadiums der Lunge durch entfaltbare und entfaltete Alveolen. Durch diese Verdrängung des platzhaltenden Bindegewebes wird bis zu einem gewissen Grade die Vergrößerung der Austauschflächen ermöglicht.

Auch im Pankreas gelingt die Verdrängung des Bindegewebes bei der fetalen Bauchspeicheldrüse leicht, wenn durch die erste Verdauungsaufforderung das System der Azini sich entfaltet.

Wenn wir den Faden aufgreifen, den Schaefer in seinem Referat über die Norm gegeben hat (vgl. S. 19ff.), so sehen wir an diesen Beispielen, daß es von dem Organtyp her bei der Plazenta, bei der Leber, beim Magen, eine formale Norm nicht gibt, daß es vom Organtyp nur eine adaptive Anatomie geben kann.

Was hat dies alles mit Pathologie zu tun? Pathologie in diesem Sinne ist Verlust der funktionellen Ökonomie, ist Verlust der funktionalen Proportion eines Organs.

Der Gedanke, bekannte Sachverhalte von anderen Gesichtspunkten aus zu sehen, andere Verknüpfungen als ausschließlich solche nach Ursache und Wirkung, horizontale und vertikale Querverbindungen, konditionale und konstellative Faktoren heranzuziehen, ist eine angewandte Theoretische Pathologie. Wenn also nicht die organeigene Organisation eines Organs allein behandelt wird, sondern Grundprobleme der Funktionsentwicklung – hier nur an wenigen Beispielen möglich – zusammengestellt werden und daraus der Begriff der adaptativen Anatomie sich ergibt, dann ist auch für das Verständnis des pathologischen Prozesses etwas gewonnen, nämlich der Gesichtspunkt einer verminderten, gestörten oder aufgehobenen Adaptation, – ein Vorgang, der mit der Krankheitsbegrenzung zusammenfällt. Wir können dann die Grauzone der Grenze zwischen Normalem und Pathologischem, die wesentlich durch die Adaptation und Kompensation bestimmt wird, ein wenig aufhellen.

Unter pathologischen Bedingungen gibt es Rückschläge und Kompensationen dieser adaptativen Anatomie einer proportionierten Organidee. Das Pathologische besteht natürlich nur zu einem Teil unter dem Gesichtspunkt der Funktionsentwicklung eines Organs in einer Verringerung der Leistung durch rückschrittliche Stufen. Wenn die Lunge durch eine Alveolaraufteilung in der Entwicklung die Oberfläche vergrößert, so entspricht bei dem Zustand des Lungenemphysems diesem eine rückschrittliche Entwicklung. Die angeborene Zystenlunge bildet einen Rückschlag in der phylogenetischen Rekapitulation (Lüchtrath 1951, Otto 1970). Die Lungenfibrose – sei sie durch Stauungen, Entzündungen, Strahlenwirkung oder wie auch immer entstanden – ruft eine Organleistungsminderung durch ein Prinzip hervor, welches dem funktionellen Entwicklungsgedanken entgegenläuft, nämlich durch eine Verlängerung der Strecke zwischen der Kapillare und dem Luftraum, durch eine Verminderung der Oberflächenvergrößerung. Die pathologischen Variationen der gesteigerten Funktionsentfaltung können hier nur tabellarisch, nicht durch Vorzeigen der Objekte an den Organen, die unter den physiologischen Bedingungen genannt worden sind, dargelegt werden.

1. Oberflächenvergrößerung (Tabelle 1). Bei der Plazenta kann die fehlende Verringerung der Zottendurchmesser bei mangelnder Ausreifung eine Vergrößerung der Berieselungsfläche verhindern, die Zottenoberflächen sind zu klein, das Kind stirbt ab. Es gibt interessanterweise nur einen Sachverhalt, bei dem die Plazenta so frühzeitig die Differenzierung in der Richtung der Funktionsentfaltung einstellt, daß die Alternative zu der Differenzierung, nämlich das Wachstum, einen Ausgleich bringen kann. Dies ist der Fall bei der Hydropsplazenta der Rh-Inkompatibilität (Becker 1977).

Volker Becker

Tabelle 1. Prinzip der Funktionsentwicklung

Oberflächenvergrößerung		Pathologie
Plazenta:	Ausreifung	Unreife, Reifungsstillstand
Lunge:	Alveolenbildung (kleine Kammerung)	Emphysem (große Kammerung)
Gehirn:	Gyrierung	Unreife
		Atrophie

Die Lunge besteht im Falle des Emphysems aus größeren Lufträumen, als sie die Alveolen normalerweise darstellen, sie bietet damit weniger Austauschfläche, so daß die Funktionsentwicklung der Septierung in einem Punkte rückgängig gemacht wird.

2. Druckausgleich (Tabelle 2). Durch größere Verödungsherde in der Plazenta kann ein Druckausgleich in dem maternen Blutraum erschwert werden, so daß weitere Zirkulationsstörungen entstehen, die zu der EPH-Symptomatik oder gar zum Kindstod führen können. Die Verhinderung des Druckausgleichs in der Lunge im Falle der Pneumokoniosen durch Verstopfung der Kohnschen Poren ist weniger schwerwiegend. Dagegen ist dieser mangelnde Druckausgleich in der Leber im Falle der Leberzirrhose dadurch, daß das gesamte Blutreservoir der Leber nicht nur ausfällt, sondern eine Station vorverlagert wird, nämlich in das Pfortadergebiet, lebensbedrohend.

Tabelle 2. Prinzip der Funktionsentwicklung

Druckausgleich		Pathologie
Plazenta:	fehlende Septierung	Verödungsherde
Lunge:	Kohnsche Poren	Pneumokoniosen
Leber:	Keine Läppchenumgrenzung	Leberzirrhose

Die topographische Zuordnung von Hepatozyten in Platten zu den Sinusoiden, die radiäre Ausrichtung der Platten auf die Zentralvenen hin, ist das entscheidende Faktum der organgemäßen Funktion der Leber. Bei vielen Formen der Leberzirrhose – auch ohne portale Hypertension – sind genügend Gefäße und genügend Hepatozyten vorhanden, aber durch die Umstrukturierung ist eine entscheidende bis katastrophale Funktionsbehinderung festzustellen. Eine Adaptation an die veränderten Verhältnisse, eine proportionierte Zuordnung ist nicht mehr gegeben.

Ein Beispiel für die Rekapitulation der Entwicklung auch im pathologischen Sinne liegt bei der Leberentwicklung vor, die als tubuläre Formation als Aussprossung des Mitteldarms angelegt ist und ein tubuläres Stadium durchmacht. Dies wird bei den Reptilien bleibend ausgebildet (Abb. 4).

Bei einigen Stoffwechselstörungen läßt sich der Reifungsarrest der Leber nicht nur funktionell in dem enzymatischen Muster, sondern auch in der erhalten gebliebenen tubulären Formation der Leberepithelien nachweisen. Es ist in diesem Zusammenhang wichtig, daß bei nicht gut ausgereiften Leberzellkarzinomen die tubuläre Transformation des Lebergefüges für den Tumor kennzeichnend ist.

3. Vaskularisationsgrad (Tabelle 3). Die Störung des Vaskularisationsgrades kann in der Plazenta durch eine Zottenfibrose, die auch die Verdrängbarkeit des Platzhalters unmöglich macht, entstehen – das Kind stirbt aus plazentarer Insuffizienz intrauterin ab.

Tabelle 3. Prinzip der Funktionsentwicklung

Steigerung des Vaskularisationsgrades		Pathologie
Plazenta:	Sinusoidales Zottenstroma	Zottenfibrose
Herzmuskel:	Koronarversorgung	(Hypertonie)
		Infarkt
Lunge:	Alveolenbildung	Emphysem

Daß der Vaskularisationsgrad beim Hypertonieherz relativ und beim Herzinfarkt absolut verringert wird, ist für die Leistung und oft für das Leben des Patienten entscheidend.

Im Falle des Emphysems und der Verminderung der alveolaren Wände ist die Vaskularisation des Lungenparenchyms ebenfalls verringert, der kleine Kreislauf ist drastisch in der Peripherie vermindert. Die Funktionsentwicklung ist rückgängig gemacht.

4. Verdrängung des Platzhaltergewebes (Tabelle 4). Die Verdrängbarkeit des platzhaltenden Bindegewebes ist verhindert in der Lunge im Falle der Pneumonia alba. Eine Atemfunktion ist bei fehlender Entfaltung der Alveolen nicht möglich. Auch im Falle der zystischen Pankreasfibrose fehlt die Möglichkeit der Azinusentfaltung auf weite Strecken, die eingenommen werden durch das nicht verdrängbare kollagene Bindegewebe.

Tabelle 4. Prinzip der Funktionsentwicklung

Verdrängung des Platzhaltergewebes		Pathologie z. B.
Plazenta:	Sinusoidales Stroma	Zottenfibrose
Leber:	Verdrängung durch Blutbildungen	Leukämie
Lunge:	Alveolenentfaltung	Pneumonia alba
Pankreas:	Azinusentfaltung	(zystische) Pankreasfibrose

Was ich mit meinen Beispielen, die banal sein mögen, zeigen wollte, ist einmal der Hinweis, daß die Evolutionsprinzipien auch in der Ontogenese weiter wirken und mit vielerlei Mechanismen in großer Variationsbreite ablaufen können. „Das Materialproblem wird histotechnisch auch bei Spezies weit entfernter Tierklassen grundsätzlich übereinstimmend gelöst" (Doerr 1970). Was aber mit dem Material gemacht wird, ist den besonderen Verhältnissen adaptiert.

Doerr (1972, 1975) hat ähnliche Reihen unter anthropologischen Gesichtspunkten zusammengestellt, wobei er sich besonders um den evolutionären Pathibilitätsbegriff am Gehirn, am Knochensystem und vor allem bei der Entwicklung der Koronarien bemühte. Unsere angeführten „Reihen", vor allem die Instrumente der Funktionsentwicklung und die Einfügung der adaptativen Anatomie, setzen diesen Gedanken fort.

Es ist bei der Funktionsentwicklung eines Organs ein Unterschied zu machen zwischen der idealen Orthologie (idealen Morphologie: vielleicht theoretischen Orthologie), dem „Modell", und der Variationsbreite, die um diese Form schwankt – und sowohl den Normbegriff aufbricht als auch den Übergang in das Pathologische nur unscharf begrenzen läßt. Durch die Betrachtung der einzelnen Variationen läßt sich die Organorganisation in Architektur und Funktion erfassen. Viele Wege und oft nicht ohne weiteres erkennbare Pfade zeigen den essentiellen funktionalen Anspruch dieses Organs. Die Grundidee der Gestalt, der „einheitliche Bauplan", der Typus in vielerlei Form (Starck 1978, Doerr 1979) weist Modalitäten und Akzentuierungen im Sinne der Funktionsökonomie, aber auch im Sinne der adaptativen Anatomie im Hinblick auf die Funktionsgerechtigkeit auf. So läßt sich auch der Weg von der Form zur Gestalt beschreiben: Gestalt, die, wie Doerr es ausgedrückt hat, Standort und Gelegenheit erfaßt, und wie ich hinzufügen möchte, mit zeitlicher Koordination ausgestattet ist. Gestalt ist die Form in der Proportion und in der funktionalen Organisation.

Die Organorganisation versteht sich aus dem Ablauf der ungestörten Funktion, aus der bestmöglichen Funktionsentwicklung als Variation und Variabilität um das Essentiale dieser Funktionseinheit.

Krankheit – pathologische Veränderung – ist zu einem Teil Rückschlag oder Rückgang der optimalen Funktionsentwicklung, Verlust eines funktionell architektonischen Vorteils oder Entwicklungs-(Fort)schrittes auf einer ökonomisch – sit venia verbo – weniger ausgeprägten, aber doch immerhin noch adaptierten Stufe. Der Grad der adaptativen morphologischen Möglichkeiten bestimmt die Schwere der Krankheit und den Eintritt der Unmöglichkeit einer Regulation.

Der Weg von der Zelle über die „Arbeitsteilung" bezeichnet die Gestaltung eines Organs. Organismus und Organ sind nicht additive Zellanhäufungen schlechthin, sondern konstituierte Organisationen von Zellkomplexen. „Die Besonderheit der lebenden Struktur beruht auf ihrer Organisiertheit" (Doerr 1966/67). Daß dabei eine vorbestimmte erkannte und erkennbare Form gewählt wird, ist nichts weiter als eine „Formalität". Die Gestalt dagegen ist Form und Idee, der Gestaltplan liegt der Formbildung zugrunde.

Die Morphologie geht den geraden Weg von der Beobachtung der äußeren Form zur Erkennung der Gestalt. Die Gestalt – hier am Beispiel eines Organs – ist mehr als die Form, sie ist die Form und die Idee, die dieser Form zugrunde liegt. Hat man die Gestalt eines Organs erfaßt, dann läßt sich durch Abstraktion die Idee erkennen. So einfach der Weg zu sein scheint: Form – Gestalt – Idee, so reich an Umwegen ist der eigentliche Erkenntnisweg. Der Weg von der Form zur Gestalt muß den „Umweg" über die Kenntnisse der Funktion, der Funktionsentwicklung und der Funktionsbündelung nehmen.

So enden wir heute, wo wir uns um die Theoretische Pathologie bemühen, bei dem Gestaltbegriff und gehen damit den Weg zurück, den Wilhelm Doerr gegangen ist, von der Gestalt zur Theorie.

Literatur

Becker V (1977) Pathologie der Plazenta. Spezielle pathologische und diagnostische Probleme. In: Födisch HJ (Hrsg) Neue Erkenntnisse über die Orthologie und Pathologie der Plazenta. Enke, Stuttgart, S 26–44

Bender HG (1974) Plazenta-Insuffizienz. Morphometrische Untersuchungen am Modell der Rhesus-Plazenta. Arch Gynäkol 216: 289–300

Borell U, Fernström I, Westmann A (1958) Eine arteriographische Studie des Plazentakreislaufes. Geburtshilfe Frauenheilkd 18: 1

Doerr W (1966/67) Prinzipien der Pathogenese. Jahrb Heidelberg Akad Wiss: 64–71

Doerr W (1970) Allgemeine Pathologie der Organe des Kreislaufes. Handbuch der Allgemeinen Pathologie, Bd 3, Teil 4. Springer, Berlin Heidelberg New York

Doerr W (1972) Anthropologie des Krankhaften aus der Sicht des Pathologen. In: Gadamer HG, Vogler P (Hrsg) Neue Anthropologie, 2. Teil: Biologische Anthropologie. Thieme, Stuttgart

Doerr W (1975) Das Altern in anthropologischer Sicht. Verh Dtsch Ges Pathol 59: 260–271

Doerr W (1979) Homologiebegriff und pathologische Anatomie. Virchows Arch [Pathol Anat] 383: 5–29

Freese UE (1966) The fetal maternal circulation of the placenta. I. Histomorphologic, plastoid injection, and X-ray cinematographic studies on human placentas. Am J Obstet Gynecol 94/3: 354–360

Freese UE (1966) The fetal maternal circulation of the placenta. I. Histomorphology, plastoid X-ray cinematographic study of pregnant rhesus monkeys. Am J Obstet Gynecol 94/3: 361–366

Goerttler K (1950) Entwicklungsgeschichte des Menschen. Springer, Berlin Göttingen Heidelberg

Grosser O (1927) Frühentwicklung, Eihautbildung und Plazentation des Menschen und der Säugetiere. Bergmann, München

Hörmann G (1958) Zur Systematik einer Pathologie der menschlichen Plazenta. Arch Gynäkol 191: 297

Hyrtl J (1873) Lehrbuch der Anatomie des Menschen. Braumüller, Wien

Kohn HN (1893) Zur Histologie der indurierenden fibrinösen Pneumonie. Münch Med Wochenschr 40: 42–45

Lemtis H (1970) Fortschritte auf dem Gebiete der Plazenta-Physiologie. Bibl Gynaecol 54: 1–52

Lemtis H (1970) Neue Forschungsergebnisse über den mütterlichen Plazentakreislauf. Bibl Gynaecol 54: 53–78

Lüchtrath H (1951) Zur Frage der Cystenbildungen in der Lunge. Frankf Z Pathol 62: 132

Otto H (1970) Die Atmungsorgane. In: Altmann, HW et al (Hrsg): Handbuch der Allgemeinen Pathologie Bd 3, Teil 4. Springer, Berlin Heidelberg New York, S 1–204

Padykula HA, Richardson D (1963) A correlated histochemical and biochemical study of glycogen storage in the rat placenta. Am J Anat 112: 215–241

Volker Becker

Peter K (1920) Die Zweckmäßigkeit in der Entwicklungsgeschichte. Eine finale Erklärung embryonaler und verwandter Gebilde und Vorgänge. Springer, Berlin
Portmann A (1965) Einführung in die vergleichende Morphologie der Wirbeltiere. Schwabe, Basel Stuttgart
Remane A (1952) Die Grundlagen des natürlichen Systems der vergleichenden Anatomie und der Phylogenetik. Akad Verlagsges, Leipzig
Schuhmann R (1976) Die funktionelle Morphologie der Plazentone reifer menschlicher Plazenten. Histologische, histochemische, biochemische und autoradiographische Untersuchungen. Organisation Gestosis Press, Berlin New York
Seifert G (1956) Die Pathologie des kindlichen Pankreas. Thieme, Leipzig
Spörri H (1954) Warum ist das Schwein für den Herztod prädisponiert? Zentralbl Veterinärmed 1: 799–809
Starck D (1978) Vergleichende Anatomie der Wirbeltiere auf evolutionsbiologischer Grundlage. 1. Theoretische Grundlagen. Springer, Berlin Heidelberg New York
Webster D, Webster M (1974) Comparative vertebrate morphology. Academic Press, New York London
Wolf JH (1971) Der Begriff „Organ" in der Medizin. Grundzüge der Geschichte seiner Entwicklung. Neue Münchner Beiträge zur Geschichte der Medizin und Naturwissenschaften, Med Histor Reihe, Bd 3. Fritsch, München

Homologe Einrichtungen unter dem Aspekt einer Theoretischen Pathologie

Walter Hofmann, Heidelberg

In der Bundesrepublik Deutschland sterben jährlich über 138000 Menschen an den Folgen einer koronaren Herzkrankheit. Ursächlich werden heute für die Entstehung einer koronaren Herzkrankheit verschiedene Risikofaktoren, wie Hypertonus, Hypercholesterinämie, Rauchen, Diabetes mellitus, mangelnde Bewegung und Übergewicht verantwortlich gemacht. Bemerkenswerterweise sind entsprechende Erkrankungen bei anderen Wirbeltierklassen fast unbekannt. Herzinfarkte kommen bei Vögeln nur relativ selten vor, obwohl beispielsweise Vogelherzen im Vergleich zum Menschen eine bedeutend größere Arbeit leisten. Es erhebt sich daher für die vergleichende pathologische Anatomie die Frage, ob über die sog. Risikofaktoren hinaus eine „stammesgeschichtliche Minderentwicklung" des menschlichen Herzkranzgefäßsystems mitverantwortlich für die hohe Morbiditätsquote des Herzinfarktes beim Menschen sein könne.

Doerr hat am 26.10.1971 auf der van Swieten-Tagung in Wien auf die primitive Organisation des menschlichen Herzens als ein phylogenetisches Vinculum des Genus homo aufmerksam gemacht (Doerr 1972). Er versteht darunter die Unausgereiftheit der Kammeranlage und die kritischen Mangelversorgungsgebiete des linken Ventrikels, nämlich ventro-apikal und dorso-basal. Zwar seien diese Territorien einigermaßen mit Anastomosen versorgt, als müsse es an der „Reagibilität" der Gefäße liegen. Das menschliche Herz trüge die Züge der „Heterochronie". Nicht alle Herzabschnitte seien genügend ausgereift. An den Stellen, an denen ehemals in der Stammesgeschichte zwei Zubringer verloren worden waren, also an der Herzspitze und dorso-basaler Kammerbasis, blieben „unausgereifte" Gefäßprovinzen, im Sinne einer „Funktionsschwäche" zurück. Waren doch in der frühen Stammesentwicklung die Herzspitzenbänder, die Ligamenta cardialia als Leitschienen für die Gefäße der Herzspitze und das Mesocardium dorsale als Zubringer für den dorso-basalen Kammerbereich verantwortlich, so verlieren sich diese bandartigen Strukturen mit der Höherentwicklung des Wirbeltierreiches. Die Gefäße im Mesocardium dorsale und in den Ligamenta cardialia sind im Hinblick auf die Koronararterien „homologe Einrichtungen"; es handelt sich dabei um Strukturen von Anlage und Bauplan her, wie sie erst kürzlich von Doerr (1979) für die vergleichende pathologische Anatomie geltend gemacht wurden. Das primitive Wirbeltierherz wird zunächst von innen her mit Blut versorgt, das durch ein Netzwerk von intertrabekulären und lakunären Maschen bis an die Oberfläche des Herzens gelangen und umspülen kann. Auf dem Wege zur Hinentwicklung zum „Lungenherzen mit voller Atmungskapazität" reicht die sinusoidale Blutversorgung nicht aus, es entsteht ein eigenes nutritives System, das System der Koronararterien.

Zunächst sind die Koronararterien der Wirbeltiere extrakardiale Gefäße. Das Ursprungsgebiet liegt mehr oder weniger weit vom Herzen entfernt. Sie erreichen das Herz über alle möglichen Befestigungsbänder, die zwischen Epi- und Perikard ausgespannt sind. Erst mit dem Verschwinden dieser Bänder nähert sich das Ursprungsgebiet der Koronargefäße allmählich dem Herzen. Grundsätzlich können zwei Gruppen von Koronararterien unterschieden werden:

Das kraniale und das kaudale System. Die kranialen Arterien entspringen aus den hypobranchialen Arterien und ziehen entlang dem Truncus arteriosus und Bulbus cordis zum Herzen. Sie sind zunächst klein und entwickeln sich im Laufe der Phylogenese zu nutritiven Gefäßen des Herzmuskels. Dabei wird das kaudale Koronarsystem weitgehend reduziert. Am menschlichen Myokard stellen sie als einzige Arterien die Versorgung des Myokard sicher. Bei den niederen Wirbeltieren, wie den Fischen und einigen Reptilien, sind die kaudalen Arterien die wichtigsten Gefäße. Sie stammen aus den Arterien der dorsalen Aorta und erreichen das Herz über die Ligamenta cardialia, also über das Herzspitzenband. Mit der Reduktion und dem endgültigen Verschwinden dieser Bänder während der Phylogenese verlieren die Gefäße ihre Verbindungsstraßen. Ihr Versorgungsgebiet wird jetzt mehr und mehr von den kranialen Gefäßen übernommen, so daß bei den Vögeln und Säugetieren nunmehr keine kaudalen Koronararterien ausgebildet sind. Bei den kranialen Koronararterien ist zunächst die rechte Herzkranzarterie dominierend. Sie ist die ursprünglichere und bei einigen rezenten Mammalia die alleinige. Erst im Zuge der Weiterentwicklung und der Anpassung der Wirbeltiere an eine schnellere Fortbewegung mit einem höheren Energiebedarf und Sauerstoffverbrauch gewinnt der sogenannte Linkskoronartyp mehr und mehr an Bedeutung.

Aus vergleichend-anatomischer Sicht entspricht das menschliche Herz dem sog. primitiven Rechtskoronartyp. Die Koronararterien der Insektivoren sind phylogenetisch als Vorläufer der menschlichen Herzkranzschlagadern zu betrachten (Heine 1971a, 1971b, 1976). Die Arteria coronaria sinistra entsteht aus der rechten Koronararterie. Sie ist als „Flickwerk" aus drei Gefäßkompartimenten zu betrachten. Koronariell besser ausgestattete Herzen sind die der Ruminantia, Equidae, Felidae und Ursidae. Die Herzspitze wird bei den niederen Wirbeltieren von einem eigenen Herzkranzsystem versorgt. Die Zubringer gehören zu dem kaudalen System. Es sind dies die Arteria apicis cordis und die Arteria coronaria posterior, die über das Herzspitzenband zum Myokard gelangen. Sie versorgen unterschiedlich große Bezirke des ventro-apikalen und dorso-basalen Myokard. Im Verlauf der Phylogenese kommen diese eminent wichtigen Gefäßzubringer nicht mehr zur Entwicklung, so daß es kein Zufall ist, daß gerade die ventro-apikale und dorso-basale Region zu einem „Mangelversorgungsgebiet" bei Menschen und somit zu einem Prädilektionsort für den Herzinfarkt werden. Gerade in diesen Arealen könnte sich bei kritischer Verengung der lichten Weite der Koronararterien, also bei Koronarsklerose, die

114

Reagibilität der Kapillargefäße und Anastomosen als unterwertig im Sinne einer „Minusvariante" manifestieren.

Literatur

Doerr W (1972) Pathologie der Coronargefäße. Wien Klin Wochenschr 84: 513

Doerr W (1979) Homologiebegriff und pathologische Anatomie. Virchows Arch [Pathol Anat] 383: 5

Heine H (1971a) Zur Phylogenese der Coronararterien: Die Arteria coronaria sinistra. Z Säugetierk 36: 96

Heine H (1971b) Die großen herznahen Gefäße der Insektivora. Mit einem Beitrag zur Stammes- und Entwicklungsgeschichte des Aortenbogens und seiner Äste bei den Mammalia. Z Anat Entwicklungsgesch 133: 193

Heine H (1976) Stammes- und Entwicklungsgeschichte des Herzens lungenatmender Wirbeltiere. Kramer, Frankfurt am Main

Diskussion

HANS-HELMUT JANSEN, Darmstadt: Da Herr Bock in seinem Referat V. v. Weizsäckers Psychosomatik ablehnt, fühle ich mich persönlich angesprochen. Sie bejahen die Psychosomatik als „reale Gegebenheit", haben aber den Einwand, daß sie „verführerisch" sei. Hier stimme ich mit Ihnen völlig überein, nicht aber, wenn Sie zu Krehl „ja" und zu V. v. Weizsäcker „nein" sagen – pointiert gesprochen. Krehl und V. v. Weizsäcker bilden m. E. eine Einheit. Es ist lediglich die Methode in der Erfassung des kranken Menschen verschieden. In seinen Lebenserinnerungen „Natur und Geist" teilt uns v. Weizsäcker mit, daß Krehl in seiner Dynamik immer sein eigenes Wesen in das des Patienten projiziert habe, während v. Weizsäcker von dem Kranken ein persönliches Bild empfing und ihn mehr rezipierte. Offenbar haben Sie die „Verirrungen" des späten V. v. Weizsäckers in der Psychosomatik gemeint. Diese sind auch den Pathologen bekannt: Kardiospasmus als Ausdruck eines Lebenskonfliktes, und die Obduktion offenbarte ein Kardiakarzinom. Indessen schmälern einige „Irrwege" v. Weizsäckers m. E. nicht dessen großartiges Konzept, das über Freud hinaus die Psyche mit dem Somatischen verband. Ein letztes: Dolf Sternberger beklagte in einem Gedenkartikel in der Frankfurter Allgemeinen Zeitung „Erinnerungen an Viktor von Weizsäcker" anläßlich dessen 90. Geburtstages vor 2 Jahren, daß v. Weizsäcker fast vergessen und sein Werk so verblaßt sei. Nach der heutigen Vormittagssitzung möchte ich das bezweifeln, da V. v. Weizsäcker lebhaft diskutiert wird.

Hans-Erhard BOCK, Tübingen: Herrn Jansen möchte ich sogleich antworten, daß seine Ultrakurzzusammenfassung meines Vortrags in der Formal „,Ja' zu Krehl – ‚nein' zu v. Weizsäcker" ein Mißverständnis ist. Bei ausdrücklicher Anerkennung der konstruktiven Anstöße und der Bereicherung einer modernen anthropologischen Medizin durch v. Weizsäckers psychosomatische Überlegungen aller Art habe ich mich nur gegen die Schößlinge einer zu weit gehenden intellektuellen Aufgipfelung (ohne Wirklichkeitsbezug zum ärztlichen Handeln und Auftrag) gewandt. Ich kann nur erneut meine Hochachtung vor der Gedankenfülle und dem geistigen Höhenflug dieses Arztphilosophen bezeugen. Worum ich die Pathologen bat, war, für mehr Befunde zu sorgen, um wirklichkeitsgerecht abstrahieren zu können.

116

Sektion III: Funktion

Einführung des Moderators

Günter Ule, Heidelberg

Wir wenden uns nun in der Sektion III unseres heutigen Symposions Aspekten der *Funktion* zu, am Beispiel verschiedener Funktionssysteme.

Struktur und Funktion – das ist ein altes Problem. Die klinische Hirnpathologie – ich darf das als Neuropathologe hier vielleicht kurz erwähnen – beschäftigte sich intensiv mit dieser Frage schon im vorigen Jahrhundert. Wie leicht man allerdings bei diesem Problem auch in eine Sackgasse geraten kann, wenn die Frage falsch gestellt oder der methodische Weg falsch gewählt ist, demonstriert die „Lokalisationsforschung" der Psychiatrie, der Versuch, sog. seelische Grundfunktionen im Gehirn zu lokalisieren. Die Aphasieforschung ist dafür ein eindrucksvolles Beispiel oder auch das Ringen mit dem Amnestischen Syndrom. Beim Amnestischen Syndrom steht klinisch die Merkunfähigkeit ganz im Vordergrund, und da in vielen derartigen Fällen als einzige Hirnveränderung anatomisch eine Veränderung der Corpora mamillaria gefunden wird, zog man voreilig den Schluß, dieses doppelterbsgroße Kerngebiet an der Basis des Zwischenhirns sei ein Zentrum der Merkfähigkeit.

Man beging damit mindestens zwei Kardinalfehler: Aus dem pathologischen Negativbild der Merkfähigkeitsstörung schloß man auf eine positive, isolierbare und lokalisierbare „Grundfunktion Merken". Dabei übersah man, daß psychische Erscheinungsbilder immer ganzheitlich gesehen werden müssen. Und diese unterstellte „Grundfunktion Merken", ein allgemeines Lebensphänomen, lokalisierte man dann quasi in die Corpora mamillaria. Die Frage war nicht richtig gestellt, das methodische Vorgehen falsch gewählt. Es stimmt zwar, eine Zerstörung der Corpora mamillaria hat immer ein amnestisches Syndrom zur Folge; aber nicht deshalb, weil die Merkfähigkeit in den Mamillarkörpern lokalisiert ist, sondern weil diese im Zentralorgan eine Störstelle besonderer Rangordnung darstellen, bei deren Läsion die psychische Ganzheit einen charakteristischen Struktur- und Gestaltwandel erfährt, einen Gestaltwandel, der phänomenologisch allerdings immer als amnestisches Syndrom imponiert; eine Erkenntnis, die ihren positiven Niederschlag in der topischen Hirndiagnostik gefunden hat.

Lassen Sie uns aus derartigen Fehlern lernen, gerade in unserer besonderen Situation: In der Tagesarbeit weitgehend naturwissenschaftlichem Denken verhaftet, in dem Bemühen um eine Theoretische Pathologie aber auf die

Methoden der abstrakten Wissenschaft angewiesen. Theoretische Pathologie – man muß das in Anbetracht der heute noch unscharfen Konturen dieses Begriffsinhaltes und zur klaren Abgrenzung gegenüber der weiterhin ihren Platz behauptenden Allgemeinen Pathologie und Pathophysiologie einmal ganz deutlich aussprechen – kann vom methodischen Ansatz her doch nur jener Bereich sein, in dem die mit naturwissenschaftlichen Methoden erarbeiteten Erkenntnisse der Speziellen und Allgemeinen Pathologie unter Einsatz der verschiedenen Methoden der abstrakten Wissenschaften weiterhin durchdacht und interpretiert werden. Das bedeutet im Grunde, daß der so gewonnene Erkenntniszuwachs den Bereich Phänomenologie betrifft, uns aber über Natur und Wesen der den zu deutenden Erscheinungen zugrunde liegenden Prozesse wohl kaum Auskunft geben kann. Fragestellung und Methodik – das ist die entscheidende Voraussetzung für den Erfolg unserer Bemühungen – müssen also richtig gewählt und aufeinander abgestimmt sein.

Damit eröffne ich die Themengruppe unserer Sektion III „Funktion".

Ansatzpunkte einer theoretischen Pathologie des Kreislaufs

Uwe Bleyl, Mannheim

Über Ansatzpunkte einer theoretischen Pathologie der Makrozirkulation hat Wilhelm Doerr (1979) unlängst am Beispiel der Organisation des Circulus arteriosus Willisi und am Beispiel der Typologie des Tripus Halleri berichtet. Ich möchte mich im folgenden bewußt auf Probleme der Mikrozirkulation beschränken und den Versuch unternehmen, nach möglichen Ansatzpunkten einer theoretischen Pathologie der Mikrozirkulation zu suchen.

Wenn in der modernen Physiologie, Pathophysiologie, Klinik und Pathologie von Mikrozirkulation gesprochen wird, so gilt als morphologisches Bezugssystem ein Modell der terminalen Strombahn, bei dem sich Arterien und Arteriolen nicht dichotom in nutritive Kapillaren aufzweigen, bei dem die nutritiven Kapillaren vielmehr den muskulären Gefäßstrecken parallel geschaltet sind (Abb. 1). Als morphologisches Charakteristikum dieses Modells gilt, daß am Stoffaustausch der Kreislaufperipherie zwei wesensverschiedene Typen von Haargefäßen beteiligt sind, sog. nutritive Kapillaren, die aus einem nicht kontraktilen Endothelsaum mit Basalmembran und Perizyten bestehen, und Haargefäße, die

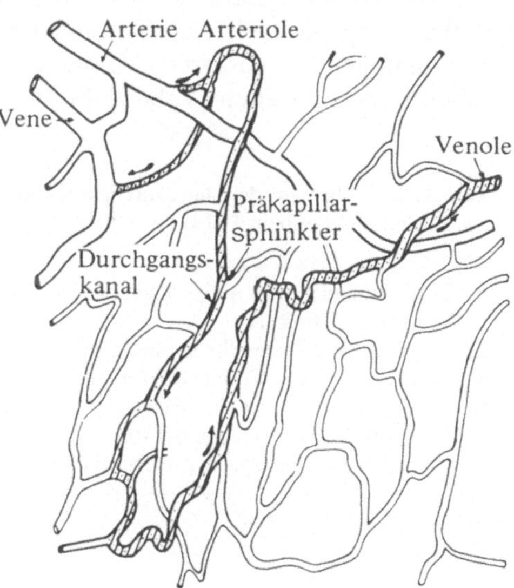

Abb. 1. Halbschematische Darstellung des Modells der Mikrozirkulation. (Nach Zweifach 1961, zit. nach Schmid-Schönbein 1974)

in ihrem gesamten Verlauf zwischen Arteriole und Venole von einer – allerdings nicht lückenlosen – Muskularis umsponnen werden. Im Sinne einer strengen Systematik müßte auch dieser zweite, muskeltragende Kapillartyp als Arteriole oder zumindest als Metarteriole angesprochen werden. Chambers und Zweifach hatten die von glatten Muskelzellen umscheideten Haargefäße als Thorough-fare-channels, als Durchflußkanäle bezeichnet und aufzuzeigen versucht, daß das nutritive Kapillargebiet in aller Regel erst aus diesen Durchflußkanälen seinen Ursprung nehme, damit zugleich aber diesen Duchflußkanälen parallel geschaltet sei. An den Abgangsstellen der nutritiven Kapillaren lägen muskuläre Sphinkter, die, wie die glatten Muskelzellen der Thorough-fare-Kanäle, als „spontan-aktive Mechanorezeptoren" (Folkow u. Neil 1971) mit der Fähigkeit zur Kontraktion gewertet werden müßten, d.h. die Fähigkeit besäßen, auf eine Dehnung ihrer Membranen spontan mit einer Kontraktion zu reagieren.

Als funktioneller Vorzug dieses Modells gilt, daß sich in der terminalen Strombahn nach Maßgabe der funktionellen Belastung der Zellen des Strombahnufers ein Ernährungs- und ein Ruhekreislauf ausbilden können: wenn die präkapillären Sphinkteren unter dem Einfluß einer funktionellen Überlastung oder zunehmenden Mangelversorgung der Kreislaufperipherie und Ansammlung saurer Stoffwechselmetabolite erschlaffen und ein großer Teil der Kapillaren eröffnet wird, kann ein Ernährungskreislauf entstehen. Nach Abtransport der sauren Stoffwechselmetabolite aus den glatten Muskelzellen reagieren die „spontan-aktiven Mechanorezeptoren" auf die Dehnung ihrer Membranen dagegen wieder mit einer Kontraktion und inszenieren damit die Rückkehr zu einem Ruhekreislauf. Die Autonomie der Kreislaufperipherie resultiert bei einer derartigen Modellvorstellung der terminalen Strombahn mithin aus einem energetischen Defizit der Kreislaufperipherie und ihrer glatten Muskulatur mit Anhäufung saurer Stoffwechselprodukte, konsekutiver Erlahmung der Kontraktionsfähigkeit der glatten Muskulatur und reaktiver Vasodilatation. Als funktionelles Charakteristikum dieses Modells der terminalen Strombahn gilt aber auch, daß die normalerweise unter einem Tonus stehenden Durchflußkanäle unter den Bedingungen der gestörten Mikrozirkulation zu Vorzugskanälen, zu Shunt-Gefäßen werden können (Tabelle 1).

Tabelle 1. Definition der sog. Durchgangskanäle der Mikrozirkulation. (Nach Zweifach 1961, zit. nach Schmid-Schönbein 1974)

---

1. Durchgehende, nicht immer lückenlose Muskularis von Arteriole bis Venole (morphologisch und funktionell definiert)
2. Relativ gleichförmige Strömung, bei intermittierender Strömung in den nutritiven Kapillaren
3. Relativ gestreckter Verlauf des Kanals an Verzweigungen und eher rechtwinklige Kapillarabgänge
4. Quellpunkt nutritiver Kapillaren (parallel geschaltet) und der Venole (in Serie geschaltet)
5. Relativ normale Perfusion bei sonst allgemein gestörter Mikrozirkulation: Der Durchgangskanal wird zum Vorzugskanal („preferential channel") und damit zum *funktionellen Shunt*

Das Referenzmodell der terminalen Strombahn ist von Chambers und Zweifach (1944) bekanntlich am Rattenmesenterium entwickelt worden. Wer sich das Vergnügen macht, bei Johannes Lang (1977) nach menschlichen Organen oder Organsystemen zu fahnden, in denen ein vergleichbares morphologisches Prinzip der Mikrozirkulation mit Ausbildung von typischen Thorough-fare-Kanälen verwirklicht ist, wird enttäuscht werden. Vergleichbare Kapillargebiete mit Ausbildung von Übergangsgefäßen, die kleinsten Arterien entsprechen, haben sich bislang nur am Rattenmesenterium, an der Froschhaut und am Mäuseohr finden lassen.

Das moderne Referenzmodell der Mikrozirkulation repräsentiert mithin keineswegs einen phylogenetisch oder ontogenetisch fixierten „Archetypus" der peripheren Angioarchitektonik im Sinne einer idealistischen Schau der Morphologie der Kreislaufperipherie (Doerr 1979). Dieses Referenzmodell der Mikrozirkulation kann auch nicht als Summe aller praktisch vorhandenen oder theoretisch denkbaren Organisations- und Funktionsformen oder als regelbestimmender „Mittelwert" aus allen im Tierreich, bei bestimmten Tierspezies oder beim Menschen vorkommenden Mikrozirkulationstypen, nicht als Abstraktion einer für das Tierreich, für einzelne Tierspezies oder für den Menschen charakteristischen Kategorie, verstanden werden. Ob Thorough-fare-Kanäle, wie sie für dieses Chambers-Zweifach-Modell charakteristisch sind, beim Menschen überhaupt auftreten, ist derzeit völlig ungeklärt.

Das Referenzmodell der Mikrozirkulation ist vielmehr als eine ideale Konstruktionsform zu sehen, als ein „generalisierter Typus" im Sinne Starcks (1978), mit dem alle anderen Organisations- und Funktionsformen der Kreislaufperipherie, aber auch die systemischen oder organgebundenen Störungen der Mikrozirkulation, korreliert werden können.

In der Pathologie der Mikrozirkulation wiederholt sich damit in der zweiten Hälfte unseres Jahrhunderts ein Phänomen, das schon die Mikrozirkulationsforschung der ersten Hälfte dieses Jahrhunderts geprägt hatte, die Korrelation mit einem tierexperimentellen Modell, das im Grunde ganz unnatürlich, außerordentlich artifiziell, höchst unphysiologisch ist, und das ein „natürliches" Äquivalent letztlich gar nicht besitzt: Die Korrelation mit dem Sanarelli-Shwartzman-Phänomen.

Als Sanarelli-Shwartzman-Phänomen bezeichnet man bekanntlich eine nach zweimal im Abstand von 12–72 h praktizierter Injektion von Endotoxin auftretende generalisierte Mikrozirkulationsstörung, die in der Kreislaufperipherie unter der klinischen Symptomatik einer Verbrauchskoagulopathie zum Bild der disseminierten intravasalen Mikrothrombose und konsekutiven doppelseitigen Nierenrindennekrose führt. Dieses tierexperimentelle Modell hat sich für die Mikrozirkulationsforschung der vergangenen 60 Jahre als heuristisch unerhört wertvoll und effektiv erwiesen. Begriffe und Begriffsinhalte wie „Verbrauchskoagulopathie" (Lasch 1961), „disseminierte intravasale Gerinnung" (McKay 1965), „thrombo-hämorrhagisches Phänomen" (Selye 1966) oder „gramnegativer septischer Schock" wären heute ohne die Modellvorstellungen des Sanarelli-Shwartzman-Phänomens nicht denkbar.

Es besteht heute kein Zweifel mehr daran, daß es spontan auftretende humanpathologische Äquivalente des „klassischen" tierexperimentellen Sanarelli-Shwartzman-Phänomens im Grunde nicht gibt, daß aber ein dem Sanarelli-Shwartzman-Phänomen vergleichbares pathogenetisches Prinzip auch dann auftritt, wenn man Endotoxin im Tierexperiment über einen Zeitraum von 12 h infundiert, oder – auf den Menschen übertragen – wenn eine Langzeitinfusion von Endotoxinen statthat. Die Tatsache, daß spontane humanpathologische Äquivalente des „klassischen" tierexperimentellen Modells mit großer Wahrscheinlichkeit nicht vorkommen, hat den pathophysiologischen und morphologischen Vergleichen mit diesem „klassischen" tierexperimentellen Modell gleichwohl nichts von ihrer erkenntnistheoretischen Aussagekraft genommen.

Lassen Sie mich zu unserem aktuellen Mikrozirkulationsmodell zurückkehren! Aus rheologischen Gesetzen folgt, daß Kapillargebiete mit muskulären Thorough-fare-Kanälen und parallel geschalteten muskelfreien nutritiven Kapillaren außerordentlich vulnerabel gegenüber einer Abnahme arteriolo-venolärer Druckgradienten sind; es gilt die Formel $T_w = \dfrac{(P_1 - P_2) \cdot d}{4\,l}$ [T_w = Schubspannung; $(P_1 - P_2)$ = Druckgradient; d = Gefäßweite; l = Gefäßlänge]. Die Abnahme arteriolo-venolärer Druckgradienten bedingt also gesetzmäßig eine Abnahme der sog. Schubspannung, d.h. jener Kraft, die die an der Gefäßwand haftende intravasale Flüssigkeitsschicht durch die Kapillargebiete „zieht". Aus der Abnahme der Schubspannung aber resultiert zugleich eine Viskositätszunahme in den nutritiven Kapillaren und die Gefahr einer Viskositätsdissoziation zwischen den Thorough-fare-Kanälen und diesen nutritiven Kapillaren. Die Durchflußkanäle werden bei solchen Viskositätsdissoziationen aus rheologischen Gründen zu Vorzugskanälen, zu arteriolo-venolären Shunts. In den nutritiven Kapillaren aber droht unter den Bedingungen der Viskositätsdissoziation eine Aggregation von Erythrozyten und Thrombozyten und eine Aktivierung des intravasalen hämostaseologischen Potentials.

Die heuristische Bedeutung des theoretischen Referenzmodells der Kreislaufperipherie mit parallel geschalteten Kapillarkreisläufen für das Verständnis der Pathologie anderer Territorien der Mikrozirkulation wird deutlich, wenn man versucht, die Physiologie, Pathophysiologie und Pathomorphologie von Kreislaufterritorien mit besonderen funktionellen Prämissen mit diesem Typus des Referenzmodells zu korrelieren. Exemplarisch mag dies die pulmonale Mikrozirkulation erhellen, deren nutritive Kapillaren nach Untersuchungen von Fung und Sobin (1969/1972) keine typischen, wenig verzweigten Röhrensysteme bilden, sondern ungewöhnlich reich anastomosierende Plexus (Abb. 2). Die Anastomosen dieser interalveolären Kapillarsysteme erinnern weniger an ein weitmaschiges kapilläres Gefäßnetz als an einen eng vernetzten Maschendraht, d.h. die Kapillaren bilden zwischen den Alveolarlumina derart engmaschige Kapillarplatten, daß die Hämodynamik der Kapillarplatten expressis verbis als „sheet flow" bezeichnet wurde (Fung u. Sobin 1969, Sobin et al. 1970, Abb. 3). Als Vorteile solcher Sheet-flow-Systeme gelten der großflächige Kontakt zwischen den Kapillar- und Alveolarlumina und eine hohe Anpassungsfähigkeit der Mikrozir-

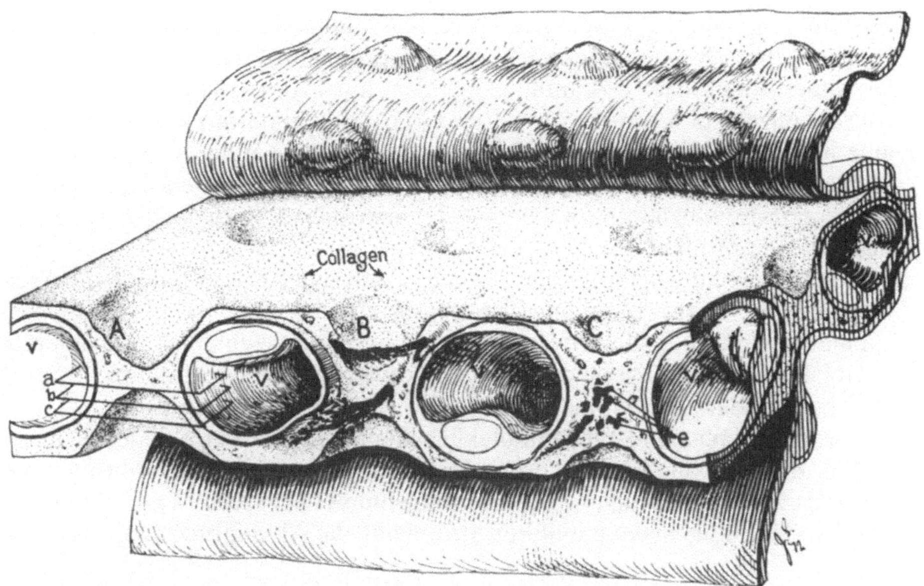

Abb. 2. Interalveoläre Wand der Lunge mit Darstellung des außerordentlich engmaschig verknüpften Kapillarsystems (Sheet-flow-System). Das Alveolarepithel ist nach oben und unten gezogen und gibt den Blick auf das außerordentlich zarte Bindegewebsgerüst (*A, B, C*) und die in dieses Bindegewebsgerüst eingelagerten Kapillarnetze (*V*) frei. (Nach Rosenquist et al. 1973)

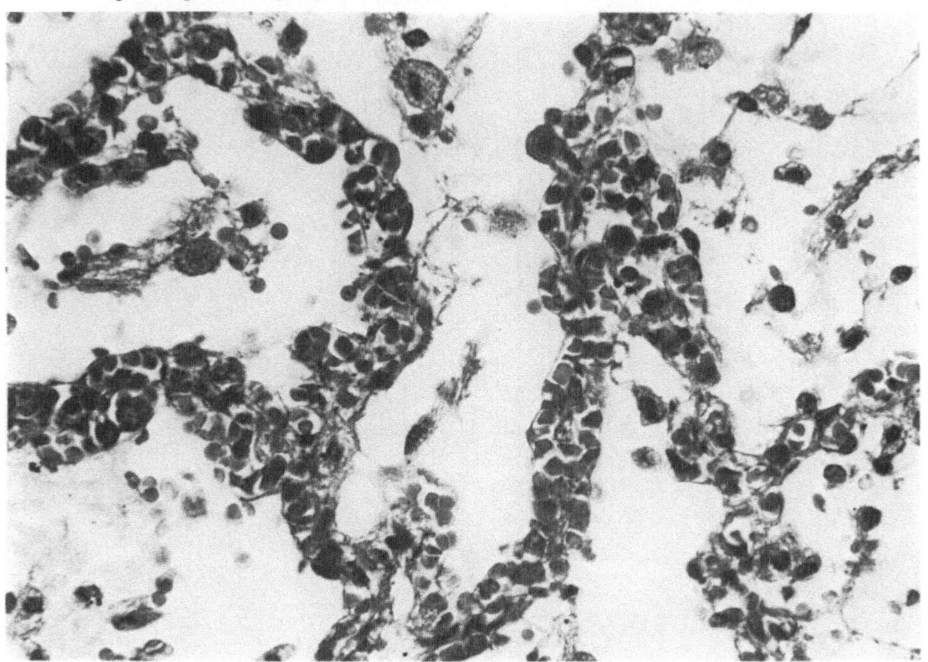

Abb. 3. Darstellung der interalveolären Kapillarnetze (Sheet-flow-System) unter den Bedingungen einer kapillären Hyperämie („Lunge im Schock"). Formalin, Paraffin, HE. (Mikrophotogramm 1:160)

kulation gegenüber wechselnden Durchflußvolumina. Als eminenter Nachteil der Sheet-flow-Systeme muß im Vergleich zum theoretischen Modell allerdings die außerordentliche Störanfälligkeit der nutritiven Kapillaren gegenüber Schwankungen im arteriolo-venolären Druckgradienten mit konsekutiver Neigung zu pathologischen Viskositätsdissoziationen und pulmonaler Hypoperfusion gewertet werden. Für die pulmonale Strombahn resultieren aus der Neigung zu Viskositätsdissoziationen – vergleicht man dieses Kapillarsystem mit dem theoretischen Modell –

1. eine ungewöhnlich ausgeprägte Neigung der Sheet-flow-Systeme zur Aggregation von Erythrozyten und Thrombozyten, und
2. eine gegenüber anderen Kreislaufterritorien ungewöhnlich prävalierende Gefahr der intravasalen Gerinnungsaktivierung mit Ausbildung intravasal zirkulierenden Thrombins und konsekutiver Fibrinpräzipitation.

Thrombin hat am Fibrinogenmolekül bekanntlich zwei verschiedene Angriffspunkte: Zum einen induziert Thrombin die Abspaltung je zweier Fibrinopeptide A und B aus dem Zentrum des Fibrinogenmoleküls (Abb. 4). Zum anderen induziert Thrombin in der kapillären Strombahn die Aktivierung einer Transglut-

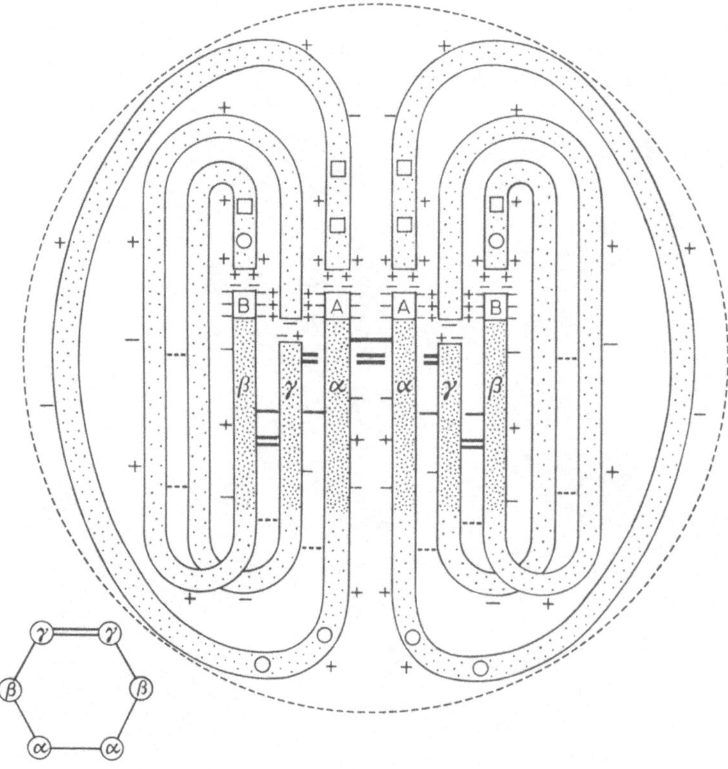

Abb. 4. Modell des Fibrinogenmoleküls und der Topik der thrombininduzierten Abspaltung der Fibrinopeptide A und B von den Enden der α- und β-Ketten des Fibrinogens. (Aus Hudry-Clergeon et al. 1975)

aminase, des sog. Fibrin-stabilisierenden Faktors (Faktor XIII). Bei der Abspaltung der Fibrinopeptide A und B von den α- und β-Ketten des Fibrinogens entstehen, unter Entfaltung des Fibrinogenmoleküls, zunächst lösliche Fibrinmonomere, die kleiner sind als das Fibrinogenmolekül, von der aktivierten Transglutaminase jedoch miteinander vernetzt werden. Dabei erfolgt zunächst eine enzymatische Vernetzung der γ-Ketten unter Ausbildung von γ-γ-Dimeren und γ-Oligomeren, ehe in einem zweiten Schritt die periodenkoinzidente Vernetzung der α-Ketten erfolgt. Erst dann lassen sich diese Fibrinderivate aufgrund ihrer charakteristischen Querstreifung in der terminalen Strombahn auch elektronenmikroskopisch identifizieren. Sie werden unter dem Einfluß des strömenden oder stagnierenden Blutes sekundär zu kugelförmigen fibrinreichen Mikrothromben umgeformt (Abb. 5 a, b) oder unter breiter periodenkoinzidenter lateraler Aggregation als fibrinreiche grobschollige hyaline Thromben präzipitiert (Abb. 6). Ihre funktionelle Bedeutung für die Mikrozirkulation in der pulmonalen Strombahn liegt offenbar darin, daß sie, wenn sie nicht alsbald der Fibrinolyse anheim fallen, eine bis dahin reversible Mikrozirkulationsstörung irreversibel fixieren können. Hier liegen bekanntlich entscheidende Ansatzpunkte für das pathogenetische Verständnis der sog. Schocklunge (Bleyl 1978). Die durch Thrombin aktivierte Transglutaminase aber schafft durch die Quervernetzung der γ-Ketten und α-Ketten des Fibrinmonomers darüber hinaus die Voraussetzungen für eine sekundäre Organisation dieses intravasalen Fibrins. Nur durch Quervernetzung stabilisiertes Fibrin kann mesenchymal organisiert werden.

Als mikrozirkulatorischer Extremfall muß im Vergleich zum theoretischen Referenzmodell die menschliche Plazenta gewertet werden. Bekanntlich geht dem Ausreifungs- und Differenzierungsprozeß der fetalen Resorptionszotten eine hochgradige Umgestaltung auch der maternen Bluträume parallel, bei der aus einem kaum untergliederten Bluttopf ein dreidimensionales Kapillargebiet geformt wird. Strombahnufer dieses intervillösen Kapillargebietes sind die fetalen Trophoblastzellen, deren Kerne unter Optimierung des fetomaternen Austausches zu Kernknospen zusammengelagert werden. Als Stabilisator der Mikrozirkulation in diesem dreidimensionalen Kapillargebiet gilt neben einer Stammzottenfibrose zum einen der Druck der intervillösen maternen und der intravillösen fetalen Blutsäule. Zum anderen verkleben die Kernknospen des plazentaren Synzytiotrophoblasten zu synzytialen Kernbrücken, durch die die Zotten bis zu einem gewissen Grade räumlich fixiert werden, damit zugleich aber das intervillöse Kapillarsystem auch verankern.

Vergleicht man ein derart spärlich stabilisiertes Mikrozirkulationsgebiet mit unserem eingangs skizzierten Mikrozirkulationsmodell, dann wird evident, daß Hämostasestörungen im intervillösen Mikrozirkulationsgebiet – entsprechend der Instabilität der intervillösen Mikrozirkulation und der daraus gesetzmäßig resultierenden Viskositätsdissoziation – gleichsam an der Tagesordnung sein müssen. Die Ausbildung von löslichen und unlöslichen Intermediären der Fibrinogen-Fibrin-Transformation (γ-γ-Dimere, γ-Oligomere, α-α-Polymere) bis hin zur Präzipitation hochpolymeren Fibrins wird in einem derart instabilen Perfusionssystem letztlich zum theoretischen Postulat.

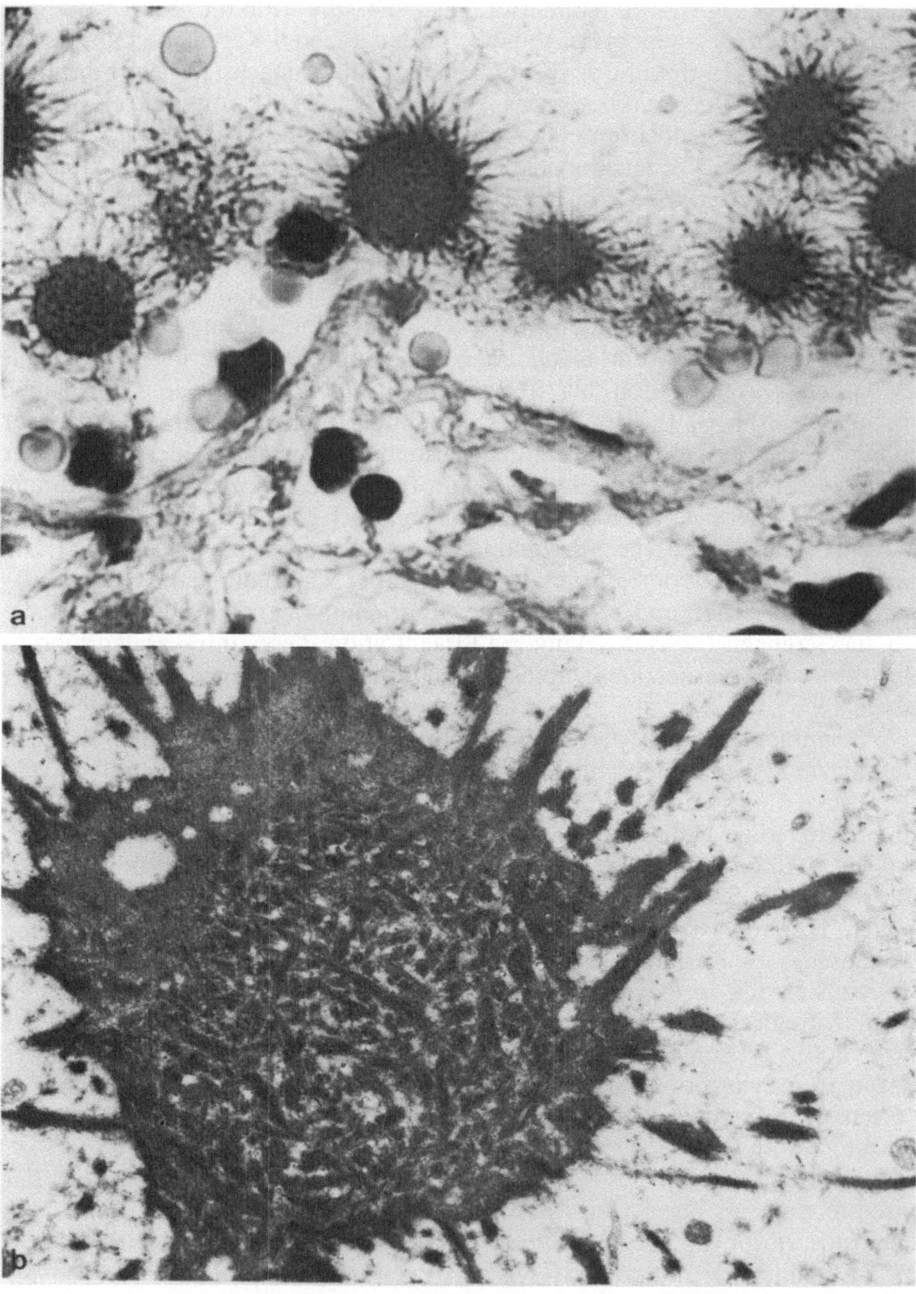

Abb. 5a, b. Kugelförmige hyaline Mikrothromben mit typischer filamentärer Grundstruktur im mikroskopischen (**a**) und elektronenmikroskopischen (**b**) Bild [Vergrößerungen 1:160 (**a**, nachvergrößert) und 1:26000 (**b**)]. Im elektronenmikroskopischen Bild wird die durch Quervernetzung der α-Ketten entstandene rhythmische Querstreifung der Filamente eben erkennbar

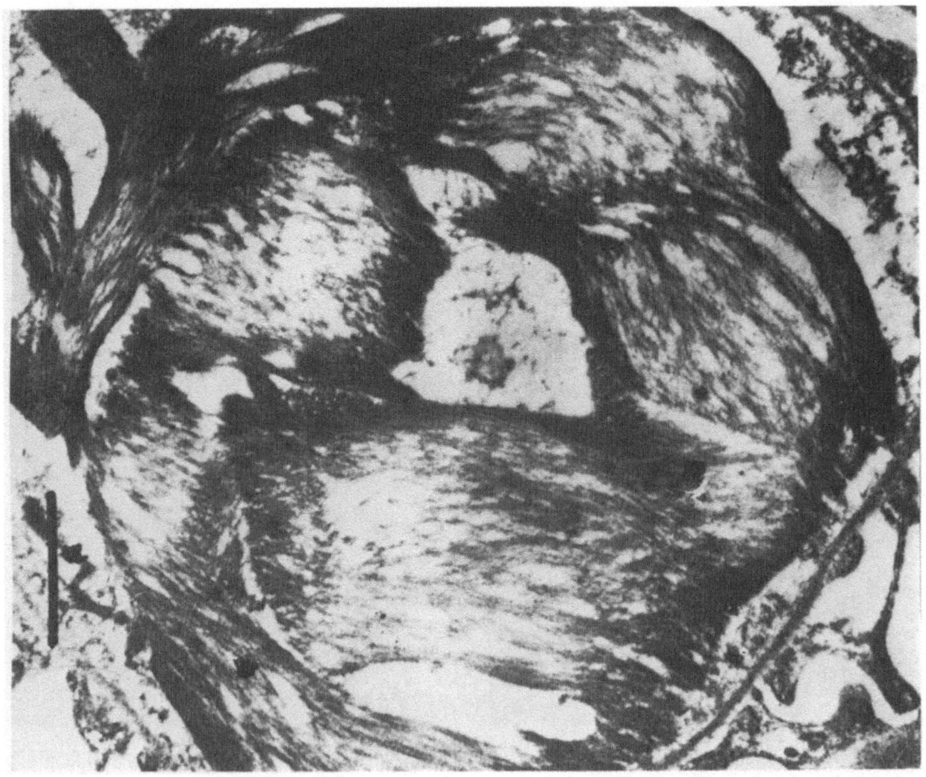

Abb. 6. Grobschollige Präzipitation des hochpolymeren Fibrins mit außerordentlich breiter perioden-koinzidenter lateraler Aggregation der α-Ketten des Fibrins und subtotaler Obliteration des Lumens einer glomerulären Nierenkapillare. Präparation und Foto: F. Miller, München

Tatsächlich ist das dreidimensionale materne Intervillum der Plazenta außerordentlich reich an hochpolymeren Fibrinpräzipitaten, so reich, daß diese Fibrinpräzipitate fast schon als physiologisch gelten und daß eine Reihe von Autoren – in Verkennung von Ursache und Wirkung – sogar gefolgert hat, das intervillöse Fibrin diene bereits unter physiologischen Bedingungen einer primären Stabilisierung der von Hause aus instabilen Mikrozirkulation.

De facto dürfte die Ablagerung des intervillösen Fibrins – folgt man den vergleichenden Betrachtungen mit dem theoretischen Referenzmodell – in aller Regel zeitlich zurückliegende, eventuell chronisch rezidivierende, territorial begrenzte und funktionell unterschwellig ablaufende intervillöse Mikrozirkulationsstörungen dokumentieren (Abb. 7). Die Vorstellung, daß derartige Mikrozirkulationsstörungen bei der durch Blutdruckkrisen einerseits, eine utero-plazentare Hypoperfusion andererseits gekennzeichneten EPH-Gestose außerordentlich häufig auftreten, und die Beobachtung sehr ausgedehnter Fibrinpräzipitate (Bender 1978, Schuhmann 1978) mit typischer Quervernetzung und axialer Periodik des Fibrins bei der Gestose-Plazenta, fügen sich nahtlos in diese

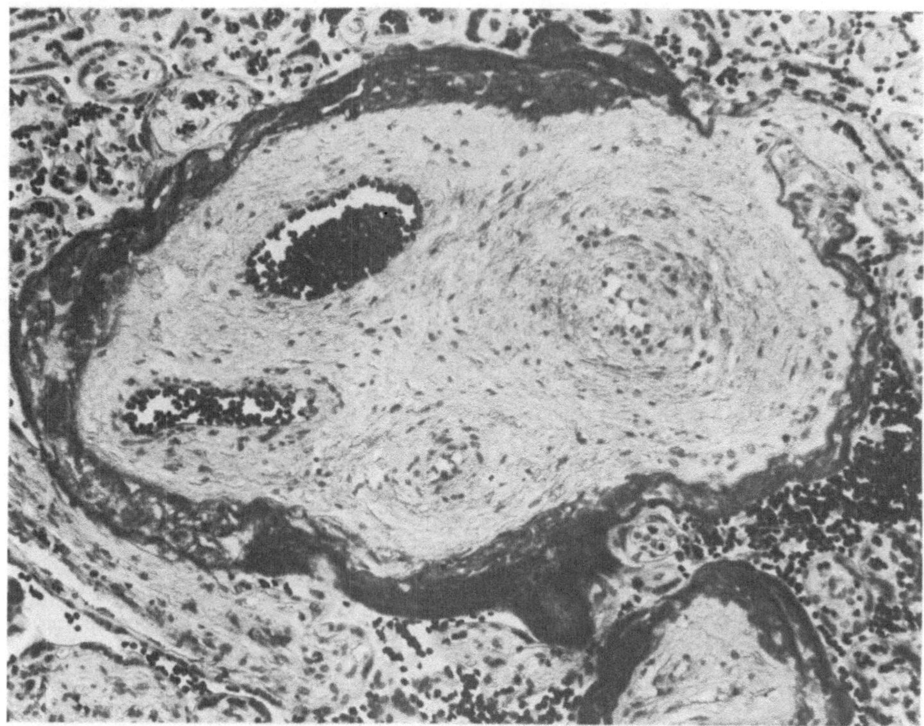

Abb. 7. Menschliche Plazenta mit außerordentlich charakteristischer breitscholliger intervillöser Fibrinpräzipitation an der Oberfläche einer Stammzotte ohne Anhalt für eine Organisation dieses maternen Fibrins. Formalin, Paraffin, Ladewigs Trichromfärbung. (Mikrofotogramm 1:60)

pathogenetische Interpretation des plazentaren Fibrins als eines Äquivalents territorial begrenzter Mikrozirkulationsstörungen ein.

Der Vergleich der intervillösen Mikrozirkulation der Plazenta mit dem theoretischen Modell eröffnet jedoch noch andere Perspektiven: Elektronenmikroskopische Untersuchungen des intervillösen Fibrins lassen keinen Zweifel, daß dieses Fibrin, genauso wie die oben dargestellten kugelförmigen und grobscholligen hyalinen Mikrothromben, aus Fibrinpolymeren mit für hochpolymeres Fibrin typischer Quervernetzung der γ- und α-Ketten und typischer 23 nm-Periodik besteht (Moe u. Jorgensen 1968). Die Quervernetzung der γ- und α-Ketten ist dabei Ausdruck der Aktivierung und Einwirkung jener Transglutaminase, die wir als aktivierten Fibrin-stabilisierenden Faktor, als aktivierten Faktor XIII, bezeichnet hatten. Bereits oben war darauf aufmerksam gemacht worden, daß Fibrin nur dann organisiert und von proliferierenden Fibroblasten okkupiert werden könne, wenn es unter dem Einfluß des Fibrin-stabilisierenden Faktors quervernetzt, „stabilisiert" werde (Beck et al. 1961, 1962).

Da die Gravidität schon physiologischerweise durch einen hohen Fibrinogentiter (Brakman 1966) und durch relativ hohe Faktor-XIII-Aktivitäten gekennzeichnet ist, da zudem die fibrinolytische Aktivität im Schwangerenblut im

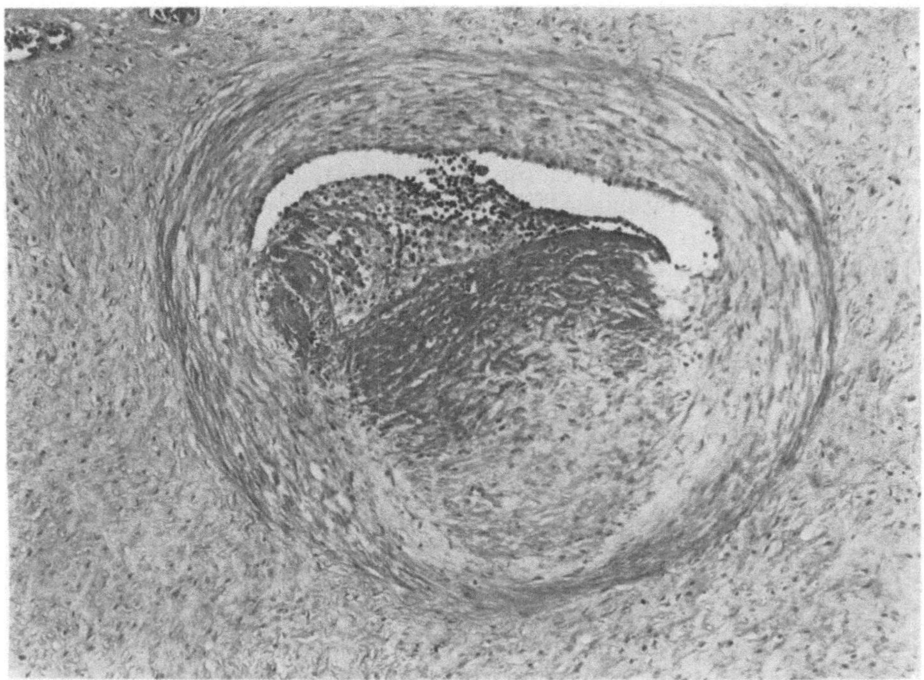

Abb. 8. Älterer, fibrinreicher, parietaler Abscheidungsthrombus in einem muskelstarken Stammzottengefäß der menschlichen Plazenta nach protrahierter Asphyxie in utero mit fortgeschrittener Organisation des fetalen Fibrins. Formalin, Paraffin, HE. (Mikrofotogramm 1:60)

allgemeinen (Brakman 1966, 1967; Beller et al. 1968) und in der Plazenta im besonderen (Bleyl 1969) gering ist, besteht unter hämostaseologischen Aspekten an sich kein Grund dafür, daß intervillöses Fibrin – in Parallele zur Fibrinpräzipitation in der pulmonalen Mikrozirkulation – nicht organisiert werden sollte. Eine Organisation intervillösen Fibrins andererseits wäre absolut deletär, würde dies doch bedeuten, daß fetale Mesenchymzellen und fetale Kapillaren unter Zusammenbruch der Schrankenfunktion des Synzytiotrophoblasten in mütterliche Bluträume vordringen.

De facto ist eine Organisation des intervillösen Fibrins der Plazenta – im Gegensatz zur oben besprochenen Fibrinpräzipitation in der pulmonalen Mikrozirkulation – nie beobachtet worden, obwohl das plazentare Mesenchym außerordentlich hohe proliferative Potenzen besitzt und seine fetalen Stammzottengefäße durchaus in der Lage sind, parietal sedimentiertes fetales Fibrin unter Ausbildung einer obliterierenden Angiopathie der Plazenta (Abb. 8) zu organisieren (Becker 1976). Bekanntlich sind die Ursachen für das Fehlen jedweder Organisation des intervillösen Fibrins über mehr als 50 Jahre im intervillösen Fibrin und seinen Alternsveränderungen gesucht worden. Der Begriff des plazentaren Fibrinoids (Grosser 1925) hat hier historische Wurzeln. Die histochemischen, immunhistochemischen und elektronenmikroskopischen

Strukturanalysen des intervillösen Fibrins blieben jedoch trotz des Einsatzes des gesamten apparativen Aufwands einer modernen Pathologie erfolglos. Sie erbrachten letztlich immer wieder nur den Nachweis, daß dieses intervillöse Fibrin mit dem Fibrin der Mikrothromben in der Kreislaufperipherie absolut identisch ist.

Bot aber das intervillöse Fibrin keine strukturellen Ansatzpunkte für die Interpretation der vollständig fehlenden Organisation, so konnte für das Ausbleiben dieser Organisation im maternen Intervillum und an der Oberfläche der plazentaren Zotten nur ein mesenchymaler Faktor des Zottenstromas in Frage kommen, der im Bereich der fetalen Strombahn nicht wirksam werden kann. Auch die Existenz dieses mesenchymalen Faktors mußte – schon aus Gründen der mikrozirkulatorischen Analogie mit dem theoretischen Modell und aus Gründen der Hämostaseologie – postuliert werden!

Im Frühjahr dieses Jahres berichteten Bruhn und Christophers anläßlich der 23. Tagung der Deutschen Arbeitsgemeinschaft für Blutgerinnungsforschung in ganz anderem Kausalzusammenhang darüber, daß der Zusatz eines α_2-Glyko-proteins, das im Schrifttum auch als „cold insoluble globulin" (Mosesson u. Umfleet 1970), „cell surface protein" (Yamada u. Weston 1974), „fibroblast surface antigen" (Ruoslahti et al. 1973), „large external transformation-sensitive (LETS) protein" (Hynes 1973), „α_2-surface binding glycoprotein" (Blumenstock et al. 1977), „α_2-opsonic glycoprotein" (Blumenstock et al. 1977) oder „Fibronectin" (Übersicht bei Yamada u. Olden 1978) bezeichnet wird, zu quervernetztem Fibrin in der Gewebekultur die Proliferation von Fibroblasten auf diesem „stabilisierten" Fibrin hemmt. Mit anderen Worten: Ohne Faktor-XIII-induzierte Quervernetzung des Fibrins keine Organisation intravasaler Fibrinpräzipitate; keine Organisation des quervernetzten, „stabilisierten" Fibrins aber auch in Gegenwart von Fibronektin!

Mit dem Nachweis, daß Fibronektin in der Gewebekultur als ein Proliferationshemmer wirksam werden kann, war zugleich aber die grundsätzliche Frage aufgeworfen, ob nicht auch plazentares Zottengewebe physiologischerweise Fibronektin enthält und damit die Organisation intervillösen Fibrins verhindert.

Erste immunhistochemische Analysen der reifen menschlichen Plazenta lassen in der Tat erkennen, daß plazentares Zottengewebe einen mittleren Fibronektingehalt besitzt, der sich als Peroxidase-induzierte Braunfärbung des Zottenstromas und der plazentaren Basalmembranen dokumentiert. In der Wand der mit einer Muskulatur ausgestatteten Stammzottengefäße scheint dieses Fibronektin dagegen zu fehlen (Abb. 9). Im Prinzip entspricht dieser Befund der Mitteilung von Linder et al. (1975), daß Fibronektin bereits in den Zellen der Blastula von Hühnerembryonen auftritt, als extrazelluläres fibrilläres Material das embryonale Mesenchym durchsetzt, während der Differenzierung dieses Mesenchyms in Muskelzellen und Knorpelzellen jedoch verloren geht. Sollte sich der Fibronektingehalt des embryonalen Mesenchyms in Plazenten mit unterschiedlichem Schwangerschaftsalter und unterschiedlicher Ausdifferenzierung des fetalen Mesenchyms bestätigen, so würde dies – in Analogie zum experimentellen Ansatz in der Gewebekultur – bedeuten, daß Fibrinthromben in der fetalen Strombahn aufgrund des Fibronektinmangels dieser fetalen Gefäße ohne

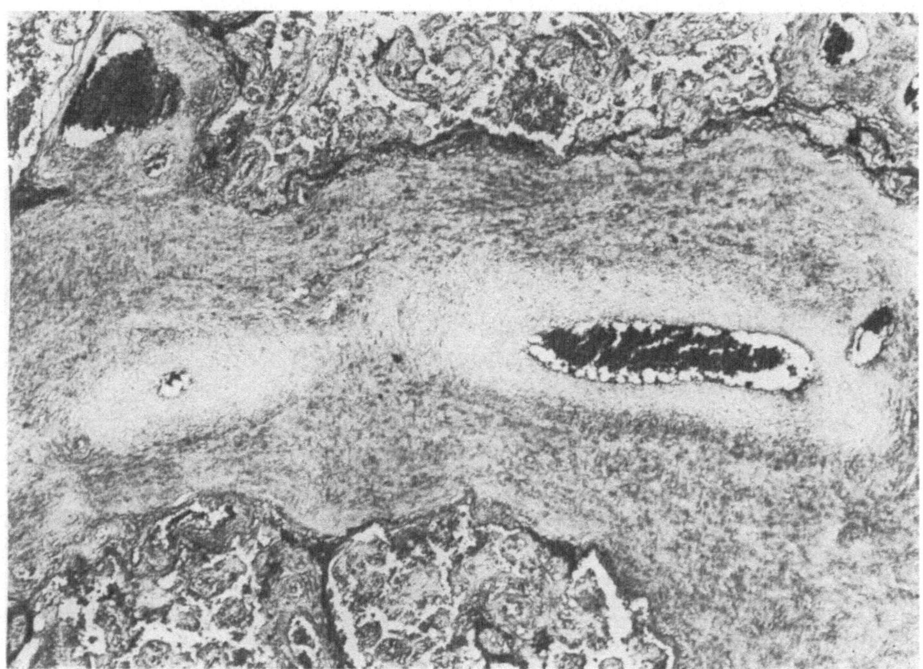

Abb. 9. Immunhistochemischer Nachweis des Fibronektingehalts der menschlichen Plazenta mit intensiver Peroxidasereaktion über dem Zottenstroma der Stamm- und Resorptionszotten, jedoch vollständig fehlender Peroxidasereaktion über den muskelstarken Stammzottengefäßen. (Mikrofotogramm 1:48)

weiteres der Organisation anheim fallen können, maternales Fibrin dagegen dem organisatorischen Zugriff unter dem Einfluß des Fibronektingehaltes des fetalen Mesenchyms entzogen wird. Die Existenz von Fibronektin im plazentaren Mesenchym würde aber auch zu einem wesentlichen, wenn nicht entscheidenden Faktor dafür, daß die Schrankenfunktion der hämochorialen Plazenta trotz der Häufigkeit territorialer Mikrozirkulationsstörungen im plazentaren Intervillum mit konsekutiver intervillöser Fibrinpräzipitation aufrecht erhalten werden kann.

Die Kette der Korrelationen zwischen bestimmten Mikrozirkulationsgebieten, dem theoretischen Modell der Mikrozirkulation und dem pathophysiologischen Prinzip der Viskositätsdissoziation, mag hier enden. Der Ersatz der Wirklichkeit durch einfacher strukturierte Modelle und die Korrelation pathomorphologischer Phänomene und pathophysiologischer Prozesse mit Modellen, die ‚nur' ideale Konstruktionen einer Form, ideale Konstruktionen eines pathophysiologischen Prinzips oder ideale Konstruktionen einer Reaktion sind, haben ihren ureigenen heuristischen Stellenwert. Voraussetzung solcher Korrelationen ist allerdings die Isomorphie zwischen dem Modell und den vergleichbaren Phänomenen in den Grundtatsachen.

Die Faszination solcher Korrelationen mit dem theoretischen Modell resultiert – neben ihrer grundsätzlichen Bedeutung für die Funktion der fetalen und maternalen Mikrozirkulation der Plazenta – nicht zuletzt aus der Beobachtung, daß das Fibronektin als ein Zelloberflächenprotein an der Zelloberfläche rasch abnimmt, wenn diese Zellen unter den Einfluß von onkogenen Viren oder Karzinogenen gelangen (Übersicht bei Yamada u. Olden 1978). Der Mangel an Fibronektin korreliert darüber hinaus mit der Fähigkeit von Tumorzellimplantaten, in immunsuppressiven oder immunkompatiblen Tieren Entstehung und Wachstum von benignen oder malignen Tumoren zu induzieren (Chen et al. 1976, Gallimore et al. 1977). Der Mangel der Tumorzellen an Fibronektin korreliert u. U. sogar mit dem Angehen von Metastasen (Chen et al. 1976).

Vor genau 30 Jahren, am 20. Oktober 1949, hat Robert Rössle in einem Akademie-Vortrag vor der Deutschen Akademie der Wissenschaften zu Berlin einen heute schon klassischen Ansatzpunkt der Theoretischen Pathologie geliefert (Doerr 1976), als er seine „Stufen der Malignität" aus der vergleichenden Säugetierplazentation und -zirkulation entwickelte. Es fällt mir schwer, der Versuchung zu widerstehen, die Stufen der Malignität – in Kenntnis der Pathophysiologie der Wechselbeziehungen zwischen plazentarer Mikrozirkulation und plazentarer Hämostaseologie, in Kenntnis der Wechselbeziehungen zwischen dieser Hämostaseologie und dem plazentaren Fibronektingehalt und in Kenntnis der Beziehungen zwischen plazentarem Fibronektingehalt und dem Fibronektingehalt benigner und maligner Tumoren – als eine humorale Pathologie neu zu formulieren. Es wäre dies eine außerordentlich aktuelle, onkohämostasiologisch hoch moderne, heuristisch vielschichtige und – nicht zuletzt – eine funktionell orientierte Theoretische Pathologie.

Literatur

Beck E, Duckert F, Ernst M (1961) Fibrinstabilisierender Faktor (FSF) und Wundheilung. Proc VIII. Kongr Eur Ges Haematol, S 351

Beck E, Vogel A, Ernst M (1962) Der Einfluß des Fibrin-stabilisierenden Faktors (FSF) auf Funktion und Morphologie von Fibroblasten in vitro. Z Zellforsch 57: 327–346

Becker V (1976) Fibrinthromben in Placentagefäßen bei intrauterinem Schock. Virchows Arch [Pathol Anat] 369: 259–267

Beller FK, Douglas GW, Morris RH, Johnson AJ (1968) The fibrinolytic system in pregnancy. Am J Obstet Gynecol 101: 587

Bender HG (1978) Morphology and pathophysiology of the placenta. In: Beller FK, MacGillivray J (eds) Hypertensive Disorders in Pregnancy. Thieme, Stuttgart, S 64–66

Bleyl U (1969) Arteriosklerose und Fibrininkorporation – Untersuchungen zur Entstehung der Aortensklerose. Springer, Berlin Heidelberg New York

Bleyl U (1978) Hämostase und Schocklunge. Verh Dtsch Ges Pathol 62: 39–54

Blumenstock F, Weber P, Saba TM (1977) Isolation and biochemical characterization of α-2-opsonic glycoprotein from rat serum. J Biol Chem 252: 7156–7162

Brakman P (1966) The fibrinolytic system in human blood during pregnancy. Am J Obstet Gynecol 94: 14

Brakman P (1967) Fibrinolysis. (Sr. med. 8). Scheltema u. Holkema, Amsterdam

Chambers R, Zweifach BW (1944) Topography and function of the mesenteric circulation. Am J Anat 75: 173

Chen LB, Gallimore PH, McDougall JK (1976) Correlation between tumor induction and cell surface LETS protein. Proc Natl Acad Sci USA 73: 3570–3574

Doerr W (1976) Nachwort. In: Hamperl H: Robert Rössle in seinem letzten Lebensjahrzehnt (1946–1956). Springer, Berlin Heidelberg New York

Doerr W (1979) Homologiebegriff und pathologische Anatomie. Virchows Arch [Pathol Anat] 383: 5–29

Folkow B, Neil E (1971) Circulation. Oxford University Press, Oxford

Fung YC, Sobin SS (1969) Theory of sheet flow in the lung alveoli. J Appl Physiol 26: 472–488

Fung YC, Sobin SS (1972) Pulmonary alveolar blood flow. Circ Res 30: 470

Gallimore PH, McDougall JK, Chen LB (1977) In vitro traits of adenovirus-transformed cell lines and their relevance to tumorigenicity in nude mice. Cell 10: 669–678

Grosser O (1925) Über Fibrin und Fibrinoid in der Placenta. Z Anat Entw 76: 304–314

Hudry-Clergeon G, Marguerie G, Pouit L Suscillon M (1975) Models proposed for the fibrinogen molecule and for the polymerization process. Thromb Res 6: 533

Hynes RO (1973) Alteration of cell surface proteins by viral transformation and by proteolysis. Proc Natl Acad Sci USA 70: 3170–3174

Lang J (1977) Angioarchitektonik der terminalen Strombahn. In: Meessen H (Hrsg.) Mikrozirkulation. Springer, Berlin Heidelberg New York (Handbuch der allgemeinen Pathologie, Bd 3, Teil 7, S 1–134)

Lasch HG, Krecke, HJ, Rodriguez-Erdman F, Sessner HH, Schütterle G (1961) Verbrauchskoagulopathie (Pathogenese und Therapie). Folia haematol (Frankf) N.F. 6: 325

Linder E, Vaheri A, Ruoslahti E, Wartiovaara J (1975) Distribution of fibroblast surface antigen in the developing chick embryo. J Exp Med 142: 41–49

McKay DG (1965) Disseminated Intravascular Coagulation. An Intermediary Mechanism of Disease. Harper & Row, New York

Moe N, Jorgensen L (1968) Fibrin deposits on the syncytium of the normal human placenta: evidence of their thrombogenic origin. Acta Path Microbiol Scand 72: 519–541

Mosesson MW, Umfleet RA (1970) The cold insoluble globulin of human plasma. J Biol Chem 245: 5728–5736

Rosenquist TH, Bernick S, Sobin SS, Fung YC (1973) The structure of the pulmonary interalveolar microvascular sheet. Microvasc Res 5: 199–212

Ruoslahti E, Vaheri A, Kuusela P, Linder E (1973) Fibroblast surface antigen: a new serum protein. Biochim Biophys Acta 322: 352–358

Schmid-Schönbein H (1974) Zelluläre Physiologie der Mikrozirkulation: Ausbildung von Risikofaktoren als Folge optimaler Anpassungsfähigkeit. In: Ahnefeld R, Messmer K (Hrsg) Die Mikrozirkulation. Springer, Berlin Heidelber New York, S 1–15

Schuhmann R (1978) Histological lesions of the placenta in EPH-gestosis (toxemia of pregnancy). In: Beller FK, MacGillivray I (eds) Hypertensive Disorders in Pregnancy. Thieme, Stuttgart, S 61–64

Selye H (1966) Thrombohemorrhagic Phenomena. Thomas, Springfield

Sobin SS, Tremer HM, Fung YC (1970) Morphometric basis of the sheet-flow concept of the pulmonary alveolar microcirculation in the cat. Circ Res 26: 397–414

Starck D (1978) Vergleichende Anatomie der Wirbeltiere, Bd 1. Springer, Berlin Heidelberg New York

Yamada KM, Olden K (1978) Fibronectins – adhesive glycoproteins of cell surface and blood. Nature 275: 179–184

Yamada KM, Weston JA (1974) Isolation of a major cell surface glycoprotein from fibroblasts. Proc Natl Acad Sci USA 71: 3492–3496

Zweifach BW (1961) Functional behavior of the microcirculation. Thomas, Springfield

Regulierende Systeme

Götz Brandt, Bremen

Der Blickwinkel des Themas „Regulierende Systeme" als Teilaspekt einer Theoretischen Pathologie fordert zu einer richtungsbestimmenden Standortbestimmung heraus:

Regulation stellt ein Urprinzip des Lebens dar.
Biologische Funktion wird erst durch Regulation möglich.

Die Notwendigkeit eines konstanten „milieu interne" nach Claude Bernard als Vorbedingung freien Lebens auf der Erde und die Erkennung der Selbstkontrolle biologischer Funktionen durch Rückkopplung im Reflexbogen als ein Urphänomen des Lebens durch Wagner (1954) zeigen die beiden grundsätzlich unterschiedlich funktionierenden Regulationsmechanismen in höheren Lebewesen auf: die humorale Regulation mit kontinuierlicher Informationsübermittlung und die nervale Regulation mit diskontinuierlicher Übertragung der Information (Stebel 1973).

Die Betrachtung von Regulationsphänomenen in verschiedenen Disziplinen mit den Mitteln der Mathematik hat zur Entwicklung einer eigenständigen, interdisziplinären Wissenschaft, der Kybernetik (Wiener 1948), geführt. Nicht der Gegenstand der Forschung ist hier neu, vielmehr ist es das Mittel, mit dem biologische, technische und geisteswissenschaftliche Funktionen beschrieben werden. Erkenntnisse aus der theoretischen und praktischen Nachrichten- und Regeltechnik werden im Analogieschluß auf biologische Vorgänge übertragen. Ursprünglich als zweckdienlich konzipierte Regelkreisautomaten, die Computer, werden zur rechnerischen Bewältigung theoretischer Fragestellungen eingesetzt. Durch den Nachbau biologischer regulierender Systeme im technischen Modell kann das Verständnis dieser Funktionen vertieft werden, wie dies z. B. an der akustischen Informationsverarbeitung, der Funktion des Ohrs, gezeigt werden konnte (David 1975).

Durch Regulation geprägte Lebenserscheinungen wie die Entfaltung, das Wachstum, die Differenzierung, die Selbstreproduktion (als konkretes Beispiel sei hier die Automatentheorie selbstreproduzierender Systeme angeführt, Apter 1966), Stoffwechsel, Selbsterhaltung und nicht zuletzt Beziehungen zur Umwelt und Mitwelt (Müller 1969) sind zwanglos mit Hilfe der Kybernetik zu beschreiben. Die Möglichkeiten einer Biokybernetik deutet Wiener (1963) an:

„Biologisch gesehen haben wir wenigstens eine Analogie für das, was das zentrale Phänomen des Lebens sein könnte."

Das Mittel der Forschung soll aber nicht zum Selbstzweck entarten. Biologische und technische Regulationsvorgänge basieren auf unterschiedlichen Axiomen (Schaefer 1967). Technische Regelapparate sind zweckgebunden nach Menschenart gebaut, sie sind offene Systeme mit begrenzter Entropie. Biologische regulierende Systeme sind in ihrer Wertigkeit letztlich nicht faßbar, eine Aussage über den Sinn biologischer Regulationen – sowohl orthischer als auch pathischer – hieße die Frage nach dem Sinn des Lebens beantworten zu wollen.

Schwenkt der Blick von den Grenzen der Biokybernetik zu ihrer Realität, so hat uns diese Forschungsrichtung eine noch vor wenigen Jahren kaum vorstellbare Technisierung der Medizin beschert. Lebenswichtige Funktionen regulierender Systeme werden durch technische Fühler ständig überwacht, so daß bei Erschöpfung der körpereigenen Regulation technische Apparate die Funktion partiell oder total ersetzen. Dieser Ersatz biologischer Regulation durch technische Regulation hat zu einem zunehmenden Wandel der Raum-Zeit-Gestalt bekannter Krankheitsbilder geführt (Doerr 1957). Uns muß aber auch bewußt werden, daß wir mit jeder Verabreichung eines Pharmakon biologische Regelkreise zu beeinflussen versuchen. Letztlich zielt die ärztliche Tätigkeit darauf ab, die pathische Regulation in die orthische zurückzuführen.

Die komplizierten und vielfach vermaschten regulierenden Systeme des Menschen mußten sich – sowohl in Blick auf die Physiologie als auch auf die Pathologie – im Laufe der Evolution aus einfachen Regelkreisen entwickeln. Systemtheoretische Betrachtungen mit mathematischer Abstraktion der Entwicklung liegen vor (Lange 1966). Diese streng mathematisch formulierte Betrachtungsweise ist für den in morphologischem Denken erzogenen Pathologen kaum nachvollziehbar. Noch erscheint das Beispiel mit praktischem Bezug besser geeignet zur Darstellung des Problems als seine mathematische Abstraktion.

Die unbelebte Welt wird nach physikalisch-chemischen Gesetzen „reguliert" (Breuer 1977). Diese strebt letztlich einem stabilen Gleichgewicht zu. Ein „milieu interne" mit einem konstanten instabilen Fließgleichgewicht als Vorbedingung für Stoffwechselvorgänge wird erst durch die Schaffung der biologischen Membran möglich, welche die Voraussetzung von Isoionie, Isohydrie und Isotonie bildet. Die Weiterentwicklung der Biomembran zur Zellmembran macht Kompartimente mit unterschiedlicher physikalisch-chemischer Beschaffenheit auf Dauer existent.

Ein Beispiel der regulierenden Systeme der Zellmembran betrifft die energieabhängige Natriumpumpe. Durch unterschiedliche Ionenverteilung innerhalb und außerhalb der Zelle wird ein elektrisches Potential aufgebaut. Dieses kann durch einen Reiz von außen oder auch spontan zusammenbrechen, es entsteht ein elektrischer Impuls, der zur Vorbedingung der diskontinuierlichen Informationsübertragung im Nervensystem wird, der die elektromechanischen Kopplungen in der Skeletmuskulatur einleitet oder der im Erregungsleitungssystem des Herzens als Automatiezentrum verwendet wird. Die regulierenden Systeme des Einzellers oder der Zelle schlechthin bilden die erste Stufe biologischer regulierender Systeme. Diese regulierenden Systeme der Zelle schaffen die Voraussetzung der Existenz von Leben mit der Möglichkeit der Reagibilität, Adaptation und Selbstreproduktion.

Die Anpassung an veränderte Umweltbedingungen ist offensichtlich nur beschränkt möglich; in Abhängigkeit vom jeweils aktuellen Zustand der regulierenden Systeme wird zunächst die Funktion durch Adaptation vollständig aufrecht erhalten. Andauernde oder kurzzeitig massive Störungen führen zum inkompletten Funktionserhalt. Fallen in der Maschinerie der Regulationssysteme immer mehr Einzelfunktionen aus, so wird der Zahnradmechanismus ineinandergreifender Regulationen holpern, die Regulation muß sich in der inkompletten Dysregulation auf andere Sollwerte einstellen. Die Verminderung der Redundanz, d.h. die zunehmende Differenz des maximal verwirklichbaren und des tatsächlich realisierten Informationsgehaltes der regulierenden Systeme, führt zu einem kritischen Punkt, wo die gesamte Funktion komplett zusammenbricht und die lebende Materie in die unbelebte Materie übergeht. Diesen Prozeß sehen wir regelmäßig, z.B. in Form der Herzmuskelzellnekrose des Myokardinfarktes; dort wird als Zeichen der kompletten Dysregulation die physiologische Ionenverteilung intrazellulärer Prägung durch extrazelluläre Kompartimentbedingungen ersetzt (Brandt 1975; s. Abb. 1).

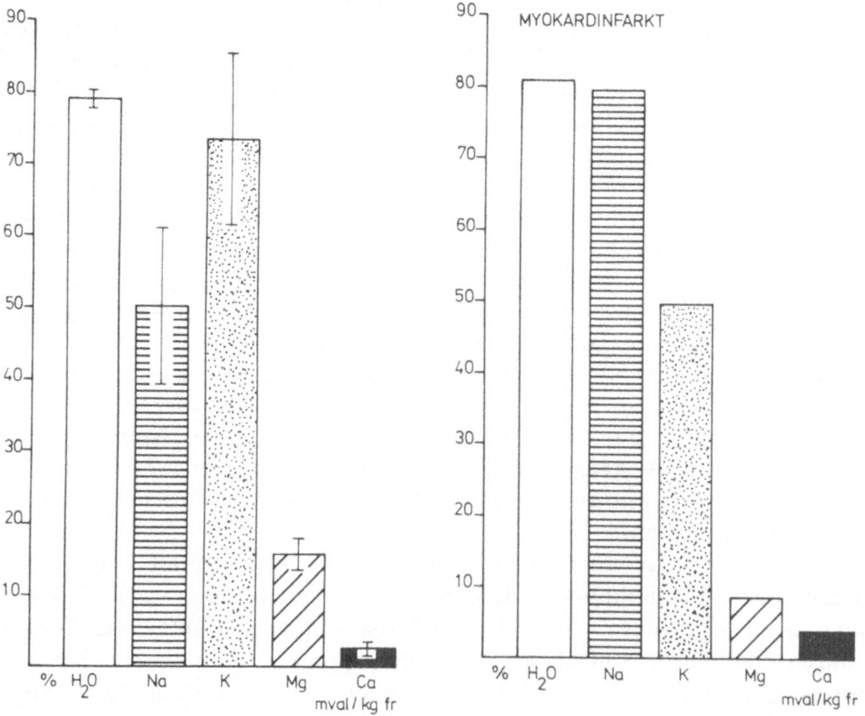

Abb. 1. Komplette Dysregulation der regulierenden Systeme der Zelle: Beispiel Herzmuskelzellnekrose im Myokardinfarkt mit Angleichung der intrazellulären Elektrolytverteilung an die des extrazellulären Kompartiments. Postmortale Gewebsionogramme (nach Brandt 1975). *Links:* Vergleichsmaterial ohne Herzmuskelzellnekrosen

Die Entwicklung der Mehrzeller setzt eine Kommunikationsmöglichkeit der regulierenden Systeme der Einzelzellen voraus, welche das Ganze zu einer sinnvollen Gesamtfunktion vereint, sofern der Sinn in einem Überleben unter den Einflüssen der Umwelt besteht. Hierzu bietet sich der Austausch von Metaboliten zwischen den Zellen an, der in größeren Lebewesen durch den kanalikulären Transport ersetzt wird. Damit ist das humoral-regulierende System entstanden, welches Bedeutung in der zweiten Stufe der regulierenden Systeme – im regulierenden System der Organe – erreicht. Ein typisches Beispiel stellt hier die funktionelle Verknüpfung im Regelkreis von endokrinen Organen und glandotropen Hormonen der Hypophyse dar, die im Falle der Fehlregulation als Über- und Unterfunktionssyndrome Kybernetopathien im engeren Sinne darstellen. Noch anschaulicher zeigt die Regulation des Wachstums der Epidermis durch die Chalone den Organbezug auf. Der ständige Wandel vom Funktionszustand der Repression zur Derepression ermöglicht den weitgehend konstanten Erhalt des Organs und überwacht Selbstreproduktion, Entwicklung und Differenzierung der Einzelzellen im Organverband. Hier wurzelt der Ansatz einer kybernetischen Deutung des pathologischen Wachstums von der reaktiv-adaptiven Überschußbildung bis hin zum anaplastischen Geschwulstwachstum. Der Zusammenbruch der regulierenden Systeme eines Organs zeichnet sich mineralanalytisch – ähnlich dem Funktionsverlust der Einzelzelle – durch die Unfähigkeit seiner Zellen ab, intrazelluläre Kationen in ausreichendem Maße zu asservieren. Die organtypische Reduktion des Kaliumbestandes und die diagnostisch bedeutungsvolle Depletion des Magnesiumspeichers zeigen das Versagen des linken Herzens nach temporärer Ischämie im Falle der Herzoperation an (Abb. 2). Die Ionenverschiebung erreicht hier im Falle des Funktionsversagens eines Organs vergleichbare Werte wie bei der ischämischen Gruppenzellnekrose des Herzens bei stenosierender Koronarsklerose (Brandt u. Dörfelt 1979).

Im Zuge der Evolution kompliziert gebauter Lebewesen mit hochspezialisierten Organeinheiten für bestimmte Teilfunktionen wird ein zusätzliches regulierendes Prinzip notwendig, das die Koordination der dezentralisierten Teilfunktionen übernimmt. Es sind die regulierenden Systeme der dritten Stufe, die regulierenden Systeme des Organismus gemeint, die letztlich vor dem Hintergrund der stofflichen Matrix des Gehirns die Fähigkeiten des bewußten Handelns und der eigenkritischen Verarbeitung von äußeren Reizen einschließen.

Entsprechend dem Prinzip der Hierarchie der regulierenden Systeme (Drischel 1973) werden hier die Regelsysteme der ersten und zweiten Stufe zusammengefaßt. Noch erscheint es fast unvorstellbar, wie groß die Zahl von vermaschten Regelkreisen in einem Individuum ist, bzw. welcher Informationsgehalt in einem Individuum realisiert wurde. Teilaspekte sind im Bereich der Sinnesphysiologie schon erschöpfend bearbeitet worden (Keidel 1975).

Daneben existieren brauchbare Vorstellungen über die Regelmechanismen der Vitalfunktionen, z.B. Kreislauf, Atmung oder Wasser-Elektrolyt-Säure-Basen-Haushalt. Mittels Blockschaltbildern werden Verknüpfungen der Regelmechanismen überschaubar, die bei Betrachtung der Einzelfunktionen nicht faßbar wären. Nur durch Kenntnis dieser regulierenden Systeme des Organismus können wir z.B. Störungen des Wasser-Elektrolyt-Haushaltes in die pathologi-

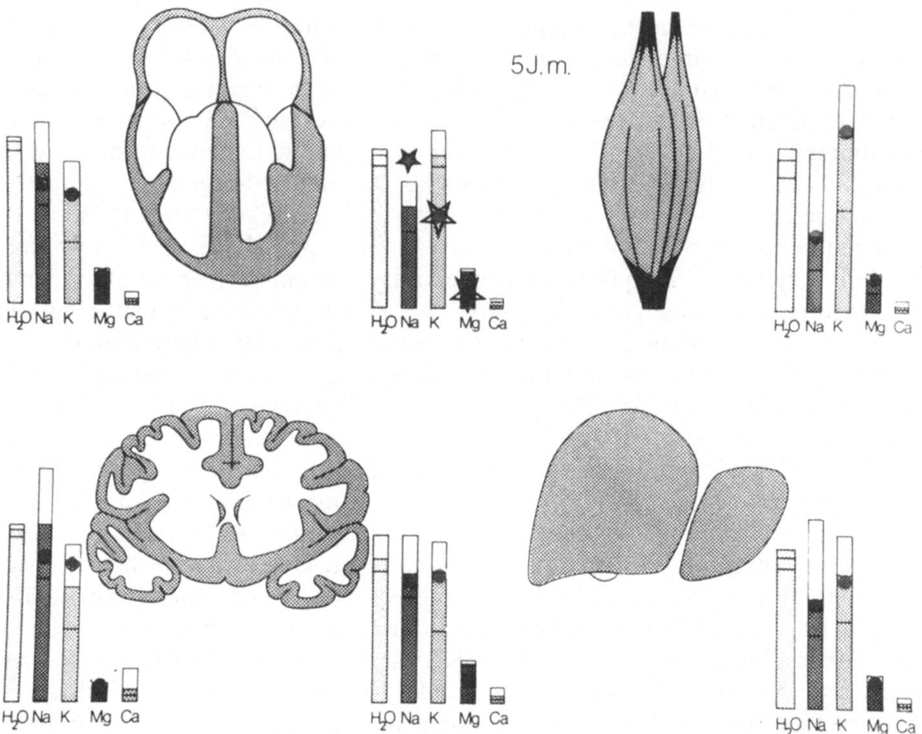

Abb. 2. Komplette Dysregulation der regulierenden Systeme der Organe: Beispiel Linksherzversagen bei postischämischer Kardiomyopathie nach Korrektur eines kongenitalen Herzfehlers (isolierte Elektrolytabweichung im betroffenen Organ)

sche Diagnostik einbeziehen. Die Wasservergiftung oder die hypertone Dehydration werden vor diesem Hintergrund mineralanalytisch faßbare Krankheiten (Abb. 3), die in der kompletten Dysregulation der Funktionseinheit zum Individualtod führen.

Mit zunehmender Kenntnis der Gesetzmäßigkeiten einer solchen vermaschten Funktionseinheit lernen wir den maximalen Informationsgehalt dieses Systems kennen. Die Ermittlung des tatsächlich realisierten Informationsgehaltes ermöglicht durch die Bestimmung der Redundanz eine quantitative Aussage über den aktuellen Funktionszustand des Systems. Es wird so möglich werden, die Grenzen der Adaptation zu erkennen und den Übergang in die pathologische Regulation objektiv zu erfassen.

Pathokybernetik kann Morbi und Syndrome als pathologische Regulationen beschreiben. Zugleich bildet die Pathokybernetik aber auch die Grundlage einer Individualpathologie: Die Vielzahl vermaschter Regelkreise macht es wenig wahrscheinlich, daß sich bei ungestörter Regulation jemals zwei Systeme in identischem Zustand befinden. Trotz des Verlustes an Informationsgehalt im Falle der Krankheit wird auch hier die individuelle Prägung der oszillierenden regulierenden Systeme durchschlagen, sofern die regulierenden Systeme des Organismus funktionsfähig bleiben.

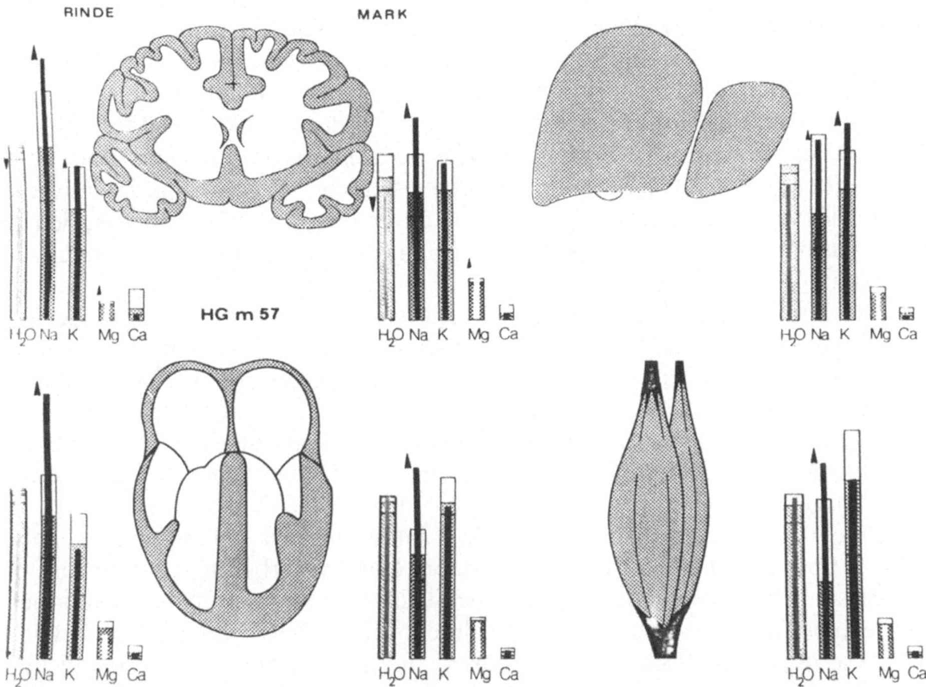

Abb. 3. Komplette Dysregulation der regulierenden Systeme des Organismus: Beispiel hypertone Dehydration im Rahmen eines akuten Nierenversagens (generalisierte Verteilungsstörung der Elektrolyte)

Die Interpretation von Krankheiten als gestörte Funktion der regulierenden Systeme schließt a priori exogene Einflüsse auf diese Systeme ein, wodurch auch Erkrankungen durch Störungen der zwischenmenschlichen Beziehungen in die Betrachtung einbezogen werden können. Die Pathokybernetik schafft so zwanglos eine gemeinsame prinzipielle Beschreibungsgrundlage für die sog. somatischen Krankheiten und die Geisteskrankheiten bzw. abnorme psychische Reaktionen. Es erscheint eine Frage der Zeit, bis man auch für die geistigen Funktionen und ihre pathologische Dysregulation mathematisch vorformulierte Blockschaltbilder entwickelt hat, die uns die Geisteskrankheiten ebenso verständlich machen wie eine Fehlregulation des Wasser-Elektrolyt-Haushaltes.

Eine Pathologie der regulierenden Systeme ist keine Erfindung der Theoretischen Pathologie: Normale Funktion und pathologische Regulation wurden z. B. von Masshoff (1973) als inkomplette und komplette Dysregulation beschrieben und so Aspekte des Individualtodes aus allgemeinpathologischer Sicht bearbeitet. Technische Möglichkeiten und zwischenmenschliche Beziehungen lassen es heute zu, den Ausfall lebenswichtiger Regulationen des Organismus zu überbrücken und so einen für dieses Individuum zu diesem Zeitpunkt biologisch vorprogrammierten, früher unumgänglichen, Individualtod zu verhindern. Selbst bei Ausfall der wesentlichen Regulationen des Organismus im Zustand der intravitalen Autolyse des Gehirns werden die Vitalfunktionen weiterhin exogen aufrecht erhalten. Hier scheint ein Ansatzpunkt für eine Theoretische Pathologie der regulierenden Systeme zu liegen. Die massiv gestörten Regulationssysteme müßten mathematisch-theoretisch zu beschreiben sein, so daß sich hieraus eine wertfreie abstrakte Grundlage zur Beschreibung des Krankheitsbildes ableiten ließe. Dies wäre eine Möglichkeit, die sog. moderne Intensiv- und auch Chemotherapie aus dem Stadium des teilweise unheimlichen Experimentierens herauszubringen und eine solche Therapie durch theoretisch begründete, sich an dem Ausmaß der gestörten Regulation orientierende Behandlungsschemata zu ersetzen.

Die Grundlagen einer Pathokybernetik sind bereits vorhanden. Steuerung und Regulation mittels Regelkreisen werden zur Beschreibung von Krankheiten verwendet. Krankheiten wie z. B. Fehlregulationen des Wasser-Elektrolyt-Haushaltes werden durch Blockschaltbilder in Art einer praktischen Kybernetik verständlich beschrieben und faßbar gemacht. Mathematisch erarbeitete Tabellen zeigen den Schweregrad der Veränderung an und bestimmen das therapeutische Vorgehen.

Eine angewandte Pathokybernetik könnte das als bekannt angesehene Wissen über regulierende Systeme in einem Datenverarbeitungssystem zusammenfassen. Durch Veränderung einzelner Teilfunktionen wären die Reaktionen der regulierenden Systeme z. T. zu berechnen. Wissenschaftliche Fragestellungen wären so in gezielte Richtungen zu lenken, und die Anzahl von herkömmlichen Tierexperimenten könnte durch Ausschluß von unwahrscheinlichen Regulationen und (m. E. auch) Verhinderung von experimentellen Irrwegen vermindert werden.

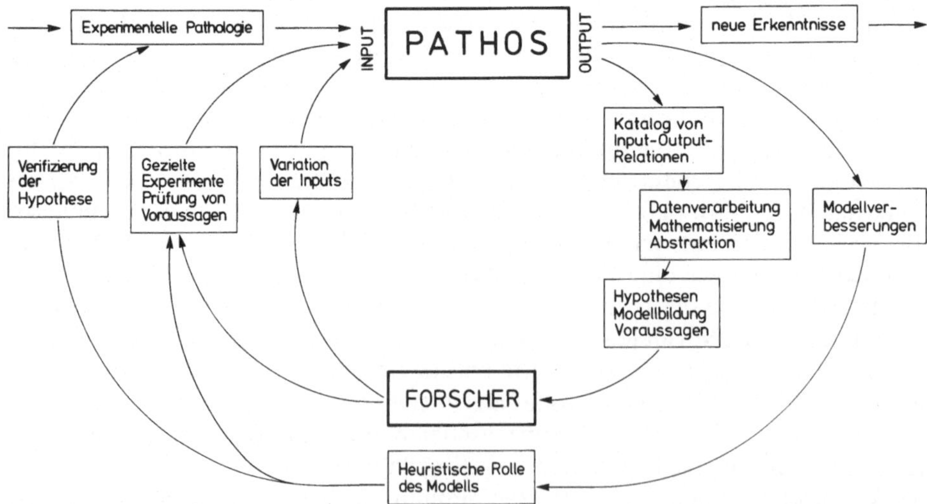

Abb. 4. Pathologie der regulierenden Systeme als kybernetisches Forschungsprojekt. (In Anlehnung an Drischel 1973)

Schließlich sollte eine theoretische Pathokybernetik Krankheiten modellartig mathematisch beschreiben, so daß ein Morbus oder ein Syndrom als Fehlregulation in Form einer mathematischen Formel angegeben werden kann.

Die Arbeitsweise der Pathokybernetik läßt sich mit ihren eigenen Mitteln als Regelkreissystem darstellen (Abb. 4). Unser Forschungsobjekt wird als sog. „black box" durch Veränderungen der Eingaben modifiziert. Die Reaktionen werden vom Beobachter dokumentiert und verarbeitet und geben Anlaß für neue, gezieltere Veränderungen der Eingaben, die schließlich durch sich wiederholende Berechnungen zur Aufstellung einer Hypothese führen. Diese kann ihrerseits sowohl durch Veränderung der Inputs als auch durch klassische experimentelle Untersuchungen im unmittelbaren Zugriff gestützt werden. Sie führt so zu neuen Erkenntnissen und mündet nach ausreichender Überprüfung des Regelkreises in die abstrakte Formulierung der These.

Wenn man den Optimismus v. Weizsäckers (1968) teilt, daß die Kybernetik prinzipiell alle benennbaren biologischen Funktionen beschreiben kann, so muß es auch möglich sein, alle pathologischen Regulationen zu erfassen und letztlich abstrakt-mathematisch zu formulieren.

Literatur

Apter MJ (1966) Cybernetics and Development. Pergamon, Oxford London New York

Brandt G (1975) Quantitative Mineralpathologie. Grundlagen, Methoden, Anwendung. Habilitationsschrift, Universität Erlangen

Brandt G, Dörfelt HJ (1979) Postmortale Magnesiumkonzentrationen im Herz- und Skelettmuskel, Leber, Mark und Rinde des Gehirns bei verschiedenen Grundleiden des Menschen. Magnesium Bull 1: 140–142

Brandt G, Thierauf P, Metze K (1978) Diagnostik postmortaler Elektrolytstörungen im Hirngewebe mit der Gewebsmineralanalyse. Curr Top Neuropathol 5

Breuer G (1977) Wie wird die Zusammensetzung der Atmosphäre reguliert? Naturwiss Rundsch 30: 370–372

David E (1975) Das Ohr in elektronischer Modelldarstellung. In: Keidel WWD (Hrsg) Physiologie des Gehörs. Thieme, Stuttgart, S 153–163

Doerr W (1957) Gestaltwandel klassischer Krankheitsbilder. Springer, Berlin Göttingen Heidelberg

Drischel H (1973) Einführung in die Biokybernetik. Akademie, Berlin

Keidel WD (1975) Physiologie des Gehörs. Thieme, Stuttgart

Lange D (1966) Ganzheit und Entwicklung in kybernetischer Sicht. Akademie, Berlin

Masshoff W (1973) Die Kriterien des Individualtodes aus allgemeinpathologischer Sicht. Med Welt 24: 1503–1507

Müller E (1969) Gesundheit und Krankheit. In: Büchner F, Letterer E, Roulet F (Hrsg) Prolegomena einer allgemeinen Pathologie. Springer, Berlin Heidelberg New York (Handbuch der allgemeinen Pathologie, Bd 1, S 54ff)

Schaefer H (1967) Was kennzeichnet biologische im Gegensatz zu technischen Regelvorgängen? In: Frank H (Hrsg) Kybernetik – Brücke zwischen den Wissenschaften. Umschau, Frankfurt am Main

Stebel J (1973) Einige Grundlagen der Informationstheorie und der Informationsverarbeitung in Organismen. In: Drischel H (Hrsg) Einführung in die Biokybernetik. Akademie, Berlin, S 17ff

Wagner R (1954) Probleme und Beispiele biologischer Regelung. Thieme, Stuttgart

Weizsäcker CF v (1968) Das philosophische Problem der Kybernetik. Elektromedica 3: 81–84

Wiener N (1948) Cybernetics. J Wiley & Sons, New York

Wiener N (1963) Kybernetik. Econ, Düsseldorf Wien

Funktionsprinzipien des endokrinen Systems

Gerhard Seifert, Hamburg

Funktionsprinzipien des endokrinen Systems

Funktion und Struktur basieren auf gleichartigen molekularen Grundprinzipien. Diese Prinzipien lassen sich niemals von uns direkt erkennen, sondern wir schauen sie nach Goethe (Ausg. 1950, S. 7) nur „im Abglanz, im Beispiel, Symbol, in einzelnen und verwandten Erscheinungen; wir werden ihrer gewahr als unbegreifliches Leben und können dem Wunsch nicht entsagen, sie dennoch zu begreifen".

Ein Versuch, die Prinzipien der Funktion des Endokriniums darzulegen, wird aus morphologischer Sicht die Grundlagen der funktionellen Differenzierung in den Mittelpunkt der Betrachtung rücken. Die Kriterien zur Charakterisierung ergeben sich aus der Phylo- und Ontogenese, aus der Einordnung des Endokriniums in ein allgemeines Konzept der Systeme, aus den realisierten Prinzipien der zellulären Sekretion und den Regulationsmechanismen, welche hierbei eine tragende Rolle spielen. Aus den Korrelationsstörungen wiederum lassen sich Rückschlüsse auf primäre Funktionskreise und auf ursächliche Faktoren für die Auslösung einer Dysfunktion ziehen. In dieser gedanklichen Folge möchte ich auch die Funktionsprinzipien des Endokriniums zu charakterisieren versuchen.

Phylo- und Ontogenese des Endokriniums

Das Endokrinium ist das spezialisierte Ergebnis einer stammesgeschichtlichen Entwicklung, welche mit mannigfachen Anpassungen an neue Umweltrealitäten verbunden ist (Bargmann 1971). Aus der Organgeschichte im Sinne der vergleichenden Anatomie von Gegenbaur (1901) lassen sich *Homologiekriterien* ableiten, zu denen nach der kürzlich von Doerr (1979) vorgelegten Abhandlung über den Homologiebegriff die Feststellung der Abstammungsverwandtschaft, die Lagegleichheit in einem Gesamtbauplan und der Nachweis des Vorkommens von Zwischenformen gehören. Beispiele hierfür sind die Entstehung der Wirbeltier-Schilddrüse aus der Hypobranchialrinne und der Hypophyse aus der

142

Neuraldrüse der Tunikaten. Die Tunikaten oder Manteltiere bilden einen Unterstamm der Chordatiere mit 200, ausschließlich im Meer lebenden Arten. Hierzu gehört auch der für unser heutiges Thema sinnreich benannte Microcosmus sulcatus, eine solitär lebende Seescheide mit einem kaulquappenähnlichen Körper, dessen Hautepithel ein gallertiges, zelluloseartiges Material, das sog. Tunicin abscheidet. Am vorderen Körperpol befindet sich neben den Kiemenspalten ein Nervensystem, welches als einfaches Ganglion mit Neuralrohr angelegt ist. Bereits auf dieser Entwicklungsstufe ist ein Bauprinzip realisiert, welches durch ein Nervensystem mit gleichzeitiger endokriner Aktivität gekennzeichnet ist. Auf dieser Beobachtung basiert der Begriff des *Neuroendokriniums* als eines Systems, in welchem neurosekretorisch aktive Zellgruppen Hormone von großer Bedeutung für biologische Vorgänge bilden, so für den Wasserhaushalt, den Farbwechsel oder die Häutung bei vielen Spezies.

Am Beispiel des neurosekretorischen Systems läßt sich zugleich jedoch auch zeigen, daß nicht alle derartigen Systeme bei Wirbellosen und Wirbeltieren die Kriterien der Homologie erfüllen. Gemeinsam ist lediglich die *Ähnlichkeit der Leistung* bei einem verschiedenartigen Aufbau und einem andersartigen Entstehungsmodus. Diese Organisationsmuster sekretorischer Nervenzellgruppen mit neurosekretorischen Bahnen erfüllen die *Kriterien der Analogie.* Bereits Aristoteles hat es als besonderes Kennzeichen des menschlichen Geistes angesehen, Ähnlichkeiten zu erkennen und für ein gemeinsames Prinzip eine Metapher zu formulieren.

Homologie und Analogie sind somit für die Erkennung von Funktionsprinzipien des Endokriniums wertvolle Kategorien. Die Erforschung des endokrinen Systems befaßt sich jedoch nicht nur mit der *Stammesgeschichte der Hormonorgane,* sondern *auch* mit den *Hormonen* selbst. Dabei ergibt sich die interessante Tatsache, daß eine Reihe von Hormonen stammesgeschichtlich früher als das entsprechende Hormonorgan nachweisbar ist. Dies gilt für das Insulin, welches bei Spezies wie den Mollusken oder Tunikaten ohne Inselsystem im Verdauungskanal produziert wird, oder für Jod-Eiweiß-Körper vom Typus des Schilddrüsenhormons, welche bei Mollusken im Epithel des Verdauungssystems und an der Körperoberfläche gebildet werden (Dockray 1977).

Aus phylogenetischer Sicht kann von einem *hormonalen Regulationssystem* erst dann gesprochen werden, wenn eine Differenzierung von Geweben oder Organen vorliegt, welche auf die bereitgestellten Stoffe in charakteristischer Weise reagieren. Unter dem Begriff der inkretorischen Regulationen werden physiologische und biochemische Abläufe verstanden, die einer Kontrolle und Integration durch hormonale Wirkstoffe unterliegen (Kühnau 1971). Die *Erweiterung des Hormonbegriffes* auf Wirkstoffe, welche in Organen mit primär nicht-endokriner Leistung – wie z.B. Magendarmkanal – gebildet werden, oder auf Neurotransmitter ist aus biochemischer Sicht noch nicht abgeschlossen und gipfelt in der Formulierung, daß „alle Hormone ein funktionell einheitliches System auf der Basis eines im molekularen Bereich der Proteinsynthese sich abspielenden Informationsereignisses bilden" (Kühnau 1971). Begriffe wie „chemische Nachrichten- und Befehlsübermittlung, biochemische Überwachung, technische Regelprinzipien mit Stellmotor und Meßwerk" definieren die

Hormone als Ordnungsfaktoren, wie es auch in der alten, von Gley 1912 geprägten Bezeichnung „Harmozone" (zit. nach Kühnau 1971) zum Ausdruck kommt. Die hormonalen Wirkstoffe liegen nur in minimalen Mengen vor und müssen ihre Kontrollfunktion über einen Verstärkermechanismus ausüben. Aus phylogenetischer Sicht ergibt sich jedoch auch bei einer *erweiterten Definition des Hormonbegriffes*, daß das *Nervensystem* mit steigender Entwicklungsstufe die Aufgabe der Produktion und des Transportes von Hormonen übernimmt. Das Organisationsprinzip rückgekoppelter biologischer Regelkreise hat grundsätzlich zwei Möglichkeiten einer Weitergabe von Instruktionen und Rückmeldungen: eine humorale, durch „chemische Boten" vermittelte Regelung und eine strukturgebundene entsprechend der Differenzierung der Nervenbahnen. Bei den Insekten sind hormonale und physikalische Reizübertragung im Nervengewebe so eng verknüpft, daß die Hormonproduktion als integrierender Teil der Nerventätigkeit anzusehen ist. Mit höherer Differenzierungsstufe kommt es zu einer Trennung von hormonalen und elektrophysiologischen Leistungen des Nervensystems. Dabei manifestiert sich auch ein wesentlicher Unterschied in der Funktion humoral übertragener Hormone und der Transmitter mit Bindung an nervöse Strukturen. Die humorale Hormonübertragung entspricht einem Rundfunksender, dessen gesendete Wellenlängen nur von Erfolgsorganen mit entsprechenden Rezeptoren erkannt werden. Hormonale Neurotransmitter sind dagegen Richtstrahlersender, deren Empfang nur an vorbestimmte Empfänger gerichtet ist und zu einem spezifischen örtlichen Effekt führt.

Aus phylogenetischer Sicht würden sich auch interessante Aspekte bei einem *Vergleich der Stammesgeschichte* der *Hormone* und der *Entwicklung der genetischen Molekularsprache* ergeben. Das Strukturprinzip der Molekularsprache geht von begrenzten und definierten Symbolen aus, aus denen sich Regeln für die Kombination von Symbolen zu Silben, Wörtern und Sätzen ableiten. Die genotypische Legislativsprache (Eigen 1979) funktioniert mit einem kleinen Arsenal von Molekülbausteinen der Nukleinsäuren. Die phänotypische Exekutivsprache ist dagegen wesentlich reichhaltiger und ausdrucksreicher und verwendet die Aminosäuren als Bausteine der Proteine und der makromolekularen Polypeptide, wozu speziell auch die neuroendokrinen Hormone gehören. Das phylogenetische Prinzip der genetischen Sprache besitzt drei Eigenschaften, welche eine weitere Evolution ermöglichen: 1. Alle Sequenzen haben eine endliche Lebensdauer mit einem Mittelwert. 2. Die Nukleinsäuren sind selbstreproduktiv aufgrund eines Matrizensystems. 3. Evolutives Verhalten basiert auf Mutationen. Aus dieser Sicht ergibt sich eine neue, phylogenetisch und molekular zugleich orientierte Hierarchie der Hormone und hormonalen Organe.

Einordnung des Endokriniums als System (Tabelle 1)

Tabelle 1. Einordnung des Endokriniums als System

Offenes System

Abgestufes Ordnungssystem

Biochemische Systeme
    Steroid-bildendes System
    Peptid-bildendes System
        Diffuses E-Zell-System [Feyrter (1938), Ratzenhofer (1977)]
        Neuro-endokrines APUD-System [Pearse (1966)]
    Zwischenhirn-Hypophysen-System

Nach v. Bertalanffy (1949) lassen sich Systeme als Komplexe von Elementen definieren, die untereinander in Wechselwirkung stehen. Der biologische Bereich ist durch offene Systeme gekennzeichnet, in denen sowohl Energie als auch Materie ausgetauscht werden. Speziell das Endokrinium stellt ein offenes

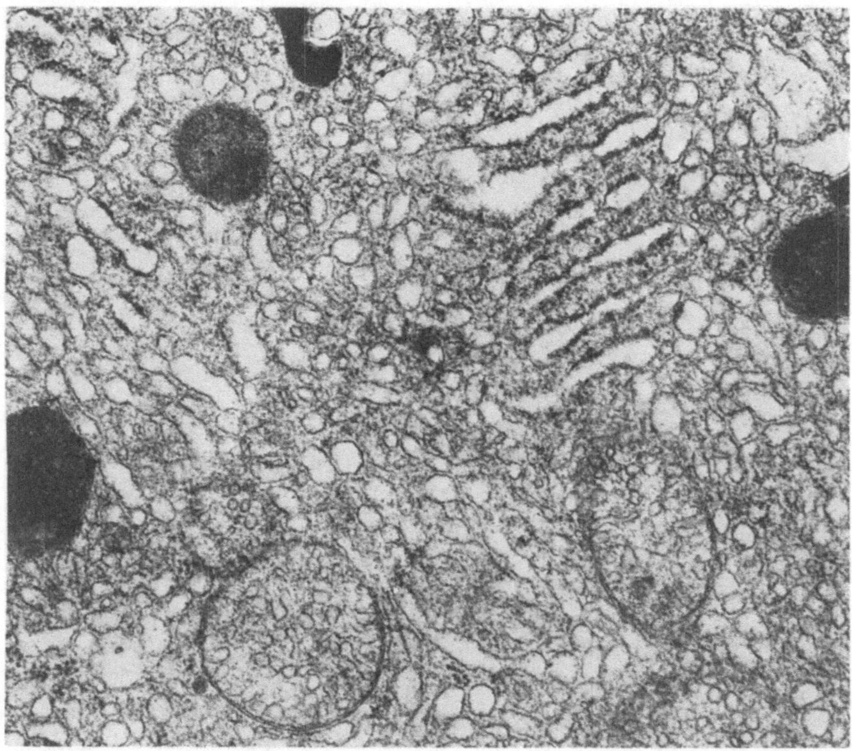

Abb. 1. Ultrastruktur einer Nebennierenrindenzelle bei Morbus Cushing mit bilateraler Nebennierenrindenhyperplasie: Vermehrung des agranulären endoplasmatischen Retikulums mit tubulären und vesikulären Elementen

System dar, welches Prinzipien einer abgestuften Ordnung und teilweise auch hierarchische Regulationen realisiert.

Aus biochemischer Sicht lassen sich im Endokrinium drei Zellsysteme unterscheiden:

ein Steroid-bildendes Hormonsystem,

ein Peptid- und Proteo-Hormon-bildendes System und

das Zwischenhirn-Hypophysen-System als Bindeglied zwischen diesen beiden Systemen.

Speziell die *Steroidbildung* geht mit der Entwicklung tubulärer intrazytoplasmatischer Strukturen sowohl im Bereich des glatten endoplasmatischen Retikulums als auch der Mitochondrienmatrix einher (Abb. 1, 2). Ein ausgedehntes agranuläres Retikulum aus anastomisierenden tubulären oder vesikulären Elementen ist für Zellen mit Steroidhormonbildung sehr kennzeichnend, so etwa die Zwischenzellen des Hodens oder die Luteinzellen des Gelbkörpers. Die für die Steroidsynthese erforderlichen Enzyme sind an die Membranen des agranulären Retikulums gebunden.

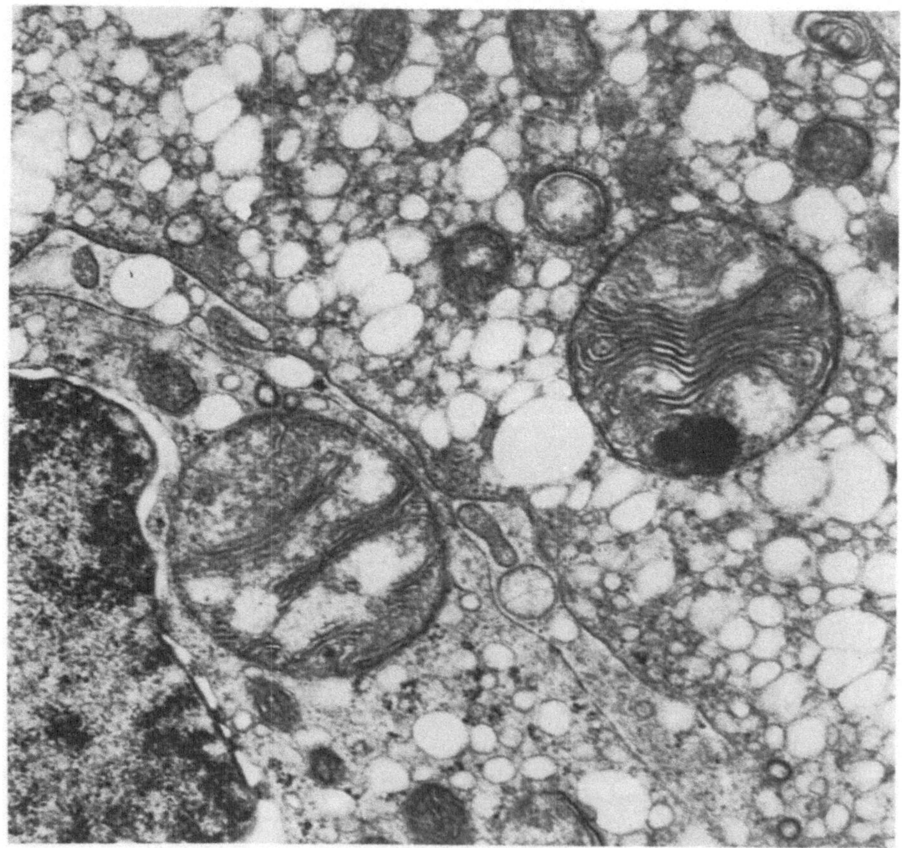

Abb. 2. Ultrastruktur einer Steroid-bildenden Tumorzelle aus einem Hiluszelltumor des Ovars: lamelläre Strukturen innerhalb zweier Mitochondrien

146

Das *Polypeptid-bildende Hormonsystem* ist dagegen durch die Bildung spezifischer Hormongranula im Zytoplasma in Verbindung mit der Entwicklung eines granulären endoplasmatischen Retikulums und des Golgi-Feldes gekennzeichnet (Abb. 3). Am speziellen Beispiel des peripheren, disseminierten endokrinen Zellsystems möchte ich darzulegen versuchen, wie sich aus einer Synthese von phylogenetischen Homologieprinzipien und moderner bio- und zytochemischer Zellforschung neue Ansätze zum besseren Verständnis der endokrinen Funktion ergeben haben und die weitere Entwicklung der allgemeinen Krankheitslehre besonders auf dem Gebiet der Gastroenterologie, Endokrinologie und des Zentralnervensystems maßgeblich gestaltet worden ist. Die im exokrinen Pankreas verstreut liegenden Langerhans-Inseln liefern das Vorbild für jene disseminierten Zellen, deren Entdeckung mit den Namen Masson (1914) und Feyrter (1938) verbunden ist.

Feyrter hat sein Konzept der *„diffusen endokrinen epithelialen Organe"* immer wieder erweitert und ergänzt (Tabelle 2). Dies kommt in den Bezeichnungen „Helle-Zellen-System" (1952) und „Periphere endokrine (parakrine)

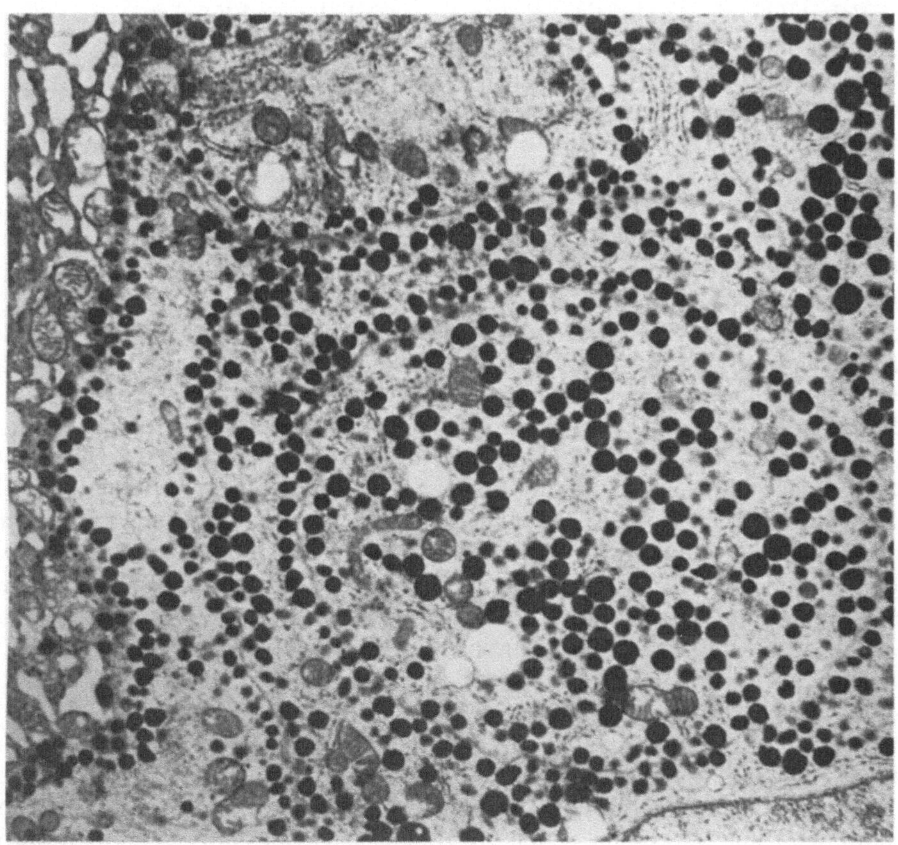

Abb. 3. Ultrastruktureller Ausschnitt aus einem mukoidzelligen ACTH-Adenom des Hypophysenvorderlappens: reichliche Ansammlung von Peptidhormongranula im Zytoplasma

147

Gerhard Seifert

Tabelle 2. Synonyme des disseminierten endokrinen Zellsystems (E-Zell-System)

Autoren/Jahr	Synonyme
Feyrter 1938	Diffuse endokrine epitheliale Organe
Feyrter 1953	Periphere endokrine (parakrine) Drüsen
Ratzenhofer 1971	Disseminierte endokrine Zellen (E-Zell-System)
WHO 1979	Diffuses endokrines System
Pearse 1966	APUD-System
	(*Amino Precursor Uptake and Decarboxylation*)

Drüsen" (1953) zum Ausdruck. Feyrter vertrat dabei die Ansicht von der entodermalen Natur der enteralen endokrinen Zellen. Sein Schüler Ratzenhofer hat am Beispiel amphikriner Zellen (1977) im Magendarmkanal auf fließende Übergänge zwischen exo- und endokriner Zellfunktion hingewiesen und eine Tumorskala aufgestellt, in der alle möglichen Variationen im Vorkommen beider Zellsysteme zusammengefaßt sind (s. unten Tabelle 6). Mit dem Nachweis *schleimbildender amphikriner Zellen* in Karzinoiden und Karzinomen verbindet Ratzenhofer neue Hypothesen zur Deutung paraneoplastischer endokriner Syndrome.

Die Konzeption von Pearse über das *APUD-Zellsystem* basiert auf den modernen Methoden der Bio- und Zytochemie. Als Pearse 1947 seine Studien zur Erforschung des APUD-Zellsystems begann, hatte er keine Kenntnis vom Lebenswerk Feyrters, ein Tatbestand, der durch die Ereignisse der Kriegs- und Nachkriegszeit und die spärlichen wissenschaftlichen Kommunikationsmöglichkeiten bedingt war. Als Geburtsstunde des APUD-Zellkonzeptes ist die Erforschung der Bildung des Polypeptidhormons Kalzitonin in den C-Zellen der Schilddrüse (Abb. 4, 5) anzusehen (Pearse 1966). Aus dieser richtungsweisenden Einzelbeobachtung hat Pearse in der folgenden Zeit Schlüsse gezogen, wobei man an einem Ausspruch von Goethe (Ausg. 1950, Bd. 8, S. 328) in Wilhelm Meisters Wanderjahre erinnert wird: „Der Engländer ist Meister, das Entdeckte gleich zu nutzen, bis es wieder zu neuer Entdeckung und frischer Tat führt." Die Pearsesche Konzeption ist durch zwei Merkmale gekennzeichnet: 1. die gemeinsame Fähigkeit aller APUD-Zellen zur Bildung endokriner Polypeptidhormone aus Aminosäuren-Vorstufen (*amino precursor uptake and decarboxylation*) und 2. die Abstammung der Zellen aus der Neuralleiste bzw. dem Neuroektoderm. Pearse unterscheidet dabei APUD-Zellen 1., 2. und 3. Ordnung (1977). Die APUD-Zellen 1. Ordnung stammen direkt aus der Neuralleiste (z. B. C-Zellen der Schilddrüse), die Zellen 2. Ordnung aus spezialisiertem Neuroektoderm (z. B. Zirbeldrüse, Nebenschilddrüse, Hypophyse) und die Zellen 3. Ordnung aus neuroendokrin programmiertem Ektoderm (z. B. endokrine Pankreaszellen, gastrointestinale hormonale Zellsysteme). Pearse postuliert ein drittes neuroendokrines System mit einer modulierenden Funktion zwischen dem autonomen und willkürlichen Nervensystem. Einige Substanzen kommen sowohl im Gehirn wie im Darmkanal vor, wobei sie im Gehirn als Neurotransmitter fungieren, im gastroenteropankreatischen System als Hormon.

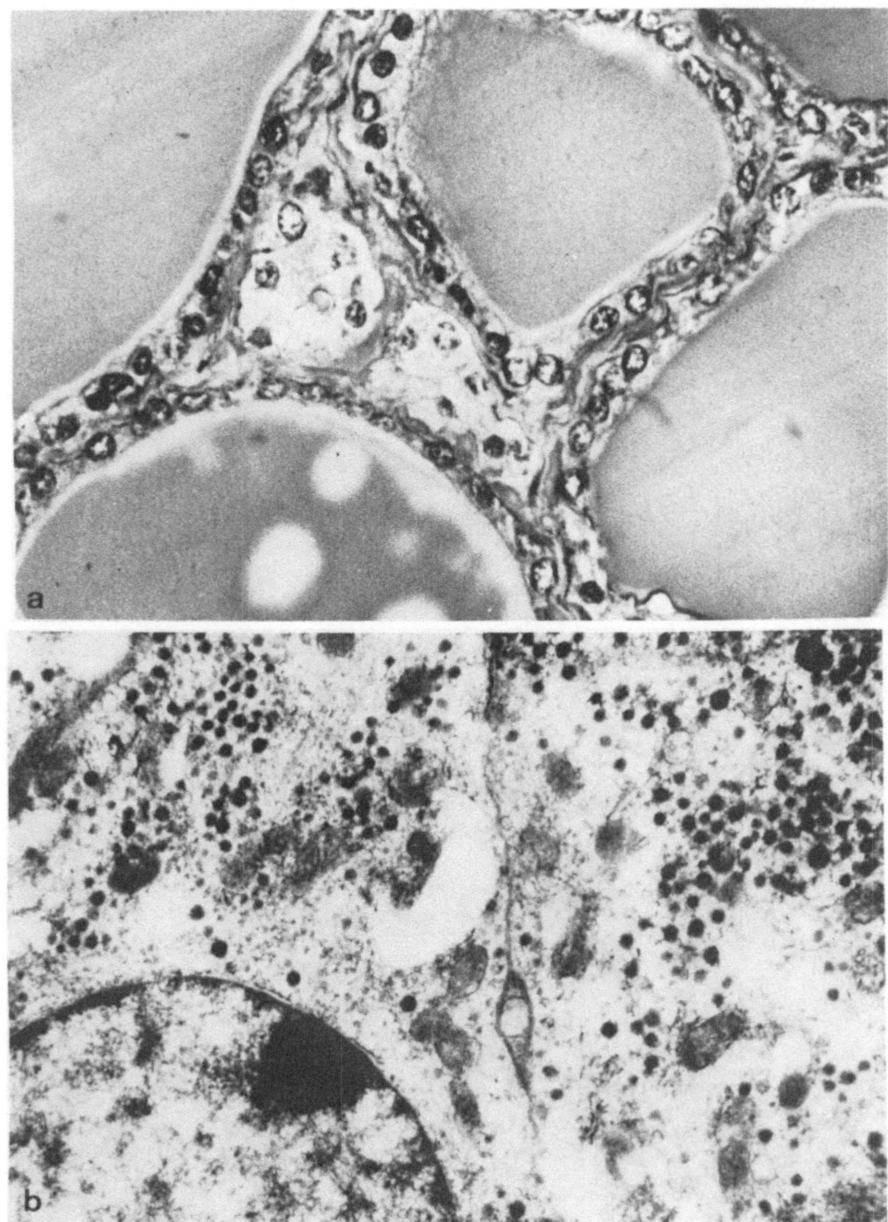

Abb. 4. **a** Interfollikuläre C-Zellen in der Schilddrüse des Schweins. PAS-Reaktion; **b** Ultrastruktur von C-Zellen mit multiplen Peptidhormongranula im Zytoplasma

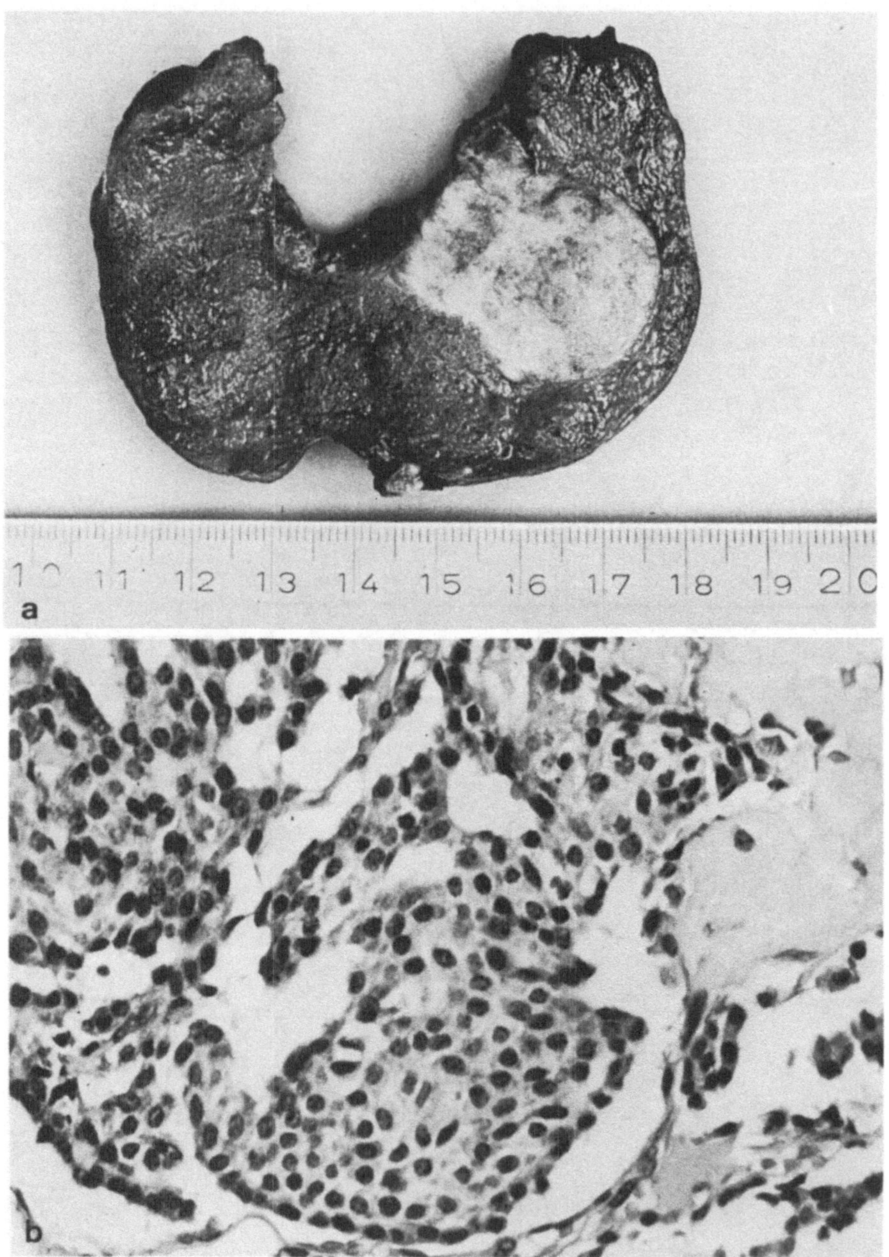

Abb. 5. a Schilddrüsenschnittfläche mit einem im Durchmesser 3 cm großen C-Zellkarzinom im linken Schilddrüsenlappen; **b** medulläre Nester eines C-Zellkarzinoms mit amyloidem Stroma. Hämatoxylin-Eosin

Prinzipien der Hormonsekretion

Bei einer vergleichenden Betrachtung der Prinzipien der Hormonsekretion ergibt sich, daß neben der typischen Abgabe des endokrinen Sekretes in die Blutbahn (*Endokrinie*) noch andere Mechanismen des Hormontransportes realisiert werden. Hierzu gehört vor allem das phylogenetisch alte Prinzip der *Neuro- und Neuroendokrinie*. Die Neuropeptidhormone (Vasopressin, Oxytozin, Releasingfaktoren wie TRH und LRH, Somatostatin, Enkephalin u.a.) werden im rauhen endoplasmatischen Retikulum der Zwischenhirnganglienzellen des N. supraopticus und N. paraventricularis als Prohormon gebildet, im Golgi-Apparat in Vesikeln verpackt, als Hormongranula an die Trägersubstanz Neurophysin gebunden und im Axon transportiert. Hormonsynthese, Transport und Freisetzung am axonalen Ende durch Exozytose verlaufen an weit voneinander getrennten Orten ab. Neuropeptide sind chemische Boten bei der Funktion des Zentralnervensystems. Die vielfältige Wirkung findet ihre Erklärung in dem komplizierten Verlauf der verschiedenen Neurone, ihrer Beziehung zum Gefäßsystem – speziell zum hypophysären Pfortadersystem – und ihrer Kontakte zum Frontalhirn, limbischen System, Stammhirn und Rückenmark. Im Hypophysen-Hinterlappen lassen sich spezielle Speicherungsvorgänge des Neurosekretes in Form von kugeligen Anschwellungen der marklosen Fasern (sog. Herring-Körper) beobachten. Die funktionelle Bedeutung der gliösen Pituizyten für Vorgänge der Phagozytose, Speicherung oder Freisetzung von Neuropeptiden ist noch nicht genügend geklärt.

Die von Feyrter inaugurierte *Parakrinie* stellt eine weitere Form der Hormonsekretion dar und beinhaltet die Abgabe eines Hormons in den benachbarten Interzellularraum mit der daraus resultierenden direkten Beeinflussung angrenzender exokriner Zellen. Spezielle Beispiele für einen derartigen Wirkungsmechanismus sind die E-Zellen des Gastrointestinaltraktes (Abb. 6, 7) und die endokrinen Zellen des Pankreas (Abb. 8a, b).

Bei der *Epikrinie* handelt es sich um eine Abgabe des gebildeten Wirkstoffes in eine andere Zelle, so der DOPA-haltigen Granula der Melanoblasten in die basalen Zellen der Epidermis.

Ein phylogenetisch sehr altes Prinzip begegnet uns bei der *Exokrinie* von Hormonprodukten, so bei der Abgabe der Sekrete kutaner Hormondrüsen der Froschlurche in ein äußeres Kanalsystem. In neuerer Zeit hat sich die vergleichende Endokrinologie mit sog. *Pheromonen* beschäftigt. Unter diesem Begriff werden endogen produzierte Substanzen zusammengefaßt, die als Vorläufer von Hormonen anzusehen sind, an die Umwelt abgegeben werden und bestimmte Verhaltensweisen im Empfängerorganismus auslösen. Das Pheromon der Honigbiene verhindert die Ovarentwicklung bei der Arbeiterin und steigert die Attraktivität der Königin für die Drohnen. Ein weiteres Pheromon ist der Eberduftstoff, der nach exogener Abgabe über die Riechbahn des Bulbus olfactorius in andere Hirnareale fortgeleitet wird, die für die Regulation des Sexualverhaltens und der Hypophysenfunktion verantwortlich sind. Das Pheromon „Eberduftstoff" ist bei keiner anderen Spezies, außer beim Mann im Schweiß der Achselhöhle nachweisbar.

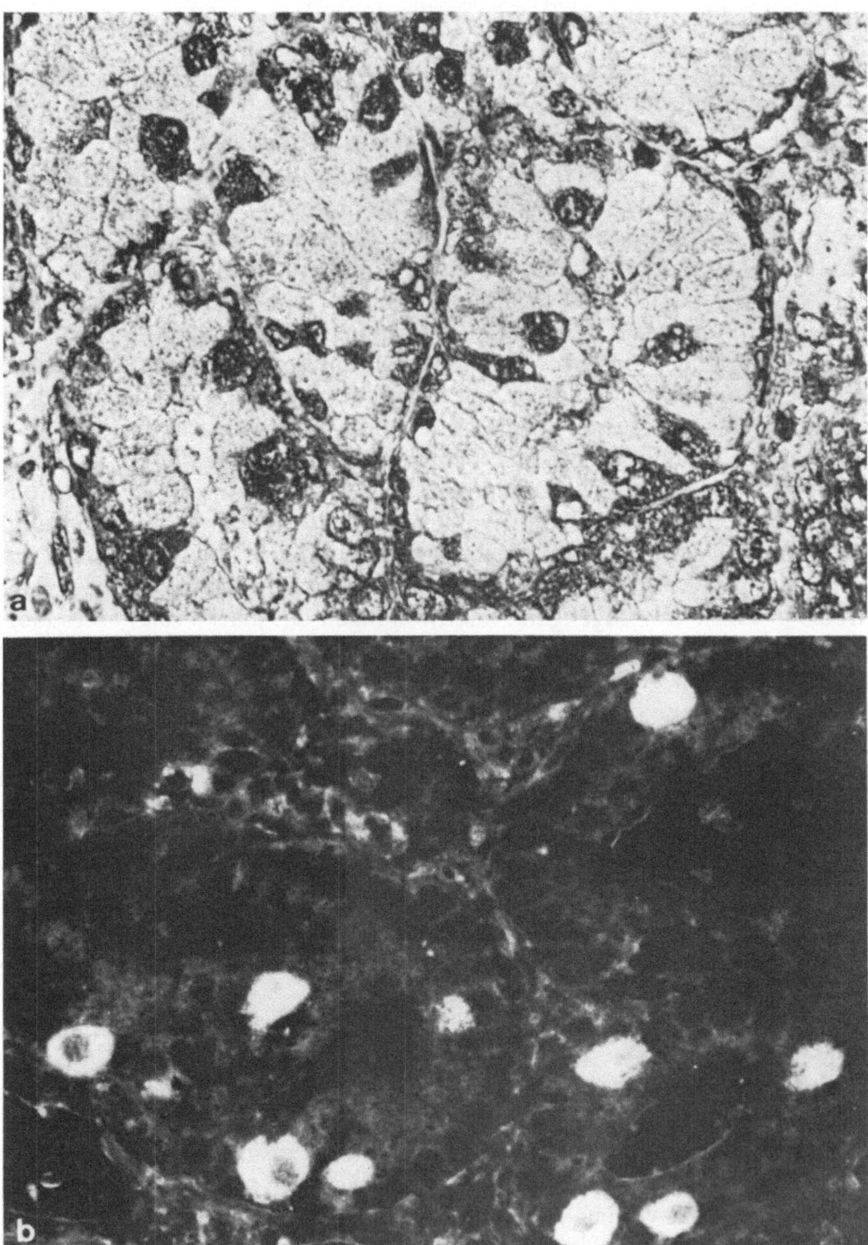

Abb. 6. a Gastrin-bildende G-Zellen der Magenschleimhaut. Immunperoxydase-Methode. (Nach Mitschke 1977); **b** G-Zellen der Magenschleimhaut. Immunfluoreszenz-Methode. (Nach Mitschke 1977)

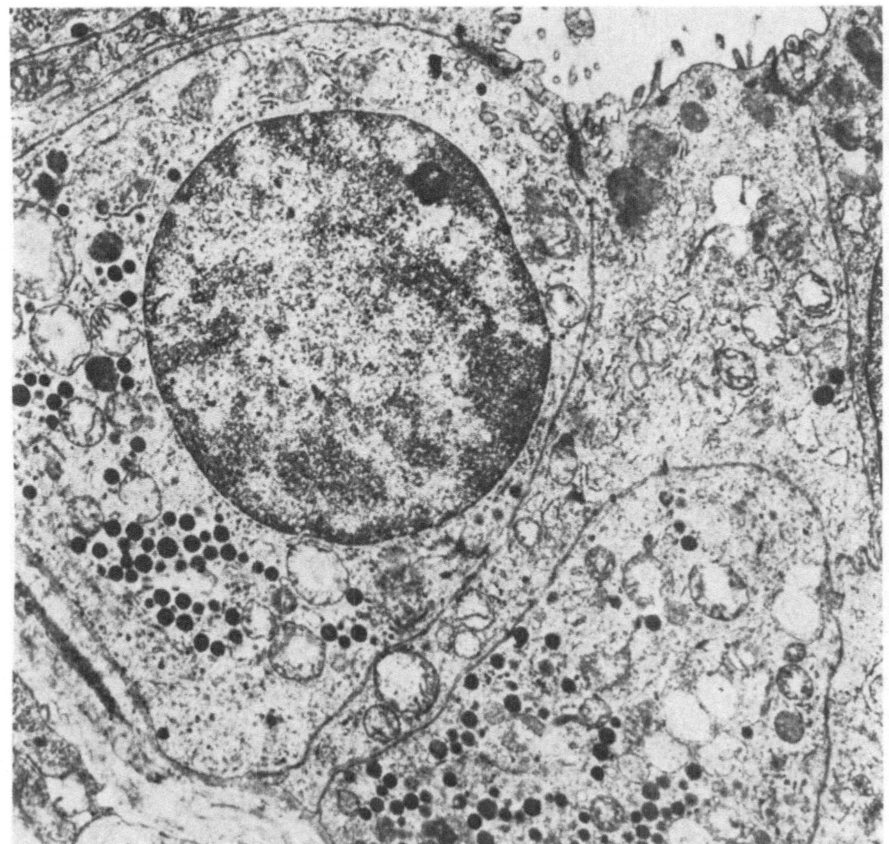

Abb. 7. Magenkorpusschleimhaut bei perniziöser Anämie: Ultrastruktur von zwei endokrinen ECL-Zellen mit Hormongranula im basalen Zytoplasma; Ausbildung von Mikrovilli an der Zelloberfläche

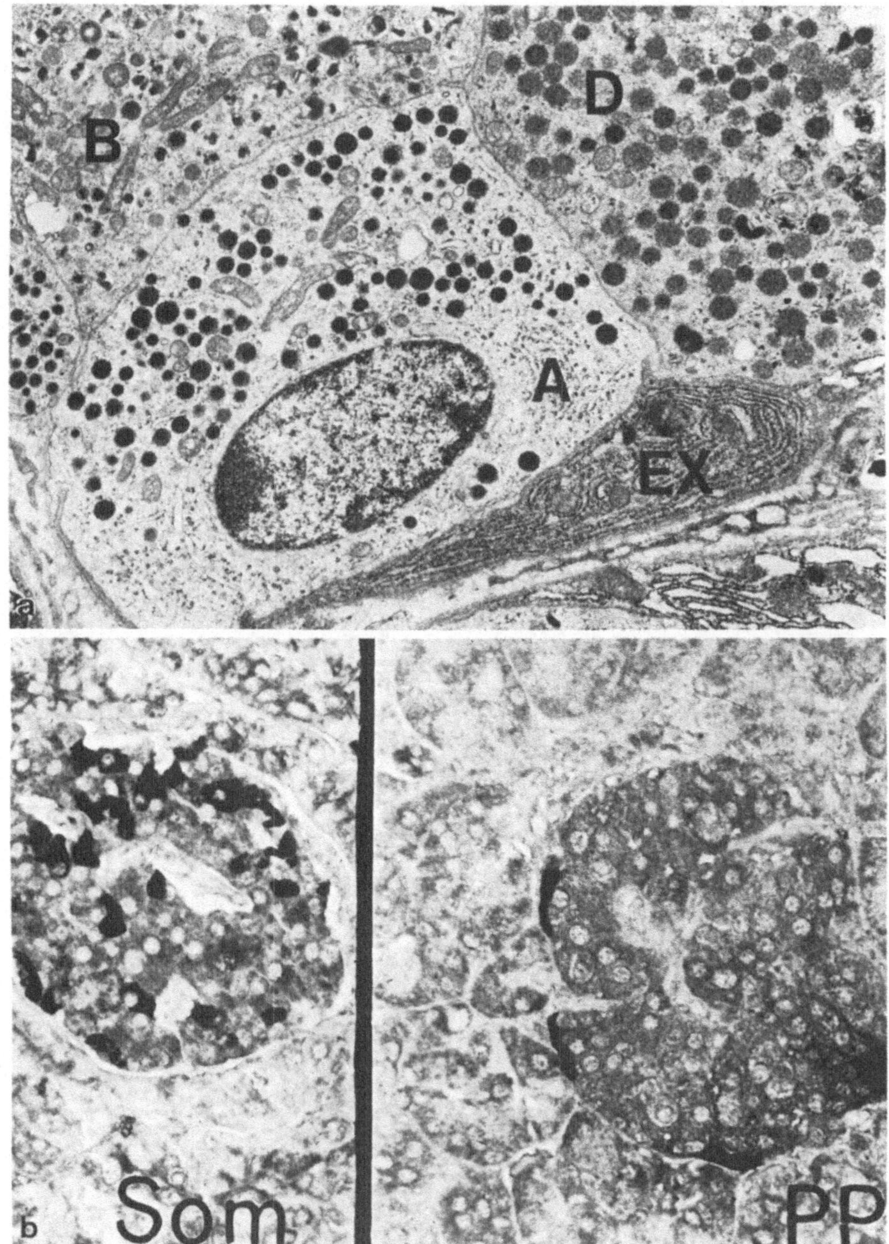

Abb. 8. a Ultrastruktur von drei endokrinen Pankreaszellen (B-Zelle, A-Zelle, D-Zelle); unmittelbar daneben Ausläufer einer exokrinen Azinuszelle mit reichlich endoplasmatischem Retikulum (EX); **b** Darstellung der Hormongranula in endokrinen Pankreaszellen (Immunperoxydase-Methode). *Links:* Somatostatin-Zellen. *Rechts:* Zellen mit pankreatischem Polypeptid. (Nach Klöppel 1977)

Regulationsmechanismen (Tabelle 3)

Tabelle 3. Regulationsmechanismen

Vertikale Regulationssysteme
    Hormon-Hormon
    Releasing- und Inhibitor-Faktoren
    Feedback-Mechanismen

Horizontale Korrelationssysteme
    Hormon-Substrat
    Effektorvermittler
    Adenylzyklase-System
    Kalzium-Ionen-System

Die Mechanismen endokriner Regulationen lassen sich auf zwei elementare Grundprinzipien zurückführen (Kühnau 1971). Phylogenetisch älter ist das *horizontale Korrelationssystem* mit einer Hormon-Substrat-Wirkung durch zwei antagonistische Hormone. Beispiele sind die Aufrechterhaltung der Kalziumhomoiostase durch Parathormon und Kalzitonin oder die Blutzuckerregulation durch Insulin und Glukagon.

Die phylogenetisch jüngere *vertikale Regulation* entspricht dem Prinzip technischer Regler mit Meßwerk und Rückkoppelung. Die drei Schichten der Hormon-Hormon-Wirkung sind durch die Neurohormone des Hypothalamus als Releasing- oder Inhibitorfaktoren, die übergeordneten tropen Hormone des Hypophysenvorderlappens und die untergeordneten Hormone als Meßwerk gekennzeichnet. Typische Beispiele sind die Achse CRF-ACTH-Cortisol der Nebennierenrinde, TRF-Thyroxin-Jod der Schilddrüse oder LH/FSH-Östrogen/Progesteron der Keimdrüsen. Das endokrine Regulationsprinzip kann als Einheit jedoch nur dann funktionieren, wenn für die hormonalen Signalgeber auf zellulärer Ebene ein gemeinsames *molekulares Wirkungsprinzip* zur Verfügung steht. Zu den wichtigsten Komponenten der *Effektorvermittlung* gehören *Zellrezeptoren*, das *Adenylzyklase-System* als „second messenger" und das intrazelluläre *Kalziumionen-System* in seiner zentralen Bedeutung für die Zellfunktion. Durch diese molekularen Faktoren werden Membranpotentialeffekte, Induktion von Kinasen und die verschiedenen Schritte der Proteinhormonsynthese gesteuert. Die Rezeptoren spielen dabei nicht nur an den hormonbildenden Zellen eine bedeutsame Rolle, sondern auch an den Zellmembranen der Zielorgane. So erleichtert die Bindung des Insulins an Insulinrezeptoren den Glukoseeinstrom in die Zelle, wobei der Rezeptorgehalt bei erhöhtem Insulinspiegel abnimmt und bei Insulinmangel ansteigt. Die hormonale Regulation des Adenylzyklase-Systems der Nierentubuli korreliert mit dem Nachweis verschiedener Hormonrezeptoren wie Parathormon, Kalzitonin, Vasopressin oder Isoproterenol.

Die komplizierten molekularen Vorgänge möchte ich am Beispiel der *Insulin-bildenden B-Zelle* des endokrinen Pankreas (Abb. 9) zu demonstrieren

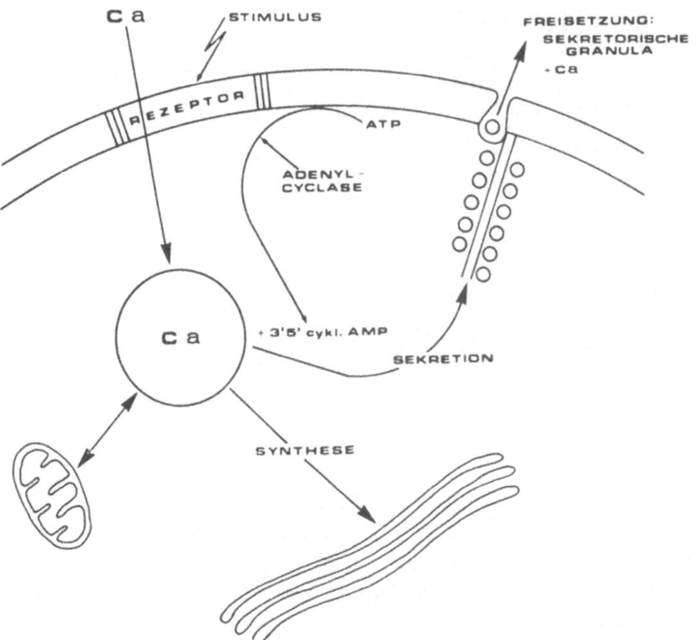

Abb. 9. Schematische Darstellung der Insulinsekretion in der B-Zelle des endokrinen Pankreas. (Nach Seifert et al. 1975; Einzelheiten s. Text)

versuchen (Klöppel 1977, Schäfer 1979, Klöppel u. Bommer 1979). Die B-Zelle besitzt einen speziellen Rezeptor für Glyzerinaldehydphosphat, welches im Rahmen der Glykolyse von Glukose entsteht. Dieser Rezeptor aktiviert das Adenylzyklase-System und bewirkt gleichzeitig einen erhöhten Kalziumeinstrom in die B-Zelle. Außerdem führt das aktivierte Adenylzyklase-System zu einer Kalziumfreisetzung aus den intrazellulären Depotorganellen, d.h. aus den Mitochondrien und dem endoplasmatischen Retikulum. Die weitere Funktion des ionisierten Zellkalziums bei der Insulinsekretion erstreckt sich auf das mikrotubulär-mikrofilamentäre System, die Verpackung und Stabilisierung der Sekretgranula sowie die Fusion des Sekretgranulums mit der Zellmembran bei der Endo- bzw. Exozytose (Abb. 10). Die Mikrotubuli stehen mit jeweils mehreren Sekretgranula in Kontakt und bewerkstelligen den intrazellulären Sekrettransport zur Zelloberfläche. Die Geschwindigkeit der Bewegung beim Granulatransport beträgt etwa 1,5 μ/s. Bei der Fusion der Sekretgranula mit der Zellmembran kommt es zu einer Anreicherung von Kalziumpartikeln und damit zu einer Veränderung der Aktionspotentiale. Die elektrostatische Barriere zwischen der negativ geladenen Außenseite des Granulum-Vesikel-Komplexes und der Innenseite der Zellmembran wird aufgehoben und damit eine Annäherung und Fusion der Membranstrukturen ermöglicht. Gleichartige Beobachtungen lassen sich auch am isoliert perfundierten Rattenpankreas nach Glukosestimulation erheben.

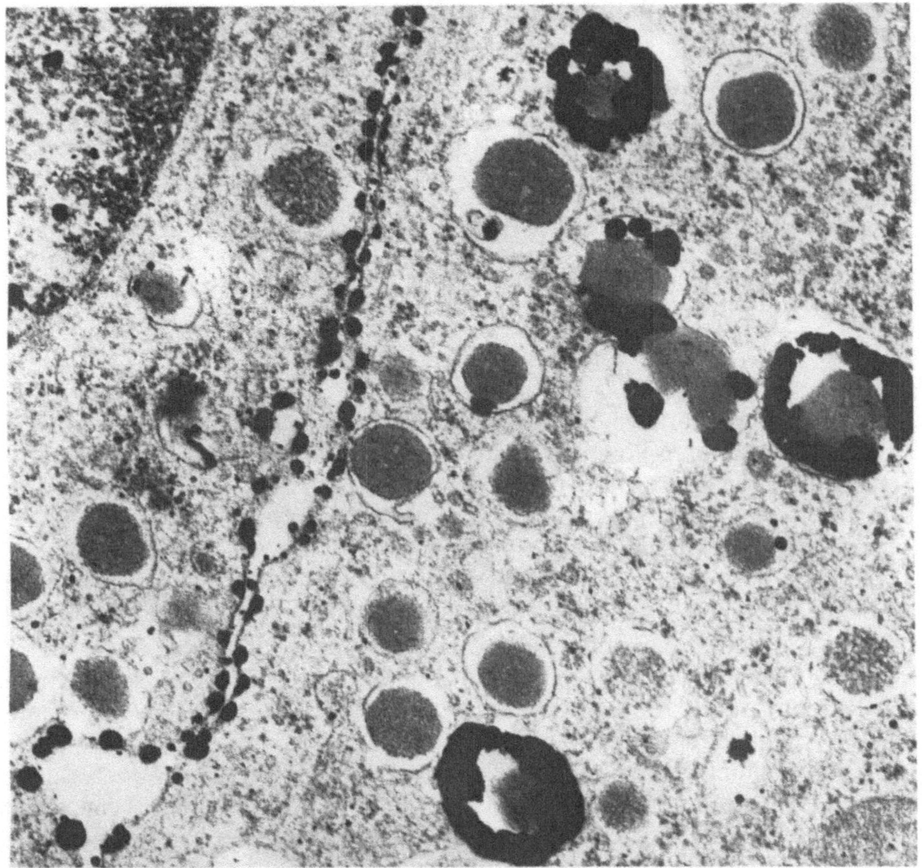

Abb. 10. Ultrastruktur einer stimulierten B-Zelle des endokrinen Pankreas: Konzentration von Kalziumpräzipitaten im Bereich der Halos der Hormongranula und an der Zellmembran. Kaliumpyroantimonat-Methode. (Nach Klöppel 1977)

Gerhard Seifert

Prinzipien der Korrelationsstörung (Tabelle 4)

Tabelle 4. Prinzipien einer Korrelationsstörung

Über- oder Unterproduktion von Hormonen
Defekte Hormonbildung
Hemmung der Hormonwirkung
   Inaktivierung
   Endorganresistenz
Pluriglanduläre Störungen
Feto-maternale Interrelationen

Jede Korrelationsstörung beruht in der Regel auf einer komplexen Pathogenese. Als *kausale Faktoren* kommen endogene, biochemisch-genetische Defekte in Frage, außerdem zahlreiche exogene Noxen, insbesondere Autoimmunfaktoren, Virusinfektionen oder Vaskulopathien und schließlich multifaktorielle Konstellationen mit einer Mischung endo- und exogener Faktoren.

So stellt der *Morbus Basedow* eine genetisch determinierte Autoimmunerkrankung dar, bei der Antikörper gegen den TSH-Rezeptor eine wichtige Rolle spielen. Der Antikörper bindet sich an den Rezeptor und bewirkt eine gesteigerte Synthese sowie Freisetzung des Schilddrüsenhormons. Die Thyreozyten können den Rezeptor sequestrieren, wobei die entstehenden Fragmente vom Organismus als Antigene registriert werden.

Als Autoimmunerkrankung wird auch der *insulinabhängige Diabetes* aufgefaßt, wobei die immunreaktiven Gene im HLA-System zu suchen sind. Auslösende Ursache für eine Antikörperbildung kann eine Virusinfektion der B-Zellen sein, wobei jedoch die Antikörperbildung nur bei genetisch determinierten Patienten stattfindet.

Bei einer *Überproduktion* von *Hormonen* ergibt sich die interessante Feststellung, daß auch *Karzinome* bei entsprechender ultrastruktureller Differenzierung zur *Hormonbildung* befähigt sind. So zeigen organoide follikuläre Schilddrüsenkarzinome eine organspezifische Zytoplasmagestaltung mit reichlicher Thyreoglobulinsynthese (Böcker 1979). Biochemisch ist jedoch bei diesen Tumoren ein Jodtransportdefekt mit geringerem Jodierungsgrad des Thyreoglobulins nachgewiesen worden. Für die Zukunft muß die Frage abgeklärt werden, ob die Zellen des differenzierten Schilddrüsenkarzinoms über TSH-Rezeptoren verfügen, so daß diese Tumoren bei Einwirkung von TSH mit vermehrtem Wachstum, bei TSH-Suppression dagegen mit einer Zellatrophie reagieren.

Die Über- oder Unterproduktion von Hormonen oder die Hemmung der Hormonwirkung geht mit einer Reihe charakteristischer *Ultrastrukturphänomene* einher. Zu den Zeichen der gesteigerten Hormonsynthese gehören insbesondere die Vermehrung des rauhen endoplasmatischen Retikulums mit Ausbildung sog. Nebenkerne oder parallel verlaufender Membransysteme, die als „Annulate lamellae" (Abb. 11) bezeichnet werden (Altenähr u. Seifert 1971). Bei der Nichtverwertung eines Hormongranulums finden sich die Phänomene der

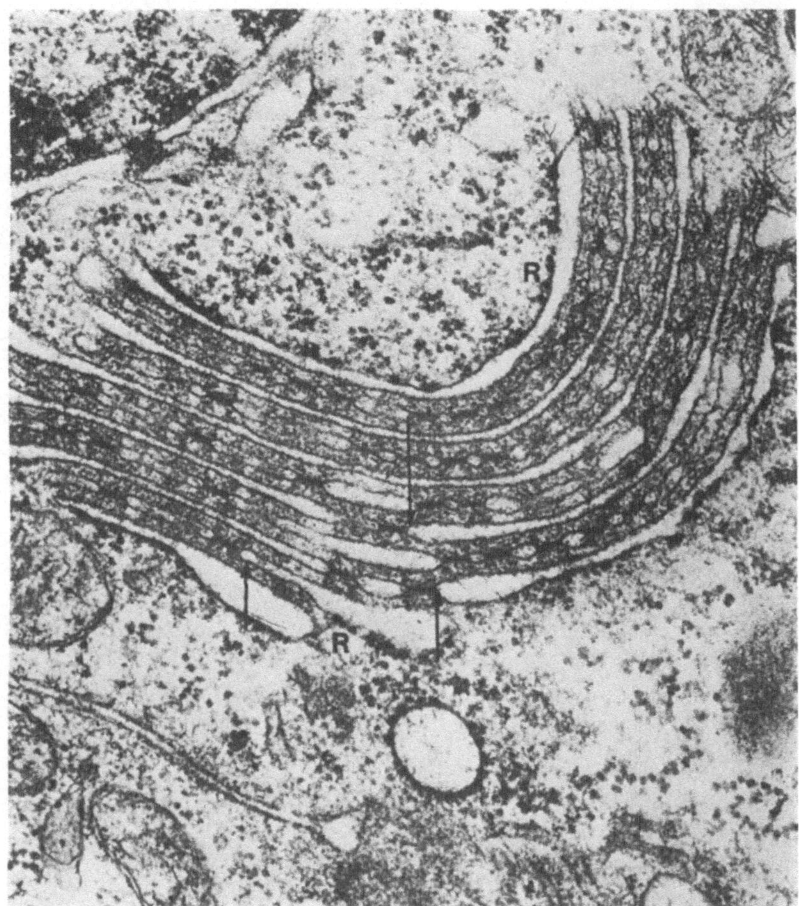

Abb. 11. Ultrastruktur einer Epithelkörperchenzelle bei Epithelkörperchenadenom: „Annulate lamellae" mit typischer Gliederkettenstruktur und Spalträumen. Vereinzelt Aufspaltung von Lamellen zu Spalträumen (*Pfeile*); außen teilweise Ribosomen (R). (Aus Altenähr u. Seifert 1971)

zellulären Autophagie bzw. der lysosomalen Krinophagie. Ein typisches Beispiel ist die Crooke-Zelle als inaktivierte ACTH-Zelle des Hypophysen-Vorderlappens (Saeger 1977). Kennzeichnend sind die ringförmige Hyalinisierung des Zytoplasmas, eine paranukleäre Restgranulierung und zahlreiche autophage Vakuolen (Abb. 12).

Die *feto-maternalen Interrelationen* sind sehr komplexer Natur. Zum einen unterliegen die endokrinen Drüsen des Feten dem Einfluß der mütterlichen Hormone über den plazentaren Blutstrom und können kompensatorisch auf dem gleichen Weg in den mütterlichen Hormonhaushalt eingreifen. Beispiele sind die Embryopathia diabetica oder die Struma congenita. Zum anderen können frühe Entwicklungsstörungen der fetalen endokrinen Organe zu schweren Rückwirkungen auf die Entfaltung anderer Organsysteme führen. Da die Geschlechtsspe-

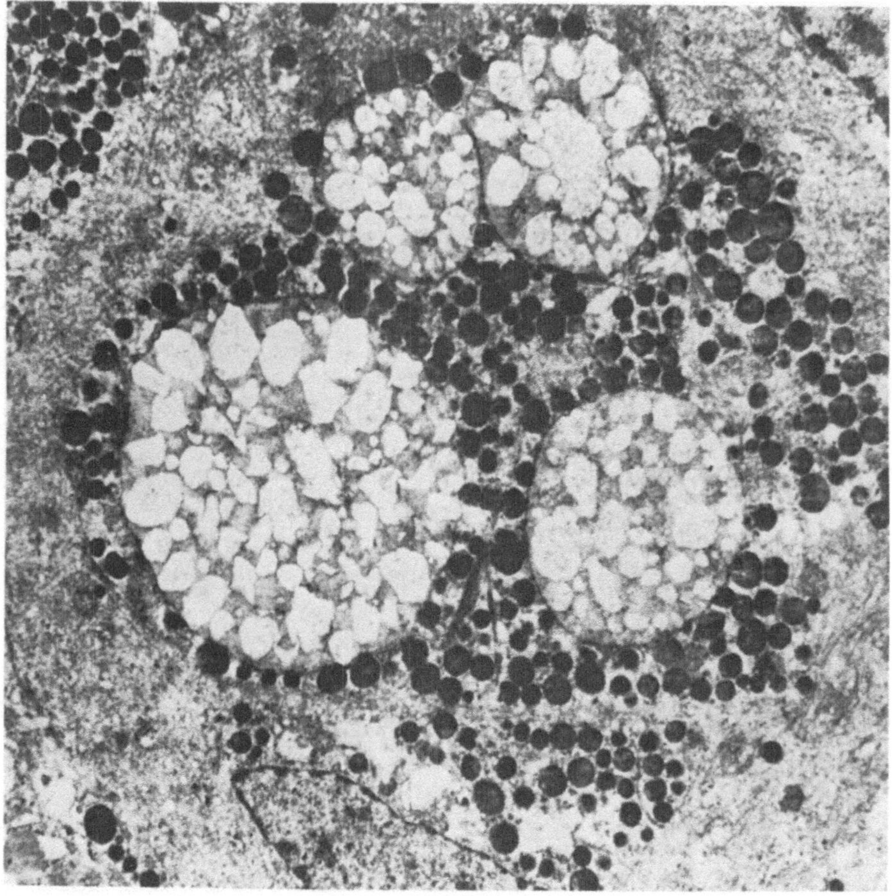

Abb. 12. Ultrastruktur einer Crooke-Zelle: ringförmige periphere Zytofilamente; zahlreiche Sekretgranula und autophage Vakuolen (multivesikuläre Körper) als Zeichen einer Krinophagie. (Aus Saeger 1977)

zifität von den Sexualhormonen abhängig ist und durch Neurotransmitter vermittelt wird, können spätere Störungen des Genitalsystems möglicherweise Folge einer intrauterin durchgemachten Endokrinopathie sein.

Die *pluriglandulären Störungen* können als Polyadenomatose oder Insuffizienzsyndrome auftreten [Siebenmann et al. 1971, Heitz u. Steiner (im Druck)]. Häufig besteht eine multifaktorielle Genese mit familiär-genetischen Faktoren, Immundefekten oder exogenen Noxen. Beispielhaft wird ein Fall von Polyadenomatose (ACTH-Adenom der Hypophyse, Adenom der Epithelkörperchen, Hyperplasie der Nebennierenrinde mit den sekundären Auswirkungen in Form einer Pankreatitis, Nephrokalzinose, Osteopathie und eines Magenulkus) und eine pluriglanduläre Insuffizienz (Hypoparathyreoidismus, Morbus Addison, Moniliasis; Mitschke et al. 1973) demonstriert.

Wechselwirkungen zwischen Endokrinium und exokrinen Organen (Tabelle 5)

Tabelle 5. Wechselwirkungen zwischen Endokrinium und exokrinen Organen

Inselsystem/exokrines Pankreas
   Chronische Pankreatitis
   Diabetes mellitus
Paraneoplastische Syndrome
Zwischenformen zwischen Karzinomen und Karzinoiden
Vitamin-D-Metaboliten/Parathormon/Kalzitonin

Die *gastrointestinale Endokrinologie* (Creutzfeldt 1977, Mitschke 1977) hat eine Fülle von Befunden vorgelegt, die die engen Wechselwirkungen zwischen exo- und endokrinen Zellsystemen aufzeigen. Sekretorische Zellen können in einem unterschiedlichen Ausmaß gleichzeitig endokrin, parakrin oder exokrin tätig sein. Notwendigerweise muß der Hormonumsatz um so größer sein, je mehr Peptide direkt in das Magen- oder Darmlumen sezerniert werden. So verläuft die Hormonsynthese in der gastrinbildenden G-Zelle um ein Mehrfaches schneller als in der insulinbildenden B-Zelle. Der Begriff der *enteroinsulären Achse* beinhaltet, daß Stoffwechselvorgänge von mehreren Zelltypen des enteropankreatischen Systems gesteuert werden (Gepts 1977). In höheren Organismen erfolgt die Regulation der Verdauung vorwiegend nur noch nerval und nicht mehr hormonal, während Stoffwechselvorgänge überwiegend hormonal gesteuert werden. So gehen der Diabetes mellitus oder die Fettsucht mit Sekretionsstörungen der Hormone Insulin, Glukagon und GIP (Gastric Inhibitory Polypeptide) einher (Heitz 1977). Weitere Beispiele für Wechselwirkungen sind die Entstehung einer diabetischen Stoffwechselstörung bei chronischer Pankreatitis oder exokrine Pankreasveränderungen beim Diabetes mellitus. Speziell beim Diabetes existiert eine Fülle experimenteller und klinischer Daten über multifaktorielle Wechselwirkungen. Ich verweise in diesem Zusammenhang auf die Insulitis, die spontan beim juvenilen Diabetes und bei der Embryopathia diabetica beobachtet wird und experimentell sowohl durch eine Coxsackie-Virusinfektion als auch durch Anti-Insulinserum erzeugt werden kann (Freytag 1972).

Lange Zeit galten die *paraneoplastischen endokrinen Syndrome* (Heitz u. Staub (im Druck) als Prototyp einer Wechselwirkung zwischen ektopischer Hormonproduktion und exokrinen Organen. Durch die originellen Untersuchungen von Ratzenhofer (1977) hat sich jedoch ergeben, daß das Konzept der paraneoplastischen Endokrinopathie neu überdacht werden muß. Ratzenhofer hat einerseits *amphikrine Zellen* beschrieben, welche sowohl zur Bildung von Hormongranula als auch von Schleimsubstanzen befähigt sind. Zum anderen hat Ratzenhofer ein Konzept aufgestellt, welches zahlreiche *Zwischenformen zwischen exokrinen Karzinomen* und *endokrinen Karzinoiden* aufführt (Tabelle 6).

Gerhard Seifert

Tabelle 6. Zwischenformen zwischen Karzinomen und Karzinoiden (Ratzenhofer 1977)

Reine Karzinome
Karzinome mit eingestreuten E-Zellen
Gemischte Karzinome-Karzinoide
Amphikrine Karzinoide
Karzinoide mit eingestreuten exokrinen Zellen
Reine Karzinoide

Die verschiedenen Möglichkeiten der gemischten Differenzierung gehen aus
der Tabelle hervor. Die amphikrinen Karzinoide kommen fast ausschließlich in
der Appendix vor. Hierzu rechnen auch Becherzell- und Siegelring-Karzinoide,
die nach der WHO-Nomenklatur vereinfacht als Muko-Karzinoide bezeichnet
werden. Ratzenhofer wertet diese Befunde und das Vorkommen fließender
Übergänge zwischen endo- und exokriner Zellfunktion als Stütze für die Ansicht
von der entodermalen Natur der enteralen endokrinen Zellen.

Ein weiteres Beispiel für die Wechselwirkung zwischen exokrinen Organen
und Endokrinium stellt das *Vitamin D* dar. Das mit der Nahrung aufgenommene

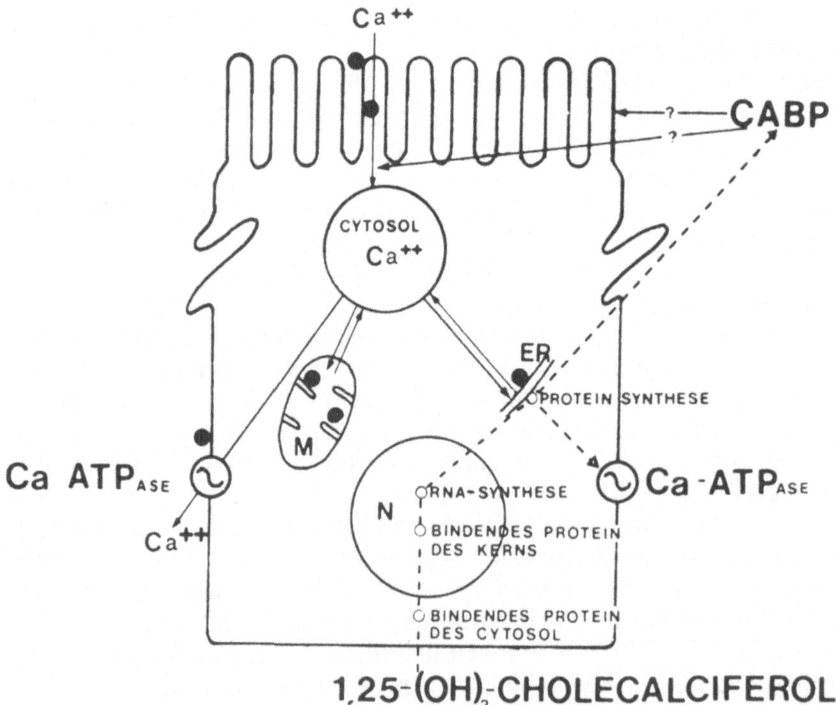

Abb. 13. Wechselwirkung zwischen Vitamin-D-Hormon, Enterozyt und Kalziumstoffwechsel.
(Nach Schäfer 1979). ● Pyroantimonat-Praecipitate, **CABP** Calcium-bindendes Protein, **N** Nucleus,
M Mitochondrium, **ER** Endoplasmatisches Retikulum

oder durch Ultraviolettstrahlung entstandene Vitamin D erfährt im Organismus eine Metabolisierung. Es wird in der Leber zunächst zu 25-Hydroxy-Cholecalciferol umgewandelt. In der Niere erfolgt dann eine weitere Hydroxylierung zu 1,25-Dihydroxy-Cholecalciferol, dem eigentlichen aktiven Vitamin-D-Metaboliten. Dieser Wirkstoff ist ebenso wie das Parathormon ein Hormon, welches den Kalziumspiegel anhebt, im Gegensatz zum Parathormon jedoch vorwiegend die intestinale Kalziumresorption steuert (Schäfer 1979, Seifert et al. 1975). Das *Vitamin-D-Hormon* aktiviert das Kalzium-bindende Protein an der Oberfläche der Enterozyten und steuert den Kalziumeinstrom in die Zelle über eine Kalzium-abhängige ATPase (Abb. 13). Ein Mangel an Kalzium-bindendem Protein, wie er bei einer gestörten Bildung von Vitamin-D-Hormon im Rahmen einer chronischen Niereninsuffizienz vorliegt, führt zu einer Störung der enteralen Kalziumresorption. Mittels der Kalium-Pyroantimonat-Methode läßt sich elektronenmikroskopisch zeigen, daß die Kalziumpräzipitate normalerweise an der Oberfläche der Mikrovilli, im endoplasmatischen Retikulum und in den Mitochondrien nachweisbar sind.

Zusammenfassung

Die Funktionsprinzipien des menschlichen Endokriniums beruhen bei aller Kompliziertheit auf humoralen Reglersystemen mit chemischen Impulsgebern, Meßwerken und Rückkoppelungsmechanismen. Phylogenetisch entwickelt sich das Endokrinium aus dem Nervensystem mit der primären Differenzierung als Neuroendokrinium. Trotz der langen Evolutionsdauer ergibt sich eine erstaunliche Stabilität der Peptidhormone. Dies wird aus der Entwicklung der genetischen Molekularsprache verständlich, die auf zellulärer Ebene zu einem molekularen Wirkungsprinzip von Membranrezeptoren, Adenylzyklasesystem und Kalziumionensystem geführt hat. Als Äquivalente molekularer Basissequenzen sind die Granula der Peptidhormone und die Lamellensysteme des Steroid-bildenden Hormonsystems anzusehen.

Das periphere endokrine Zellsystem läßt die engen funktionellen Wechselwirkungen zwischen Endokrinie, Parakrinie und Exokrinie erkennen. Zugleich ergibt sich die faszinierende Tatsache, daß eine Reihe von chemisch identischen Peptiden im Gehirn als Transmitter und im Gastrointestinaltrakt als Hormone vorkommt. Eine simple materialistische Betrachtungsweise könnte daraus den Schluß ziehen, daß zwischen Gehirn und Magendarmkanal nur graduelle Unterschiede bestehen, etwa der Art, daß im Darm die aufgenommene Nahrung verdaut wird, im Gehirn dagegen die Umwelteinflüsse verarbeitet und in psychische oder somatische Reaktionen umgesetzt werden. Eine realistische Betrachtung sollte auf das Ziel ausgerichtet sein, die Wirkungsweise der Neuropeptide des Zentralnervensystems weiter zu erforschen, weil auf diesem Wege normale oder abartige psychische sowie psychosomatische Verhaltensweisen unserem Verständnis näher gebracht werden können.

Gerhard Seifert

Literatur

Altenähr E, Seifert G (1971) Ultrastruktureller Vergleich menschlicher Epithelkörperchen bei sekundärem Hyperparathyreoidismus und primärem Adenom. Virchows Arch [Pathol Anat] 353: 60–86

Bargmann W (1971) Die funktionelle Morphologie des endokrinen Regulationssystems. In: Seifert G (Hrsg) Endokrine Regulations- und Korrelationsstörungen. Springer, Berlin Heidelberg New York (Handbuch der Allgemeinen Pathologie, Bd 8/1, S 1–106)

Bertalanffy L v (1949) Das biologische Weltbild. Francke, Bern

Böcker W (1979) Funktionelle Pathomorphologie der menschlichen Schilddrüsentumoren. Fischer, Stuttgart New York

Creutzfeld W (1977) Gastrointestinale Endokrinologie. Verh Dtsch Ges Pathol 61: 66–78

Dockray GJ (1977) Molecular evolution of gut hormones: Application of comparative studies on the regulation of digestion. Gastroenterology 72: 344–358

Doerr W (1979) Homologiebegriff und pathologische Anatomie. Virchows Arch [Pathol Anat] 383: 5–29

Eigen M (1979) Sprache und Lernen auf molekularer Ebene. In: Staudinger H, Westphal U (Hrsg) Reflexionen über Wissenschaft. Festschrift Prof. Dr. Otto Westphal, Freiburg, S 20–65

Feyrter F (1938) Über diffuse endokrine epitheliale Organe. Barth, Leipzig

Feyrter F (1952) Zum Begriff des Helle-Zellen-Systems. Frankf Z Pathol 63: 259–266

Feyrter F (1953) Über die peripheren endokrinen (parakrinen) Drüsen des Menschen. Maudrich, Wien

Freytag G (1972) Immunpathologie des Diabetes mellitus. Fischer, Stuttgart New York

Gegenbaur C (1901) Vergleichende Anatomie der Wirbeltiere mit Berücksichtigung der Wirbellosen. Engelmann, Leipzig

Gepts W (1977) Endokrines Zellsystem des Pankreas. Verh Dtsch Ges Pathol 61: 55–66

Goethe JW v (1950) Gedenkausgabe der Werke, Briefe und Gespräche. Beutler E (Hrsg). Artemis, Zürich Stuttgart

Heitz P (1977) Endokrines System des Magendarmtraktes und der Respirationsorgane. Verh Dtsch Ges Pathol 61: 24–54

Heitz P, Staub JJ (im Druck) Die paraneoplastischen endokrinen Syndrome. In: Doerr W, Seifert G, Uehlinger E (Hrsg) Spezielle pathologische Anatomie, Bd 14. Springer, Berlin Heidelberg New York

Heitz P, Steiner H (im Druck) Pluriglanduläre Störungen. In: Doerr W, Seifert G, Uehlinger E (Hrsg) Spezielle pathologische Anatomie, Bd 14. Springer, Berlin Heidelberg New York

Klöppel G (1977) Die funktionelle Pathomorphologie der B-Zellen des Inselsystems. Fischer, Stuttgart New York

Klöppel G, Bommer G (1979) Ultracytochemical calcium distribution in B cells in relation to biphasic glucose-stimulated insulin release by the perfused rat pancreas. Diabetes 28: 582–592

Kühnau J (1971) Physiologie und Biochemie der endokrinen Regulationen und Korrelationen. In: Seifert G (Hrsg) Endokrine Regulations- und Korrelationsstörungen. Springer, Berlin Heidelberg New York (Handbuch der Allgemeinen Pathologie, Bd 8/1, S 107–244)

Masson P (1914) La glande endocrine de l'intestine chez l'homme. C R Acad Sci (Paris) 158: 59–61

Mitschke H (1977) Funktionelle Pathomorphologie des gastrointestinalen endokrinen Zellsystems. Fischer, Stuttgart New York

Mitschke H, Altenähr E, Delling G, Wiebel J (1973) Das pluriglanduläre Insuffizienzsyndrom. Hypoparathyreoidismus-Morbus Addison-Moniliasis. Dtsch Med Wochenschr 98: 1666–1669

Pearse AGE (1966) Common cytochemical properties of cells producing polypeptide hormones, with particular reference to calcitonin and the thyroid C cells. Vet Rec 79: 587–590

Pearse AGE (1977) The diffuse endocrine (paracrine) system: Feyrter's concept and its modern history. Verh Dtsch Ges Pathol 61: 2–6

Ratzenhofer M (1977) Über enterale Hyperplasien und Geschwülste der disseminierten endokrinen (parakrinen) Hellen Zellen Feyrters unter Berücksichtigung amphikriner Zellwucherungen. Verh Dtsch Ges Pathol 61: 7–24

Saeger W (1977) Die Hypophysentumoren. Fischer, Stuttgart New York

Schäfer H (1979) Zellcalcium und Zellfunktion. Fischer, Stuttgart New York
Seifert G, Schäfer H, Schulz A (1975) Die Bedeutung des intrazellulären Calciumtransportes für die Zellfunktion. Dtsch Med Wochenschr 100: 1854–1862
Siebenmann RE, Steiner H, Uehlinger E (1971) Die pathologische Morphologie der endokrinen Regulationsstörungen. In: Seifert G (Hrsg) Endokrine Regulations- und Korrelationsstörungen. Springer, Berlin Heidelberg New York (Handbuch der allgemeinen Pathologie Bd 8/1, S 245–525)

Zusammenfassung des Moderators

Günter Ule, Heidelberg

Lassen Sie mich als wesentlich für die Diskussion zusammenfassend aus den drei
Vorträgen einige Gesichtspunkte herausstellen:

Herr Bleyl hat in seinem Vortrag nach verschiedenen Richtungen hin
Ansatzpunkte zu einer Theoretischen Pathologie der Mikrozirkulation entwik-
kelt. Er hat kritisch das Referenzmodell der Mikrozirkulation beleuchtet –
Stichworte: Durchflußkanäle, Rheologie – und es im Sinne von Starck als
generalisierten Typus interpretiert, als Grundform einer Systemeinheit. Er hat
dann Bezug genommen auf das heuristisch so ergiebig gewordene Sanarelli-
Shwartzman-Phänomen der Experimentellen Pathologie, seinen künstlich kon-
struierten Charakter herausgestellt und einige Gedanken über das plazentare
Fibrin dargelegt, die ihn schließlich zu den Stufen der Malignität führten.

Herr Brandt sprach über regulierende Systeme unter dem Gesichtspunkt
einer Theoretischen Pathokybernetik. Pathokybernetik als ein Weg, Regula-
tionsphänomene mit den Methoden der Mathematik zu beschreiben, sogar völlig
losgelöst – was uns als Pathologen zunächst sehr eigenartig berührt – von der
Morphologie und der Pathochemie. Hier ist aber deutlich geworden, welche
Forschungsrichtung in die Ebene einer Theoretischen Pathologie vorstoßen
kann. Wir müssen Herrn Brandt auch dafür dankbar sein, daß er ausgesprochen
hat, wo die Grenzen dieses Weges liegen, nämlich in der Beschränkung auf die
Phänomenologie; Erkenntnisse über das Wesen der zugrundeliegenden Prozesse
können wir dabei kaum erwarten.

Im 3. Vortrag mit dem Beispiel des Endokriniums, brachte Herr Seifert eine
Fülle von Anregungen und Gesichtspunkten. Ich nenne als ein Beispiel nur die
Anwendung der Begriffe Homologie und Analogie als Kategorien für die
Erkennung endokriner Funktionsprinzipien, angewandt auf die Hormonorgane
und die Hormone selbst.

Dieser Vortrag, wie auch der von Herrn Bleyl, verdeutlicht zugleich die
besondere Situation, in der wir uns befinden, bei der Abgrenzung einer
Theoretischen Pathologie gegenüber der Allgemeinen Pathologie bzw. Pathophysiologie. Ich meine, in dieser schwierigen Phase einer Orientierung hin auf
eine Theoretische Pathologie, deren Grenzen in der Vorstellung der verschiedenen Teilnehmer dieses Symposions, wie wir heute gehört haben, recht unterschiedlich abgesteckt sind, sollten wir uns zunächst bewußt darauf beschränken,

166

nach dem methodischen Vorgehen zu differenzieren: In der Speziellen und Allgemeinen Pathologie bedienen wir uns der naturwissenschaftlichen Methoden, für die Theoretische Pathologie, die sich ja nicht zu Kausalitätsfragen äußert, sondern zum phänomenologischen Bereich, sind wir auf die Arbeitsweisen der abstrakten Wissenschaften angewiesen. Und so betrachtet war vieles, was wir heute in den Vorträgen zur Sektion III gehört haben, nicht eigentlich Theoretische Pathologie, sondern gedankliches Durchdringen einer Allgemeinen und Speziellen Pathologie.

Diskussion

Franz Büchner, Freiburg: In Ihrem imponierenden Vortrag, imponierend durch die vermittelten Tatsachen wie durch die Art der Darstellung, haben Sie, Herr Seifert, einerseits die gesamten endokrin gesteuerten Regulationen und Regulationsstörungen dargestellt, andererseits die Bedeutung des Helle-Zellen-Systems von Feyrter in Biologie und Pathologie gewürdigt. Im Handbuch der Allgemeinen Pathologie wurden 1971 in dem von Ihnen redigierten Band 8/1 die „Endokrinen Regulations- und Korrelationsstörungen" durch Bargmann, Kühnau, Siebenmann, Steiner, Uehlinger abgehandelt. Im gleichen Handbuch habe ich 1966 in dem von mir redigierten Band 8/2 „Neurovegetative Regulationen" Herrn Feyrter eine Abhandlung über das Helle-Zellen-System veröffentlichen lassen.

Warum waren die gleichen Themen 1966 und 1971 „Allgemeine Pathologie", warum sind sie heute in Ihrem Vortrag „Theoretische Pathologie"?

Gerhard Seifert, Freiburg: Das Primat der „Allgemeinen Pathologie" und die Bedeutung dieses Gebietes für den akademischen Unterricht sowie die wissenschaftliche Arbeit des Pathologen bleiben unverändert bestehen. Es gehört zu den besonders großen Verdiensten von Herrn Prof. Dr. Büchner, daß er in den schwierigen Jahren der Nachkriegszeit das Handbuch der Allgemeinen Pathologie konzipiert und in den vergangenen Jahrzehnten zu einem fundierten, abgeschlossenen und weltweit beachteten Werk gestaltet hat. Auch die Abhandlungen des Bandes 8 haben unveränderte und allgemeine Gültigkeit. Meine heutigen Ausführungen sollten somit keine „Kampfansage" an die „Allgemeine Pathologie" darstellen, sondern lediglich den bescheidenen Versuch, *zusätzliche* Gesichtspunkte aufzuzeigen, welche die Diskussionen um die Abgrenzung der „Allgemeinen Pathologie" von der „Theoretischen Pathologie" beleben sollten. Nur in diesem Sinne waren meine Ausführungen gemeint. Ich stehe damit voll zum Inhalt des Bandes 8/1 über die „Endokrinen Regulations- und Korrelationsstörungen" als wichtigem Teilgebiet der „Allgemeinen Pathologie".

Wilhelm Doerr, Heidelberg: Herr Prof. Büchner fragt, ob dieser schöne Vortrag von G. Seifert „Allgemeine" oder „Theoretische" Pathologie sei. Es ist ganz klar, daß es sich um ein Musterbeispiel der Theoretischen Pathologie

168

handelt, denn Herr Seifert hat seine mit morphologischer Methodik gewonnenen Ergebnisse in eine andere Ebene des Verstehens, vor allem des Schließens [„plausibles Schließen" im Sinne von G. Polya (1962)] extrapoliert. Hätte Seifert die Schlüsse nicht in der von ihm praktizierten Weise gezogen, wäre sein Vortrag ein Stück konventioneller „elektronenmikroskopischer Pathologie" gewesen.

Um mich verständlich zu machen, sei es erlaubt, auf Jakob v. Uexexternal Uexexternal... Uexexternal Uexexternal (1940) „Nie geschaute Welten" ausdrücklich hinzuweisen. Ich will selbstverständlich niemanden kränken, und ich entschuldige mich fürsorglich. Aber ein Gleichnis von v. Uexküll sen. gehört unbedingt hierher: v. Uexküll und Gattin trafen einst einen Freund auf Capri und luden ihn zu einem Besuch. Trotz Zusage erschien der Freund nicht. Man war in Sorge. Tage später traf man sich wieder. Die UexExternal fragten, wo warst Du? Antwort: Ihr hattet mir gesagt, daß dort, wo von dem Hauptweg die Straße zu Eurem Heim führt, ein rot blühender Busch stünde. *Den* suchte ich sehr, ich konnte ihn nicht finden! – v. Uexküll fiel ein Stein vom Herzen, die Sache war klar. Der vergeblich erwartete Gast hatte eine Rot-Grün-Blindheit, von der er freilich bis dato nichts wußte. Er konnte also die Wegmarkierung gar nicht erkennen und verfehlte so das Ziel!

So geht es vielen Suchern nach dem Wesen der Theoretischen Pathologie. Seiferts Vortrag trägt das method*ologische* Merkmal dessen, was ich Theoretische Pathologie nenne und deshalb – ausschließlich deshalb – stellt er ein interessantes Beispiel der Arbeits- und Betrachtungsweise einer Theoretischen Pathologie dar.

Literatur

Polya G (1962) Mathematik und plausibles Schließen. Bd 1: Induktion und Analogie in der Mathematik. Birkhäuser, Basel Stuttgart
Uexküll J v (1940) Bedeutungslehre (Bd X der Reihe Bios). Barth, Leipzig

Sektion IV: Das Phänomen Zelle

Einführung des Moderators

Walter Hofmann, Heidelberg

Wenn wir die Zelle aus der Perspektive der Theoretischen Pathologie einer Betrachtung unterziehen wollen, sind wir zunächst gehalten, uns mit den Strukturen wie Zellkern, Zytoplasma, Zytosol, endoplasmatischem Retikulum, Lysosomen, den Zytomembranen und deren Rezeptoren auseinanderzusetzen. Bekennen wir uns zu der Anschauung von Robert Rössle (1936), daß „Krankhaftes" – also das Abwegige oder pathologische Vorkommnis ganz allgemein – darin besteht, daß etwas zur Unzeit (Heterochronie), etwas am falschen Ort (Heterotopie) und etwas im Unmaß (Heterometrie) geschieht, so gilt dies auch für die Zelle im besonderen. Zellen mit gestörter Funktion sind nicht aus den „Regelkreisen" des Gesamtorganismus zu exterritorialisieren. Alle Zellsysteme unterliegen den Signalstrukturen des Nervensystems, sei es im Hinblick auf Wachstum, Reifung, biologisches Altern, oder auf das „Krankhafte", wobei dem Hypothalamus eine besondere Bedeutung zukommt (v. Hahn 1979). Eine Ausnahme macht vielleicht die Einzelzelle in der Gewebekultur, denn diese kann bei exakt definierten Umwelteinflüssen mit all ihren Funktionen am Leben erhalten werden. Daß ein nach lebhafter Zellteilung entstandener homogener Zellverband (Monolayer) chemische Signale, z. B. Chalone, untereinander auszutauschen vermag, ist unbestritten. Somit besitzt die Einzelzelle als physikalisches, biochemisches und biomathematisches Modell, der Zellverband als kybernetisches Modell unter dem Aspekt der Theoretischen Pathologie einen heuristischen Wert. Im Hypothalamus ist die „biologische Uhr" lokalisiert, die über das System von „releasing factors" und „inhibiting factors" auf die Hypophyse gezielt einwirkt, von der aus das gesamte homöostatische Gleichgewicht des „milieu intérieur" [Claude Bernard (1858)] über die peripheren endokrinen Drüsen reguliert wird. Den Katecholaminen, wie Noradrenalin und Dopamin wird bei der Störung der hypothalamischen Funktionen eine dominierende Rolle zugeschrieben. Ihre eigentliche Neurotransmitterfunktion erreichen sie mittels eines Second-messenger-Systems, das in der Zellmembran aktiviert wird, wobei den Rezeptoren eine spezifische Rolle als Informationsvermittler zukommt.

Als weiteres Beispiel dafür, wo und wann eine einzige Zelle in den Mittelpunkt theoretischer Betrachtungen rückt, ist die Aufhebung der Blockade (Derepression) von bisher ruhenden Genen unter Einwirkung krebsfördernder chemischer Substanzen oder Strahlen. Hierbei gerät der Zellmetabolismus außer Kontrolle, das geordnete Zusammenspiel der Zellfunktion versagt, und eine ungehemmte Zellproliferation kann „zur Unzeit" und „im Unmaß" in Szene gehen.

Literatur

Bernard C (1858) Leçons sur la physiologie et la pathologie du système nerveux 1, 1–19
Hahn HP v (1979) Das biologische Altern. Kurzmonographien Sandoz AG 24, Nürnberg
Rössle R (1936) Innere Krankheitsbedingungen. In: Aschoff L (Hrsg) Lehrbuch der pathologischen Anatomie, 8. Aufl, Bd 1. Fischer, Jena, S 1 ff

Zellregulation[1]

Theodor H. Schiebler, Würzburg

1959 veröffentlichte Wilhelm Doerr zusammen mit seinen Schülern Becker und Goerttler eine damals und auch heute noch sehr stimulierende Arbeit über den Schädigungsstoffwechsel (Doerr et al. 1959). In dieser Veröffentlichung wurden etwa 10 Jahre lang durchgeführte experimentelle Untersuchungen zusammengefaßt und in ein Konzept gebracht. Bei diesen Versuchen wurden definierte Stoffwechselwege der Zellen durch gezielte toxisch-pharmakologische Eingriffe geschädigt und die sich dabei ergebenden morphologischen Veränderungen beschrieben. Im wesentlichen wurde versucht, die Zellatmung zu beeinträchtigen, durch Antimetabolite eine kompetitive Hemmung von Syntheseleistungen zu erzielen sowie Kern- und Zellteilungen zu beeinflussen. Die Strukturveränderungen und Entwicklungsstörungen, die sich bei diesen Versuchen ergaben, waren zum Teil beträchtlich, sei es, daß es sich um eine akute Vakuolisierung der Epithelien der Harnkanälchen (Becker u. Neubert 1959) oder um Hemmung der Herzschleifenbildung von Hühnerembryonen (Goerttler 1958) handelte. Das eigentlich bestechende an diesen Untersuchungen sind jedoch die theoretischen Aspekte. Letztlich, so erkannte Doerr, kommt nur durch eine organismische Betrachtung Ordnung in die Flucht der Erscheinungen.

Das, was Wilhelm Doerr und seine Schüler in diesen Untersuchungen anklingen ließen, ist faszinierend. In der Mannigfaltigkeit der lebendigen Erscheinung herrscht eine Ordnung, die bis in den unsichtbaren Bereich hineinreicht. Jedoch macht diese Ordnung allein noch nicht das Lebendige aus, sondern erst der dauernde dynamische Umbau und der damit verbundene Formwechsel. Die Vorgänge, die sich hierbei abspielen, sind nicht wirr und auch nicht willkürlich, sondern unterliegen einer Regelung. Ist die Regelung gestört, entstehen Veränderungen, die schließlich zu Krankheitsprozessen führen können. Es verwundert daher nicht, daß es ein wichtiges Anliegen der Zellbiologie heute ist, Einblick und Verständnis in zelluläre Regelmechanismen zu bekommen.

Im folgenden werden zunächst einige mehr allgemeine Ausführungen zur Zellregulation gemacht. Dann soll an einem Beispiel erläutert werden, welchen Problemen sich der Morphologe bei der Bearbeitung dieses Grenzgebietes

---

1 Mit Unterstützung durch die Deutsche Forschungsgemeinschaft (SFB 105)

zwischen Strukturforschung und Biochemie gegenübersieht. Anschließend werden kurz die Aspekte erörtert, die sich aus dieser Thematik für eine Theoretische Pathologie ergeben.

Was nun die Regulation der Zelle angeht, so lassen sich zwei große Gruppen von Regelkreisen unterscheiden. Die eine Gruppe dient der Regulation der intrazellulären Vorgänge und ist auf die Zelle selbst beschränkt. Mit ihrem genetischen Apparat ist die Zelle fähig, alle Vorgänge, die zur Aufrechterhaltung ihres Lebens erforderlich sind, selbst zu steuern. Sie bedarf lediglich der Zufuhr von Nährstoffen, Sauerstoff und dergleichen. Auf dieser Basis leben Einzeller und überleben Zellen, z.B. in der Gewebekultur. Sobald aber ein Zellverband vorhanden ist, werden Regelkreise wirksam, die extra- und intrazelluläre Vorgänge koordinieren und damit die Zelle an die Umgebung anpassen. Die hierbei wirksamen Regelmechanismen können die Tätigkeit einer Zelle fördern oder auch hemmen. Sie können spezielle Leistungen, die grundsätzlich im genetischen Apparat programmiert, jedoch unter intrazellulären Bedingungen nicht freigesetzt sind, verfügbar machen oder Genorte abschalten. Diese Regelkreise beeinflussen das Zelleben in jeder Hinsicht und tragen z.T. wesentlich zur Realisierung der für einen Zelltyp charakteristischen Leistung bei.

Nachdem in den vergangenen Jahrzehnten der Schwerpunkt der Zellforschung bei der Aufklärung intrazellulärer Regelmechanismen lag – diese Arbeiten sind auch heute noch keineswegs abgeschlossen und werden unvermindert weitergeführt –, wendet sich seit einigen Jahren die Forschung vermehrt dem Studium der Mechanismen der extrazellulären Steuerung der Zelle zu. Dieses mündet in die Erforschung der Rezeptoren und der Verarbeitung der chemischen Signale in der Zelle.

Nach unserem heutigen Wissen handelt es sich bei Rezeptoren um Proteine oder Glykoproteine mit freien Bindungsstellen für die der Regulation dienenden Substanzen. Die Rezeptoren sind also spezifische Fänger der Regulatoren. Daß eine Spezifität mancher Zellen für bestimmte chemische Signale vorliegt, ist eigentlich nicht neu: man denke nur an die spezifische Wirkung der Hormone. Allerdings konnte ein Verständnis für zelluläre Wirkungsmechanismen von Hormonen erst gewonnen werden, nachdem Kenntnisse über Rezeptoren erarbeitet waren. Inzwischen beschäftigt sich die Rezeptorforschung nicht nur mit der Wirkung von Hormonen, sondern es ist typisch für die Gegenwart, daß laufend neue Rezeptoren beschrieben, biochemisch definiert und in immer mehr Zellen und Geweben gefunden werden.

Dennoch wissen wir am meisten über Hormonrezeptoren. Nach unserem heutigen Wissen lassen sich in diesem Zusammenhang Membranrezeptoren und zytoplasmatische Rezeptoren unterscheiden. Hierüber wurde in groß angelegten Referaten auf der letzten Versammlung Deutscher Naturforscher und Ärzte berichtet (Karlson 1979, Gerok 1979). Abbildung 1 zeigt das Prinzip der Informationsübertragung durch einen membranständigen Rezeptor. Das chemische Signal (1), z.B. ein Hormon oder ein Metabolit geht mit dem spezifischen Rezeptor (2) in der Membran der Zellen des Erfolgsorgans eine reversible Bindung ein. Diese Bindung bewirkt durch Aktivierung eines Effektors (3) die Abgabe eines zweiten Signals (4), des second messenger. Dieser second

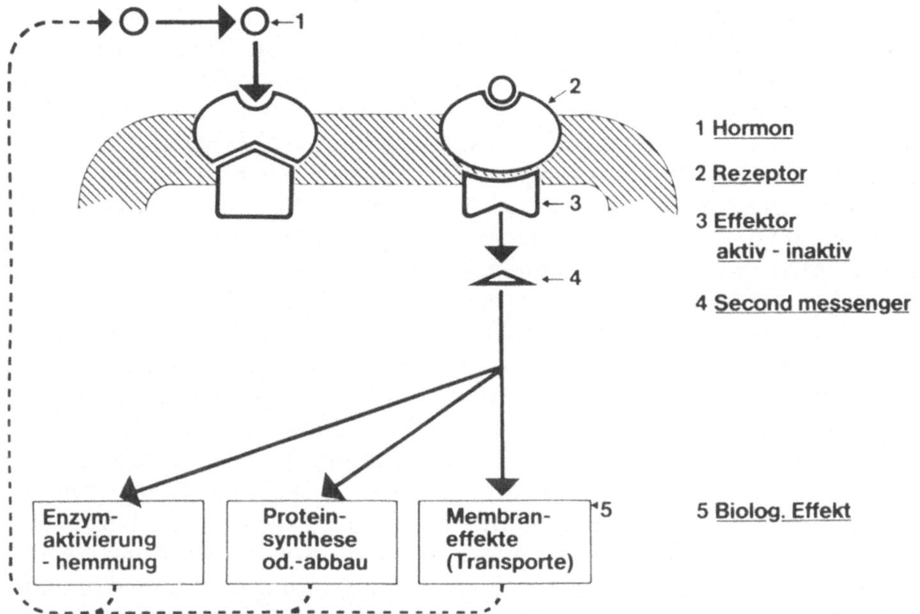

Abb. 1. Prinzip der Informationsübertragung durch einen Membranrezeptor. (Nach Gerok 1979, s. Text)

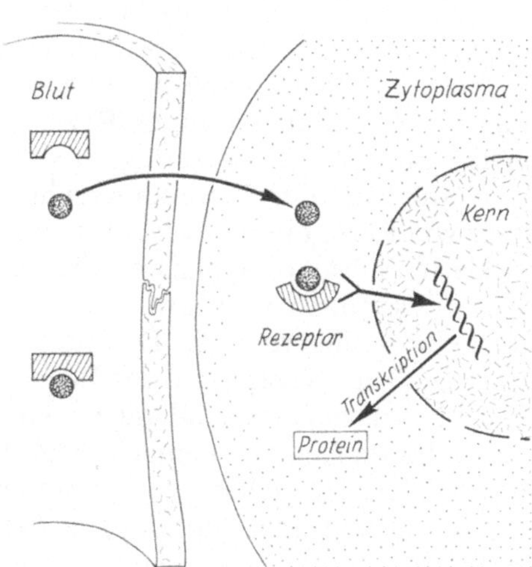

Abb. 2. Prinzip der Informationsübertragung durch einen intrazellulären Rezeptor

messenger löst in der Zelle die Reaktion aus, die als biologischer Effekt (5) in Erscheinung tritt. Hierbei kann es sich um Enzymaktivierung oder -hemmung, Proteinsynthese oder -abbau oder um Membraneffekte handeln. Das Produkt des biologischen Effektes kann das chemische Signal im Sinne einer negativen Rückkopplung beeinflussen.

Abbildung 2 zeigt das Wirkungsprinzip von Hormonen, die an intrazelluläre Rezeptoren gebunden werden. Es handelt sich hierbei vor allem um Steroidhormone, z. B. Östrogen, Testosteron, Aldosteron usw. Im Blut erfolgt der Transport der Hormone durch lockere Bindung an Proteine. In die Zelle gelangen die Hormone entweder durch Diffusion oder aktiven Transport. Dort angekommen, werden die Hormonmoleküle an spezifische Rezeptorproteine gebunden und es entsteht, nachdem das Protein eine allosterische Umwandlung erfahren hat, ein wirksamer Rezeptor-Protein-Komplex. Das Hormon allein ist genauso wenig wirksam wie das Rezeptorprotein allein. Dies bedeutet, daß die Gewebsspezifität des Hormons von der Anwesenheit seines Rezeptors in den Zellen abhängt, und daß nach Absättigung aller Rezeptoren in einer Zelle eine weitere Steigerung der Hormonkonzentration wirkungslos bleibt. Der Hormon-Rezeptor-Komplex wandert dann sehr schnell in den Zellkern, tritt mit dem Chromatin zusammen und aktiviert bestimmte Gene. Die Folge ist eine starke Steigerung der RNS-Synthese, also eine gesteigerte Transkription. Bemerkenswert ist, daß eine gewisse Zeit nach der Hormoneinwirkung neue Rezeptoren im Zytoplasma auftreten, so daß, selbst wenn durch eine Hormongabe alle Rezeptoren des Zytoplasmas besetzt wurden, einige Stunden später wieder neue Rezeptoren zur Verfügung stehen. Offen ist gegenwärtig noch, wie es zur Bereitstellung neuer Rezeptoren kommt. Was den ursprünglichen Rezeptor-Protein-Komplex angeht, ist bemerkenswert, daß in vielen Fällen die Wirkung des Steroidhormons nur für einige Stunden anhält. Daraus wird geschlossen, daß das Hormon die Zelle wieder verläßt, oder in der Zelle inaktiviert wird. Im speziellen Fall des Östradiol-Kernrezeptor-Komplexes wird angenommen, daß dieser über die Zisternen des endoplasmatischen Retikulums in den Golgi-Apparat gelangt und schließlich in den Lysosomen abgebaut wird.

Welche Möglichkeiten hat nun der Morphologe, einen Beitrag zum Studium der Zellregulation durch Rezeptoren zu liefern? Vom Methodischen her dürften ihm 4 Wege zur Verfügung stehen.

1. Mit Hilfe der Autoradiographie ist prinzipiell eine direkte Sichtbarmachung von Rezeptoren möglich (Stumpf und Sar 1976). Dem Versuchstier wird markierte Substanz appliziert, die sich dann an den Rezeptor bindet und autoradiographisch nachgewiesen werden kann. So einfach das Prinzip ist, so fallenreich ist die praktische Durchführung (Rogers 1979). Die Hauptschwierigkeit ist, daß der Rezeptor in der Regel ein wasserlösliches Protein ist und damit bei der üblichen Vorbehandlung der Gewebe verlorengeht. Erst seit Anwendung von Gefriertechniken, nämlich dem Einfrieren der Gewebe mit flüssigem Stickstoff, der Herstellung von Schnitten im Kryostaten und der Weiterbearbeitung bei tiefen Temperaturen kann dieses Verfahren realisiert werden. Da die Rezeptorkonzentration in den Geweben in der Regel niedrig ist, muß mit sehr langen Expositionszeiten für die Autoradiogramme gerechnet werden: 6–12 Monate ist die Regel. Immerhin hat diese Methode insbesondere in der Neuroendokrinologie zu interessanten Ergebnissen geführt. Wir verfügen heute über Gehirnkarten, in die die Verteilung der Gebiete mit Steroidrezeptoren eingetragen ist (Stumpf et al. 1975).

2. In Entwicklung befinden sich immunhistochemische Methoden, deren Resultate bisher jedoch nicht befriedigen (Kurzon u. Sternberger 1978).

3. Sehr schwierig ist die Interpretation indirekter Verfahren. Hierbei wird z. B. versucht, durch Exstirpation oder Inaktivierung des Bildungsortes der regulierenden Substanzen spezifische Veränderungen in den Erfolgsorganen hervorzurufen. Dies ist ein gängiger Weg in der experimentellen Endokrinologie. Die Anwendung dieser Verfahren allein birgt die Gefahr von Fehlinterpretationen in sich, weil z. B. die Wirkung der endokrinen Drüsen untereinander so komplex ist, daß es immer ungewiß bleibt, ob die Veränderung am Erfolgsorgan spezifisch ist. Kontroll- und Ergänzungsuntersuchungen spielen hier die entscheidende Rolle.

4. Schließlich sollte sich auch der Morphologe der biochemischen Technik bedienen und selbst in seinem Labor die entsprechenden Untersuchungen durchführen.

Im folgenden wird nun über eigene Untersuchungen zur endokrinen Regulation der Nierenhauptstückzelle berichtet.

Ausgangspunkt unserer Arbeiten war die Beobachtung von Geschlechtsunterschieden in der Niere (Schiebler u. Mühlenfeld 1966, v. Deimling 1970). Diese können nur enzymhistochemisch oder elektronenmikroskopisch erfaßt werden; färberisch-lichtmikroskopische Methoden reichen nicht aus. Abbildung 3 zeigt

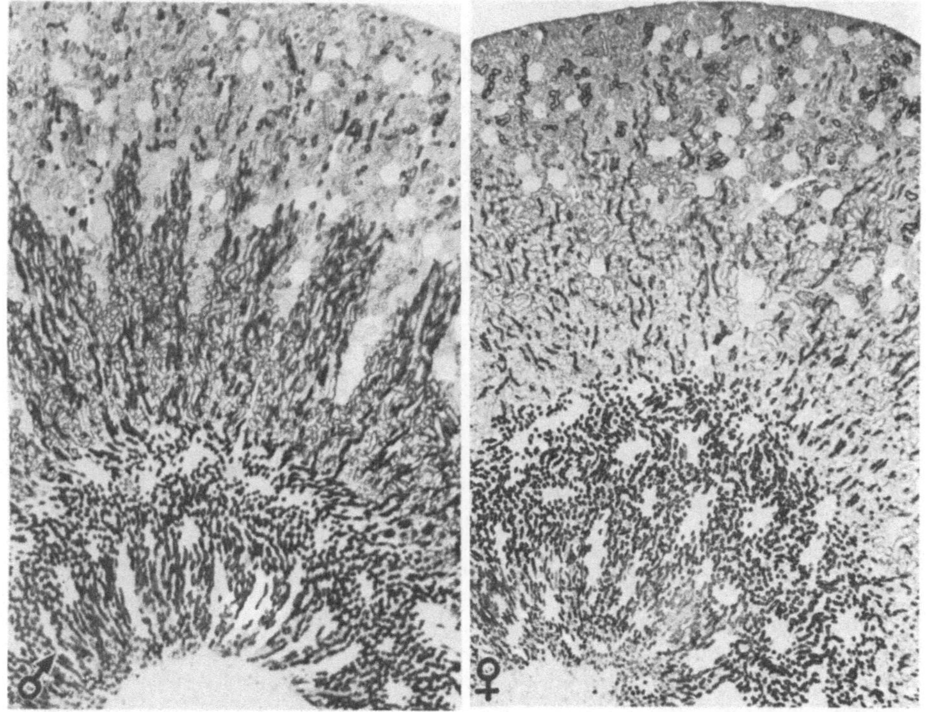

Abb. 3. Histochemische Darstellung von Geschlechtsunterschieden in der Rattenniere. Nachweis der β-Hydroxybuttersäuredehydrogenase. *Links:* beim männlichen Tier. *Rechts:* beim weiblichen Tier. Nur beim Männchen reagieren der Außenstreifen der Außenzone des Marks und die Markstrahlen kräftig positiv. Bei beiden Geschlechtern weist der Innenstreifen der Außenzone etwa die gleiche Aktivität auf

Theodor H. Schiebler

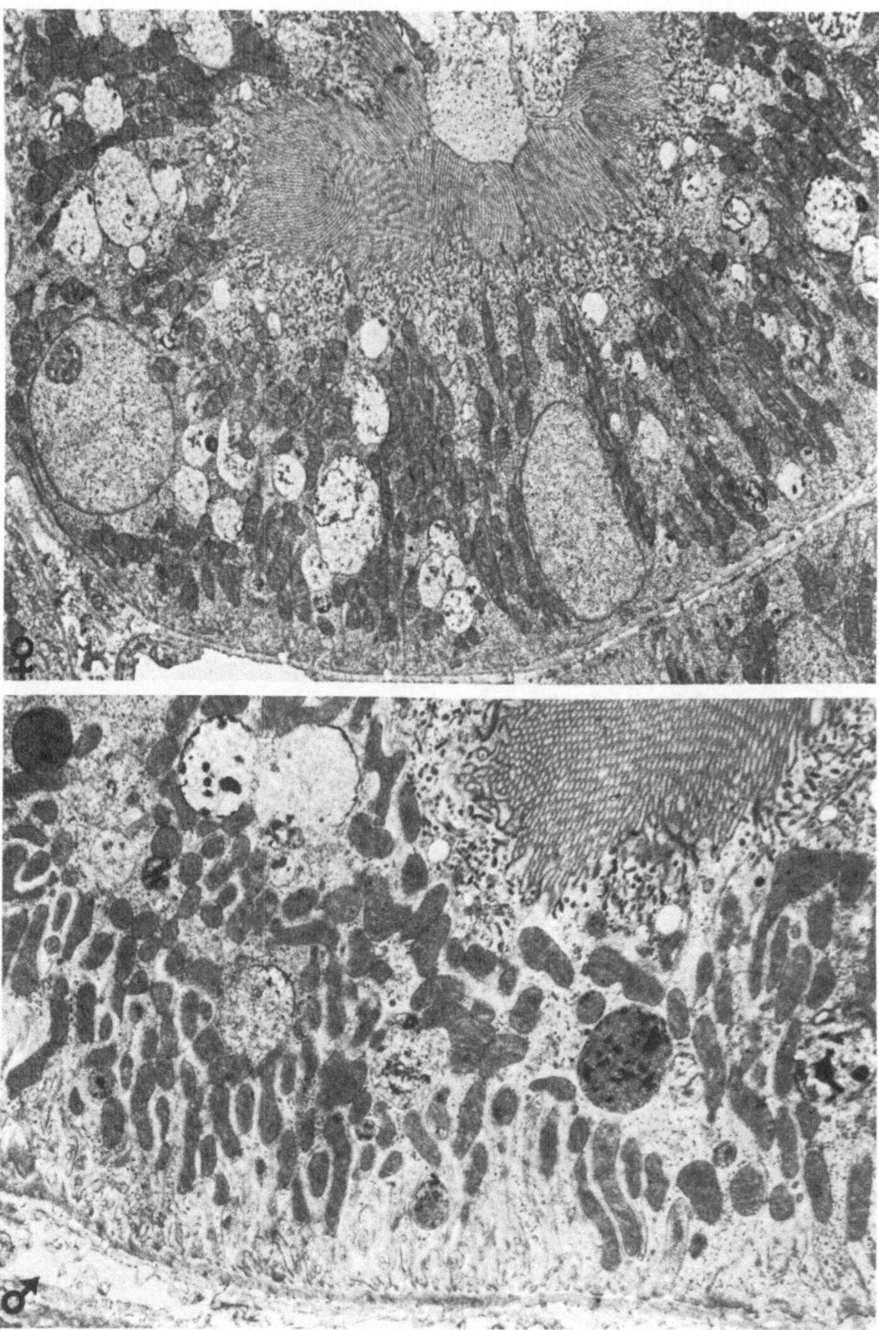

Abb. 4. Elektronenmikroskopischer Nachweis der Geschlechtsunterschiede in Tubuluszellen des proximalen Abschnitts des Nierenhauptstücks. *Oben:* bei einem weiblichen Tier. *Unten:* bei einem männlichen Tier. Beim weiblichen Tier kommen mehr Lysosomen vor als beim männlichen. Beim Weibchen sind die Lysosomen größer als beim Männchen. × 21 000

als Beispiel den Nachweis der β-Hydroxybuttersäuredehydrogenase in der Rattenniere. Deutlich ist zu erkennen, daß beim Männchen der Außenstreifen der Außenzone des Marks und die Markstrahlen weit kräftiger reagieren als beim Weibchen; der Innenstreifen der Außenzone weist bei beiden Geschlechtern etwa gleiche Aktivität auf. Aufgrund der Lokalisation der Reaktion bei diesem und vielen anderen Enzymen ergibt sich, daß die Geschlechtsunterschiede an das Hauptstück geknüpft sind. Jedoch ist das Aktivitätsmuster bei den verschiedenen Säugern recht unterschiedlich, oft ist auch die Aktivität beim Weibchen höher als beim Männchen [Sierocinski u. Schiebler (im Druck)].

Elektronenmikroskopisch wird deutlich, daß die Geschlechtsunterschiede vor allem an Größe, Zahl und Aussehen der Lysosomen geknüpft sind. Abbildung 4 zeigt Schnitte durch Tubuluszellen des proximalen Segmentes von Nierenhauptstücken männlicher und weiblicher Ratten. Beim weiblichen Tier kommen mehr Lysosomen vor als beim männlichen. Außerdem sind bei Weibchen die Lysosomen größer als bei Männchen.

Es liegt nahe daran zu denken, daß die Geschlechtsunterschiede in engem Zusammenhang mit Geschlechtshormonen stehen. Hinweise hierauf haben entwicklungsgeschichtliche (Schiebler et al. 1970) und experimentelle Untersuchungen (Zeller 1973, Schiebler u. Danner 1978) ergeben. Bei diesen Studien, insbesondere nach Kastration, Hypophysektomie und Adrenalektomie hat sich

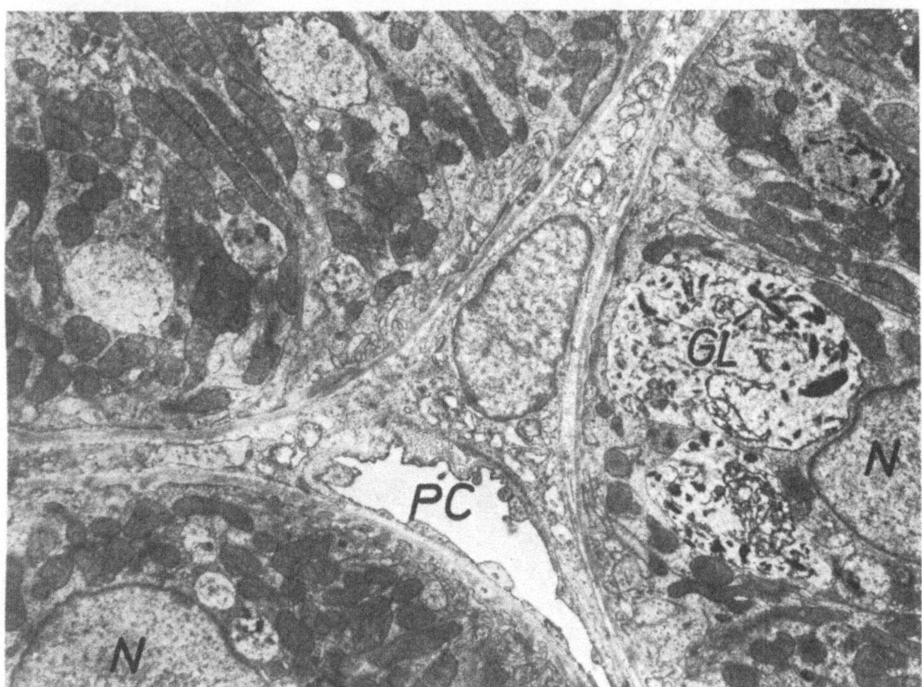

Abb. 5. Verminderte Aktivität von Tubuluszellen nach Kastration. Weibchen. Proximaler Abschnitt eines Hauptstücks. Weniger geworden sind Pinozytosebläschen, freie Ribosomen und endoplasmatisches Retikulum; der Golgi-Apparat ist kleiner geworden. Riesenlysosomen (*GL*). *N* Kern, *PC* peritubuläre Kapillare. × 25 000

herausgestellt, daß die Geschlechtshormone Einfluß auf die Regulation der Tubuluszelle des Nierenhauptstücks haben. Im folgenden wird über die Auswirkungen von Kastration und Substitution mit Östradiol im Anschluß an Kastration auf die Hauptstücke der Rattenniere berichtet.

Prinzipiell treten beim weiblichen und männlichen Tier gleiche Veränderungen auf. Bei beiden Geschlechtern nimmt nach Gonadektomie im gesamten Hauptstück die Aktivität der Tubuluszellen ab. Die Geschlechtsunterschiede verwischen.

Im einzelnen wird beobachtet, daß, verglichen mit unbehandelten Tieren, in den Tubuluszellen des gewundenen Abschnittes des Hauptstücks kastrierter Tiere mehr Lysosomen vorkommen (Abb. 5). Kleiner wird nach Kastration der Golgi-Apparat, dessen zeitliche Vesikulationen abnehmen. Auch in Tubuluszellen der gestreckten Hauptstückabschnitte nimmt die Lysosomenzahl zu, vor allem nehmen aber die freien Ribosomen und das endoplasmatische Retikulum ab (Abb. 6a, b).

Bei Ratten, die nach Kastration mit Östradiol substituiert wurden, kommt es zu einer Reaktivierung der Hauptstückzellen (Abb. 7). Verglichen mit kastrier-

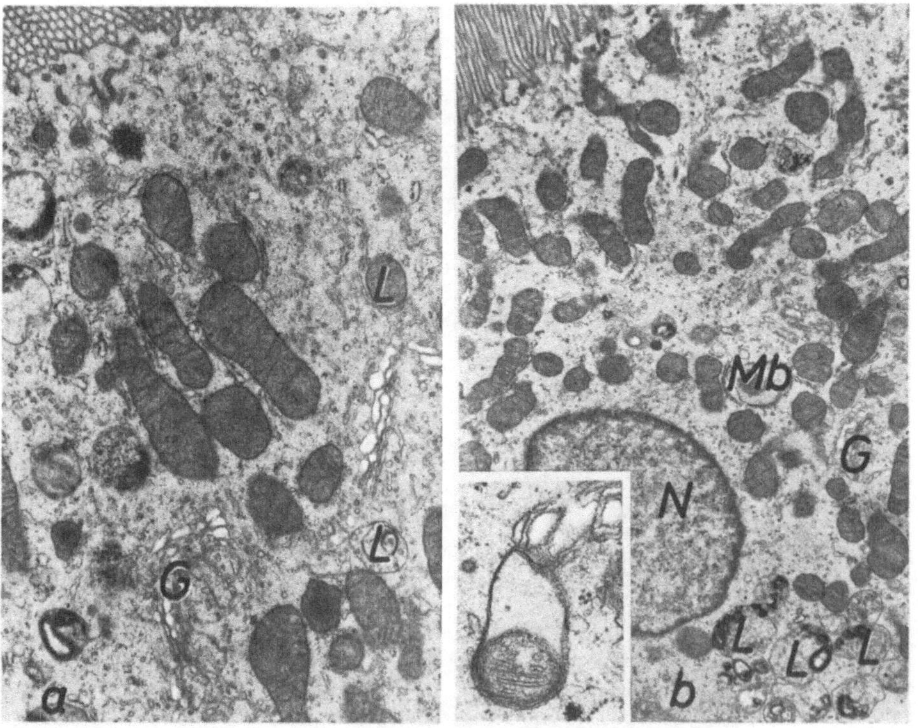

Abb. 6a, b. Tubuluszellen gestreckter Abschnitte von Hauptstücken weiblicher Tiere. **a** Kontrolle. Es kommen relativ wenige, kleine Mitochondrien vor, die teilweise von einem rauhen endoplasmatischen Retikulum umgeben sind, ferner ein aktiver Golgi-Apparat und Lysosomen. × 17 200 **b** nach Kastration. Die Zahl der Lysosomen (*L*) hat zugenommen. Der Golgi-Apparat (*G*) zeigt eine geringere Aktivität. *Mb* microbody. × 9500 *Inset:* Segregation eines Mitochondrium. × 39 400

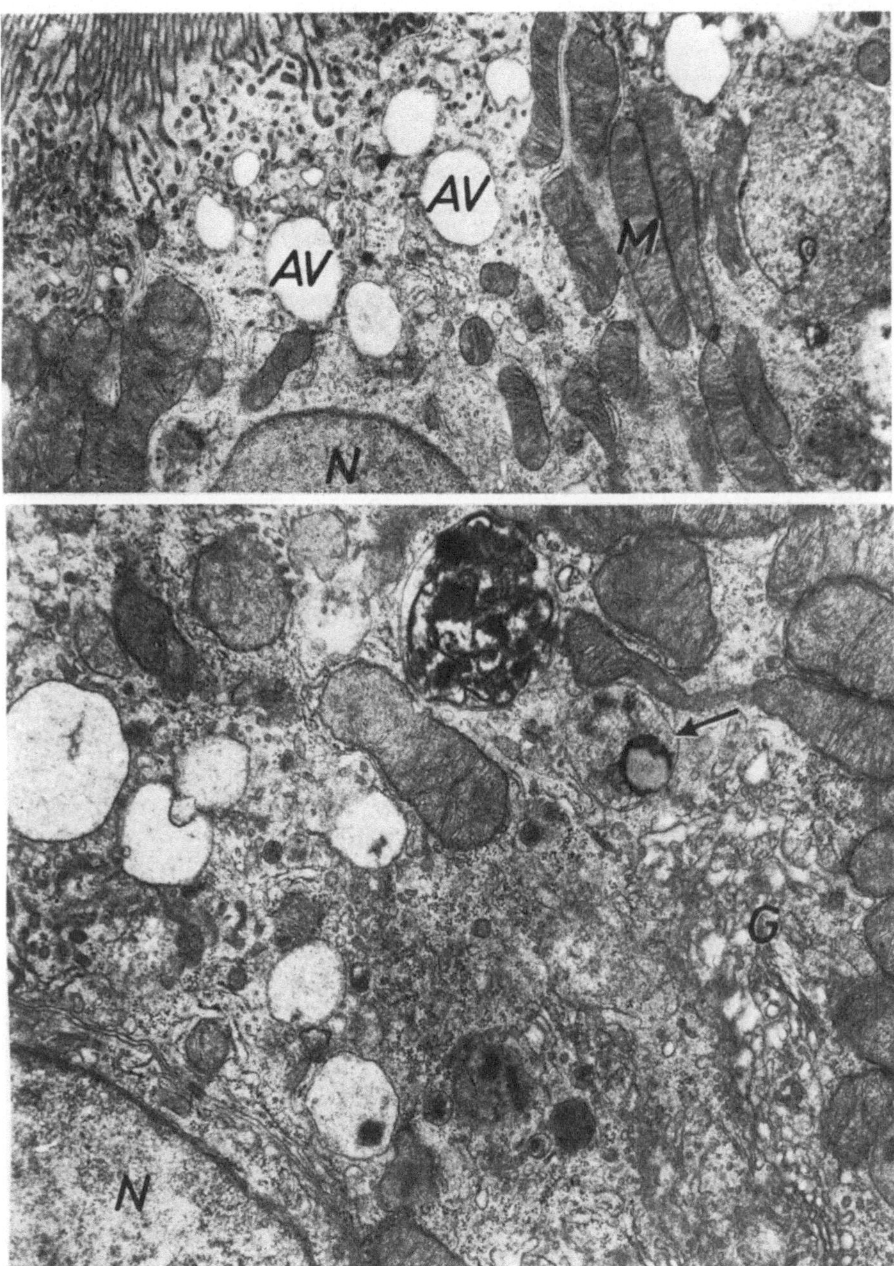

Abb. 7. Reaktivierung der Tubuluszellen des proximalen Abschnitts eines Hauptstücks eines kastrierten, anschließend mit Östradiol substituierten Weibchens. *Oben:* apikale Zellregion. Es kommen viele pinocytotische Bläschen und apikale Vakuolen (*AV*) vor. Die Mitochondrien (*M*) sind cristareich. Das endoplasmatische Retikulum ist kräftig entwickelt. × 9700 *Unten:* die perinukleäre Region. Viele freie Ribosomen, ein gut entwickeltes Golgi-System (*G*), *N* Kern. *Pfeil:* Lysosom mit Fettvakuole. × 18 300

ten Tieren treten wieder viele Pinozytosebläschen und ein ausgedehntes endoplasmatisches Retikulum auf. Perinukleär sind vermehrt freie Ribosomen und ein Golgi-System mit vielen Vesikelabschnürungen zu beobachten. Die Zahl der Lysosomen ist, verglichen mit kastrierten Tieren, sehr zurückgegangen. In den gestreckten Abschnitten des Hauptstücks ist besonders das Auftreten großer, sehr aktiver Golgi-Systeme sowie zahlreicher pinozytotischer Bläschen auffällig.

Diese Ergebnisse lassen vermuten, daß die Geschlechtshormone eine wichtige Rolle bei der Regulation der Hauptstückzelle spielen. Es ist aber nicht geklärt, ob die beschriebenen Veränderungen durch eine direkte Wirkung der Hormone auf die Hauptstückzelle zustandekommen, oder ob sie Folgeerscheinungen von Veränderungen an anderer Stelle sind. Zur Klärung wurden biochemische und autoradiographische Untersuchungen zum Nachweis von Östradiolrezeptoren in der Niere durchgeführt.

In Tabelle 1 sind die bisherigen Ergebnisse der biochemischen Untersuchungen [Methode nach der E. O. R. T. C.-Vorschrift (1973)] zusammengestellt. Freie Östradiolrezeptoren haben wir in den Homogenaten ganzer Nieren unbehandelter weiblicher Ratten bei 2 von 11 Tieren nachgewiesen. Die meisten freien Östradiolrezeptoren lassen sich 3 bis 7 Tage nach Kastration erfassen (bei 38 von 64 untersuchten Tieren). Offenbar stehen um den 5. Tag nach Kastration die meisten freien Östradiolrezeptoren zur Verfügung. 10 bis 30 Tage nach Kastration waren nur bei 4 von 17 Tieren freie Östradiolrezeptoren nachweisbar. Nach Substitution kastrierter Tiere mit Östradiol sind keine Rezeptoren erfaßbar, möglicherweise werden durch die Hormongabe alle vorhandenen freien Rezeptoren wieder besetzt. – Erwähnenswert ist, daß bei männlichen Tieren 4 Tage nach Kastration bei Anwendung von Gefrierschock zum Aufschluß der entnommenen Nieren bei 6 von 12 untersuchten Tieren auch freie Östradiolrezeptoren nachgewiesen werden konnten.

Tabelle 1. Freie Östradiolrezeptoren im Zytosol weiblicher Rattennieren

	Anzahl der Tiere	Nachweis freier Östradiolrezeptoren		Alter der Tiere in Lebenstagen
		positiv	negativ	
Unbehandelte Kontrolltiere	11	2	9	90
3–7 Tage nach Kastration	64	38	26	48–90
10–30 Tage nach Kastration	17	4	13	90–120
4 Tage nach Kastration Östradiolsubstitution 1 Tag vor Untersuchung	5	0	5	90

Was die Konzentration der freien Östradiolrezeptoren angeht, so haben wir zwischen 5 und 25 Femtomol pro mg Gesamtprotein im Zytosol der jeweils untersuchten ganzen Nieren gefunden. Dies ist relativ wenig, jedenfalls verglichen mit der Konzentration der Östradiolrezeptoren in Mammatumoren (Wittliff et al. 1976). Hinsichtlich der Dissoziationskonstanten besteht gute Übereinstimmung mit Devries et al. (1972). Unsere mittlere Dissoziationskonstante lag bei $7{,}7 \cdot 10^{10}$ l pro Mol bei einer Standardabweichung von $\pm 3{,}4$.

Insgesamt bedeutet dieses Ergebnis, daß mit dem Vorkommen von Östradiolrezeptoren in der Rattenniere zu rechnen ist. Dies bestätigen auch unsere autoradiographischen Untersuchungen (vgl. Stumpf u. Sar 1976). Nach unseren vorläufigen Ergebnissen kommen Silbergranula vor allem in den Tubuluszellen der gewundenen Abschnitte der Hauptstücke vor, d.h. dort, wo histochemisch Geschlechtsunterschiede vorliegen und wo Kastration zu auffälligen elektronenmikroskopischen Veränderungen führt. Die Silbergranula (Abb. 8) liegen bei

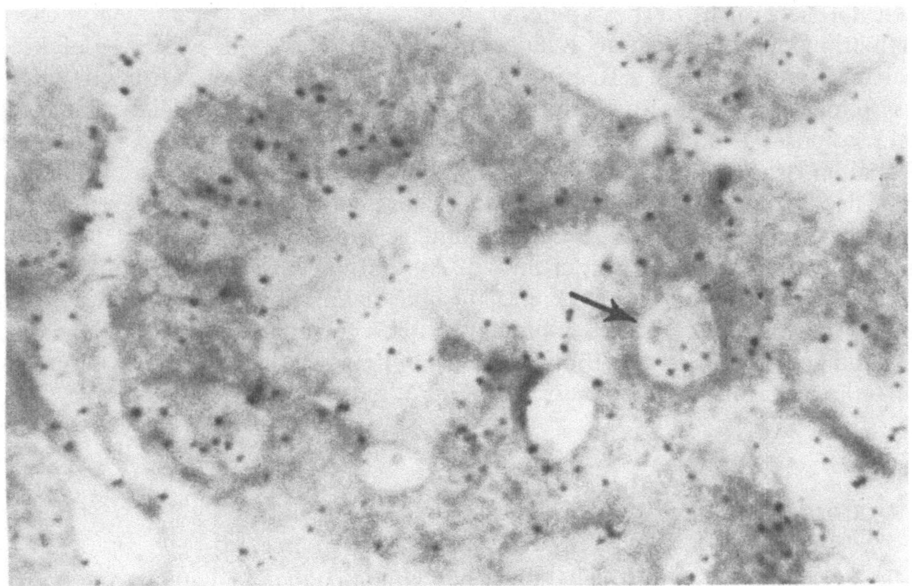

Abb. 8. Autoradiogramm eines Schnitts durch den gewundenen Teil des Hauptstücks der Niere einer kastrierten weiblichen Ratte, die 3 Tage nach Gonadektomie markiertes Östradiol erhielt. 8 Monate Exposition. Silbergranula liegen überwiegend über dem Zytoplasma, aber auch über Zellkernen (*Pfeil*)

den gewählten Versuchsbedingungen vor allem über dem Zytoplasma, nicht selten auch über dem Zellkern. Viel geringer ist die Radioaktivität in den gestreckten Abschnitten der proximalen Tubuli und sehr gering in den Sammelrohren. Viele Silbergranula sind bei unseren Versuchsbedingungen über Gefäßen und Glomerula nachzuweisen.

Die vorgelegten Untersuchungsergebnisse sind nur ein Ausschnitt aus noch laufenden Untersuchungen und lassen noch sehr viele Fragen offen. Sie sollen jedoch zeigen, daß es dem Morphologen heute grundsätzlich möglich ist, dieses Grenzgebiet der Strukturforschung zu bearbeiten.

Welche Bedeutung haben nun Erkenntnisse über die Zellregulation für das Konzept der Theoretischen Pathologie? Sicher ist es zu banal festzustellen, daß ein sehr hoher Prozentsatz der Vorgänge des Lebendigen durch Regelkreise festgelegt ist, die den ungestörten Ablauf des normalen Geschehens garantieren. Regulationsstörungen wären dann Entgleisungen, die pathologische Veränderungen zur Folge haben können. In Wirklichkeit sind die Zusammenhänge komplizierter, letztlich deswegen, weil biologische Regler immer stark miteinander vermascht sind. Dies bedeutet, daß Teile des einen Regelkreises zugleich Teilstücke eines anderen sind. Das hat zur Folge, daß Kompensationsmöglichkeiten zwischen ineinandergreifenden und sich ergänzenden Regelkreisen bestehen, selbst wenn diese nicht immer im Einzelnen bekannt sind. Das Ziel der naturwissenschaftlich orientierten Pathologie, die sich um die Analyse von Kausalzusammenhängen zwischen Ursache und Wirkung bemüht, wäre es daher, den Grenzbereich zu bestimmen, an dem Regelkreise zusammenbrechen. Immerhin sind heute bereits Krankheiten auf der Basis von Rezeptordefekten bekannt (Gerok 1979), z.B. entsteht die familiäre Hypercholesterinämie durch das Fehlen eines Rezeptors für bestimmte Lipoproteine, oder der Diabetes älterer sehr adipöser Diabetiker geht auf Mangel an Rezeptoren für das hormonale Signal im Erfolgsorgan zurück, oder die Hyperthyreose entsteht durch Blockierung des Rezeptors für TSH durch ein falsches Signal. Aber solche Beispiele, die klare Kausalzusammenhänge liefern, sind gegenwärtig noch selten. Das, was letztlich verbleibt, ist die Forderung, zur Aufklärung von pathologisch-anatomischen Veränderungen die Erkenntnisse über das normale Substrat mit denen über Erkrankungen zu verknüpfen und alles gemeinsam in die Lehre vom Lebendigen, nämlich der Biologie, einzubetten. Dieses ist, wenn ich recht verstehe, ein Anliegen der Theoretischen Pathologie.

Zusammenfassung

Alle Vorgänge, die sich beim dynamischen Umbau und dem damit verbundenen Formwechsel der lebendigen Substanz abspielen, unterliegen einer Regelung. Grundsätzlich lassen sich zwei Gruppen von Regelkreisen unterscheiden, nämlich jene, die das intrazelluläre Geschehen regeln, und solche, die extra- und intrazelluläre Vorgänge koordinieren. Seit einigen Jahren wendet sich die Forschung vermehrt dem Studium der extrazellulären Steuerung der Zelle zu. Vor allem beschäftigt sie sich mit der Erforschung der Rezeptoren und der intrazellulären Verarbeitung chemischer Signale. Hormone als spezifische Regulatoren wirken über Membranrezeptoren bzw. intrazelluläre Rezeptoren. Am Beispiel eigener Untersuchungen über das Nierenhauptstück wird gezeigt, daß auch der Morphologe einen Beitrag zum Studium der hormonalen Regulation von Zellen liefern kann. Es wird dargelegt, daß die Rattenniere Östradiolrezeptoren besitzt und daß diese überwiegend in den Tubuluszellen des gewundenen Abschnitts des Nierenhauptstücks vorkommen. Durch Kastration wird in den Hauptstückzellen eine katabole Stoffwechsellage hervorgerufen. Nachfolgende Substitution reaktiviert die Zellen. An das Nierenhauptstück sind auch die histochemisch nachweisbaren Geschlechtsunterschiede der Niere gebunden. Abschließend wird die These aufgestellt, daß Regulationsstörungen dann zu pathologischen Veränderungen führen, wenn die Kompensationsmöglichkeiten der ineinandergreifenden und sich ergänzenden Regelkreise zusammenbrechen.

Literatur

Becker V, Neubert D (1959) Über die Entstehung der hydropisch-vakuolären Zellentartung. Beitr Pathol Anat 120: 319–354

Deimling O v (1970) Enzymarchitektur der Niere und Sexualhormone. Prog Histochem Cytochem 1/1: 1–50

Devries JR, Ludens JH, Fanestil DD (1972) Estradiol renal receptor molecules and estradiol-dependent antinatriuresis. Kidney Int 2: 95–100

Doerr W, Becker V, Goerttler K (1959) Über den Schädigungsstoffwechsel. Paradigmatische morphologische Äquivalente. Dtsch Med Wochenschr 84: 317–320/343–344

E.O.R.T.C. (1973) Breast Cancer Cooperative Group: Standards for the assessment of estrogen receptors in human breast cancer. Eur J Cancer 9: 379–385

Gerok W (1979) Defekte an Zellrezeptoren als Ursache endokriner und metabolischer Krankheiten. Klin Wochenschr 57: 613–623

Goerttler K (1958) Normale und pathologische Entwicklung des menschlichen Herzens. Ursachen und Mechanismen typischer und atypischer Herzformbildungen, dargestellt auf Grund neuer Befunde. Zwanglose Abhandlungen aus dem Gebiet der normalen und pathologischen Anatomie. Thieme, Stuttgart

Karlson P (1959) Hormonrezeptoren und Hormonwirkung. Klin Wochenschr 57: 607–612

Kurzon RM, Sternberger LA (1978) Estrogen receptor immunocytochemistry. J Histochem Cytochem 26: 803–808

Rogers AW (1979) Techniques of autoradiography. Elsevier, Amsterdam New York Oxford

Schiebler TH, Danner KG (1978) The effect of sex hormones on the proximal tubules in the rat kidney. Cell Tissue Res 192: 527–549

Schiebler TH, Mühlenfeld E (1966) Über die geschlechtsspezifische Chemodifferenzierung der Rattenniere. Naturwissenschaften 12: 311

Schiebler TH, Voss J, Pilgrim C (1970) The effect of estrogen phosphatases in the developing rat kidney. Exp Cell Res 62: 239–248

Sierocinski W, Schiebler TH (im Druck) Geschlechtsunterschiede in der Niere verschiedener Säuger. Enzymhistochemische Untersuchungen. Verh Anat Ges Regensburg 1979

Stumpf WE, Sar M (1976) Receptors and mechanism of action of steroid hormones, Part I. In: Pasqualini J (ed) Modern pharmacology-toxicology, vol 8. Dekker, New York, pp 41–84

Stumpf WE, Sar M, Keefer DA (1975) Atlas of estrogen target cells in rat brain. Anatomical neuroendocrinology. Int. conf. neurobiology of CNS-hormone interactions. Chapel Hill 1974. Karger, Basel, pp 104–119

Wittliff JL, Beatty BW, Savlov ED, Patterson WB, Cooper RA Jr (1976) Estrogen receptors and hormone dependency in human breast cancer. In: Arneault GS, Band P, Israel L (eds) Breast Cancer, a multidisciplinary approach. Springer, Berlin Heidelberg New York

Zeller J (1973) Zur Cytochemie der Lysosomen in der Rattenniere unter normalen und experimentellen Bedingungen. Histochemie 35: 235–262

Pathophysik

Michael Stöhr, Heidelberg[1]

Die Einbeziehung physikalischer, chemischer und mathematischer Betrachtungsweisen zum Verständnis biologischer Vorgänge und Tatsachen bedeutet einen entscheidenden Schritt zum Status der Interdisziplinarität biologischer Forschung. Hieraus leiten sich Begriffe ab wie Biophysik, Biochemie, Quantenbiologie und – noch integraler – Biophysikalische Chemie.

Über Aktivitäten dieser Fachgebiete soll hier nicht berichtet werden. Vielmehr wird auf eine Spezialentwicklung biophysikalisch chemischer Betrachtungen und Methoden eingegangen, die sich mit der Quantifizierung zytologischer Größen aus dem pathologischen Bereich beschäftigen. Die Gesamtheit derartiger Aktivitäten hat sich aus den klassischen Anfängen der Zytophotometrie heraus zu einer allgemeinen quantitativen, analytischen Zytologie entwickelt. Zeitschriften wie Analytical and Quantitative Cytology und Cytometry sowie Gesellschaften und „Special Interest Groups" mit Namen wie Analytical Cytology Society und Histophysik (Sektion der Deutschen Gesellschaft für Histochemie) sind Zeugen eines sich international abspielenden Entwicklungsprozesses. Der interdisziplinäre Charakter dieser Forschungsrichtung wird durch die gemeinsame Tätigkeit von Medizinern, Biologen, Physikern, Mathematikern, Programmierern, Elektronikern, Chemikern und Apparatebauingenieuren besonders augenfällig.

Pathophysik soll im folgenden als Sammelbegriff für die Verfeinerung und den Ausbau zytometrischer Methoden unter Einbeziehung modernster Laser- und Computertechnologien zur Analyse von Geweben, Zellen und subzellulären Partikeln wie mikrobiellen Organismen und Chromosomen verstanden werden.

Die Pathophysik wird dabei zum großen Teil vom Primat der Krebsforschung her entscheidend bestimmt.

Die Investitions- und Betriebskosten des pathophysikalischen Forschungsgebietes sind relativ hoch.

Welches gedankliche Konzept liegt nun der rasanten Entwicklung der Pathophysik zugrunde?

---

1 Der Autor ist Frl. Monika Frank für die Ausführung der photographischen Arbeiten sehr zu Dank verpflichtet

Diese Frage läßt sich mit zwei allgemein anerkannten Merksätzen beantworten: 1. Die Wechselwirkung zwischen Struktur und Funktion ist ein allgemeines Prinzip der organisierten Materie in Raum und Zeit. 2. Die Einheit von Struktur und Funktion ist ein allgemeines Naturgesetz.

Mit diesen Feststellungen sind wir dann unmittelbar bei der Forderung nach Maß und Zahl von Robert Rössle angelangt. Diese entsprang der Idee, daß die Quantifizierung von Strukturen einen Schlüssel zum Verständnis ihrer biologischen Funktion liefert.

Heute, im Zeitalter der Nuklearspaltung, der elektronischen Datenverarbeitung und der Genmanipulationen, läßt sich allerdings schwerlich nachempfinden, wie revolutionär das Gebot von Rössle zu seiner Zeit war.

Der pathophysikalische Ansatz zur Zellanalyse wird mit verschiedenen technologischen Prinzipien realisiert, die sich allerdings sehr erfolgreich ergänzen, und deren vereinigte, hybride Anwendung die systeminhärenten Unzulänglichkeiten der einzelnen Verfahren in ihrem isolierten Einsatz überwinden hilft.

Drei Verfahren haben sich etabliert:

1. Digitale Verarbeitung und Auswertung statischer mikroskopischer Bilder.
2. Analoge Verarbeitung und digitale Auswertung der Beugungsbilder (kohärente Objektbeleuchtung) mikroskopischer Bilder.
3. Dynamische Durchflußzytometrie suspendierter mikroskopischer Objekte.

Das klassische mikrophotometrische Verfahren zur Quantifizierung histochemischer und zytotopochemischer Farbreaktionen hat sich zu einem allgemein als digitale computergesteuerte Mustererkennung mikroskopischer Bilder bezeichneten Verfahren erweitert. Das Prinzip (Abb. 1) besteht in einer rasterförmigen Abtastung des Objektes, wobei jeder Rasterpunkt mit seiner Lage im Objekt und seinem Meßwert digital im Rechner gespeichert wird. Aus der dort niedergelegten Zahlenmatrix lassen sich dann per Rechnerprogramm die unterschiedlichsten Parameter wie Farbstoffgehalt, seine Verteilung im Präparat, Zell- und Kerndurchmesser, die Kernplasmarelation und kompliziertere Kenngrößen der Objekttextur und -kontur ermitteln.

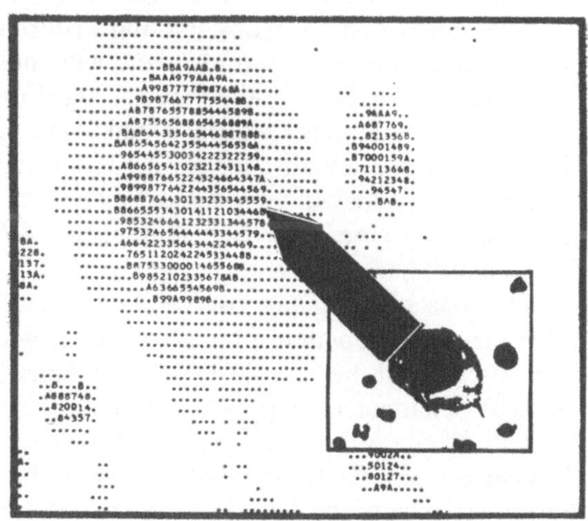

Abb. 1. Die elektronische, digitale Bildverarbeitung ordnet dem mikroskopischen Objekt eine zweidimensionale Zahlenmatrix zu, die vom Rechner klassifiziert werden soll. (Aus Simon et al. 1975)

Diese Technik hat sich bis zur instrumentellen Klassifikation von Metaphasechromosomen ausgedehnt (Abb. 2). Hier hat der Computer die Metaphaseplatte der unteren Bildhälfte (menschlicher Karyotyp) in die Einzelchromosomen aufgelöst und diese dann auf einem Bildschirm zu einem Karyotyp in Klassen aufgereiht (obere Bildhälfte) und numeriert (Denver Konvention).

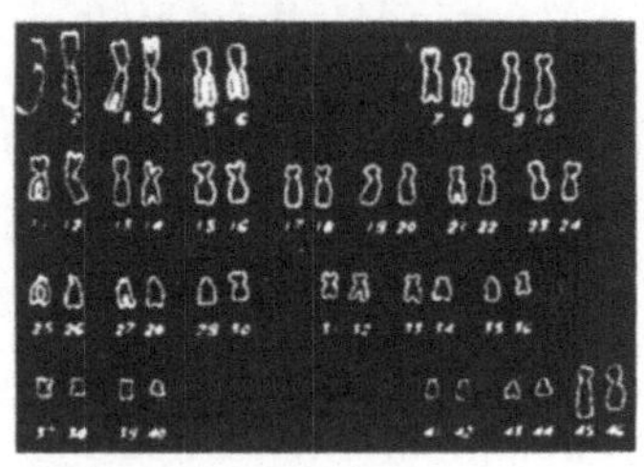

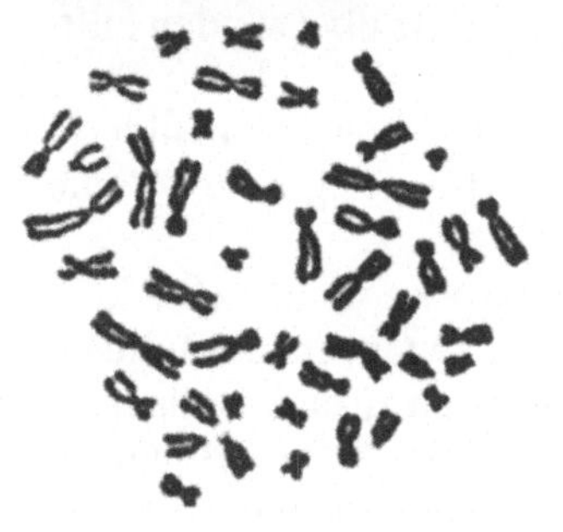

Abb. 2. Statistisch verteilt liegende Chromosomen einer Metaphase des menschlichen Karyotyps können von einem Computer in einem Karyogramm zusammengefaßt werden. (Aus Kasvand et al. 1976)

Das wesentliche Charakteristikum dieser Bildanalyse ist die Gewinnung sehr zahlreicher Kenngrößen zur eindeutigen Klassifikation nur weniger Objekte. Die Analyse erfolgt an einem konventionellen Mikroskop und an einem konventionellen Glaspräparat: die analysierten Parameter sind auch mit dem Auge des Morphologen erkennbar und beurteilbar.

Die gedanklichen Entscheidungskriterien im Gehirn des Diagnostikers werden mit dem Computer soweit wie möglich simuliert. Kernstück dieses Vorgehens ist die exakte, allgemein gültige Formulierung diagnostisch relevanter Parameter durch den Morphologen, was einer starken Disziplinierung des Denkens im mathematischen Sinne bedarf. Das größte Problem hierbei ist die Ausschaltung unbewußter, diagnostizierender Gedankengänge. Deshalb braucht der Ungeübte einen gewissen Anlauf und Übungsmöglichkeiten, um an diese Problematik heranzugehen.

Die maschinelle Diagnose wird dann dadurch erreicht, daß eine statistische Abgrenzung gegen den Zufall vollzogen wird. In fast allen Fällen muß also zunächst einmal die Streubreite der biologischen Norm festgelegt werden, und diese ist bekanntermaßen nicht selten äußerst groß.

Das zweite Verfahren der automatisierten Zellenanalyse basiert auf einer Auswertung von Bildern, die zuvor einer kohärent-optischen Bildtransformation unterworfen wurden (Abb. 3). Dies erwirkt eine Durchleuchtung des Objekts mit

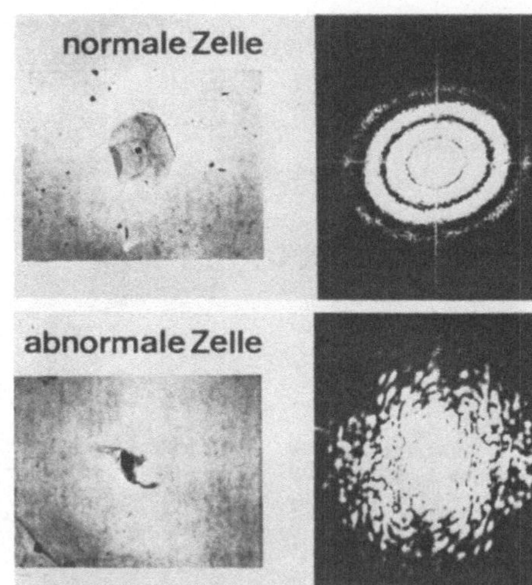

Abb. 3. Nach Durchstrahlung eines mikroskopischen Objekts mit kohärentem Licht ergibt sich ein transformiertes Bild, das eine Vielzahl von Symmetrien in sich birgt. (Aus Kopp et al. 1974)

einem Laserstrahl geringer Apertur und die mikroskopische Vergrößerung der erzeugten Beugungsfigur, die sich fotografisch speichern oder mit Lichtsensoren abtasten läßt, wie ein normales mikroskopisches Bild.

Der Vorzug dieser Technik liegt zum einen darin, daß die Beugungsfigur eines durchstrahlten Objekts auch dann erhalten bleibt, wenn sich dieses im Strahlengang bewegt. Man spricht von der Bewegungsinvarianz der Wienerschen Spektren. Zum anderen enthalten die Beugungsfiguren eine Vielzahl von Symmetrien. Diese sind für eine mathematische Beurteilung von Objektstrukturen geradezu wie maßgeschneidert, wogegen die amorphe Struktur der realen Originalvorlage sehr viel mehr Schwierigkeiten bei ihrer maschinellen Einordnung bereitet.

In der oberen Bildhälfte der Abb. 3 sieht man das Original einer Superfizialzelle und seine kohärent-optische Transformation. Das transformierte Bild wird im wesentlichen durch das sehr kompakte Chromatin des Kerns bestimmt und führt zu abwechselnden Hell-Dunkel-Streifen, ähnlich den Newtonschen Ringen. Das entsprechend transformierte Bild einer Krebszelle (untere Bildhälfte) macht schlagend evident, wie signifikant die Unterschiede zur Superfizialzelle sind.

Wir kommen nun zur dritten Technologie (Abb. 4), die seit den 70er Jahren einen großen Aufschwung verzeichnen kann. Es ist die Durchflußzytometrie. Das Prinzip ist relativ einfach: Zellen oder andere biologische Partikel werden in einer monodispersen Suspension aufgeschwemmt, darin gefärbt und anschließend durch eine feine Düse gepreßt, wonach sie mit hoher Geschwindigkeit (ca. 10 m/s) einzeln durch eine intensiv beleuchtete Meßzone geführt und spektroskopisch ausgemessen werden. Die Verweildauer der Partikel im Meßfeld ist äußerst gering und beträgt ca. 5 μs. Dies führt zu einer hohen Meßrate von ca. 1000 Partikeln pro Sekunde und verleiht dem Verfahren eine sehr hohe, zytophotometrisch bislang nicht erreichte statistische Genauigkeit.

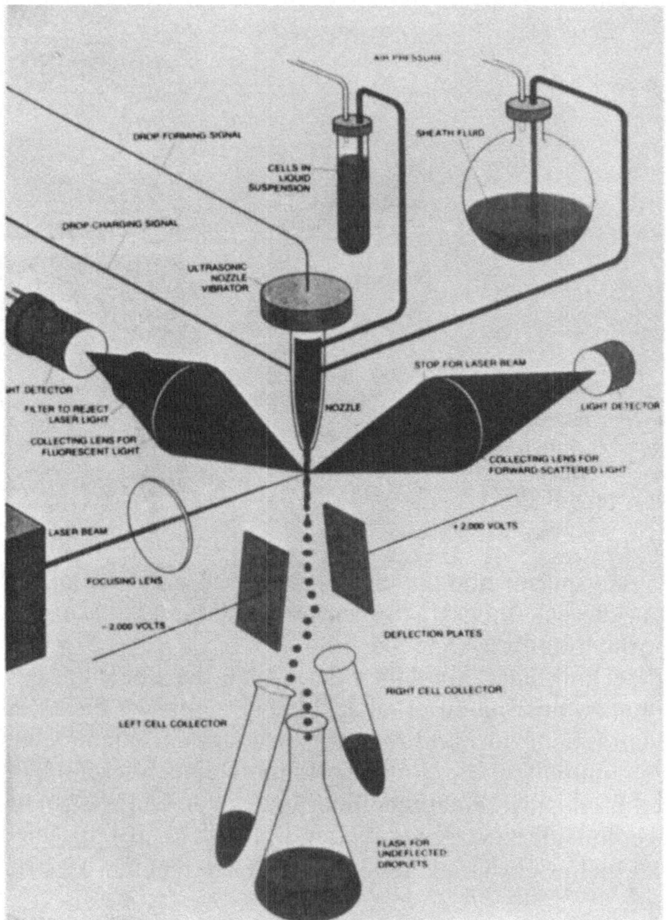

Abb. 4. Prinzip der Messung von aufgeschwemmten Zellen im Durchfluß. (Aus Herzenberg et al. 1976)

In Abb. 4 ist die Ausführung dieses Meßprinzips mit einem Laser als fluoreszenzanregende Lichtquelle wiedergegeben. Mittels einer feinen Düse (60 μm Ø) wird ein dünner Stromfaden erzeugt, in dem die Partikel, wie Perlen auf einer Kette hintereinanderliegend, den fokussierten Laserstrahl – eines nach dem anderen – passieren und entsprechend der fluoreszierenden Anfärbung einen kurzen Lichtimpuls aussenden, der von einem Fotodetektor in einen elektrischen Spannungsimpuls übersetzt wird.

Eine einfache elektronische Schaltung ermittelt die Stärke des Lichtimpulses und übergibt diesen Wert einer angeschlossenen elektronischen Datenverarbeitung zur Speicherung. Dieser Vorgang verläuft so rasch, daß er abgeschlossen ist, bevor das nächste Partikel einen neuen Lichtimpuls erzeugt.

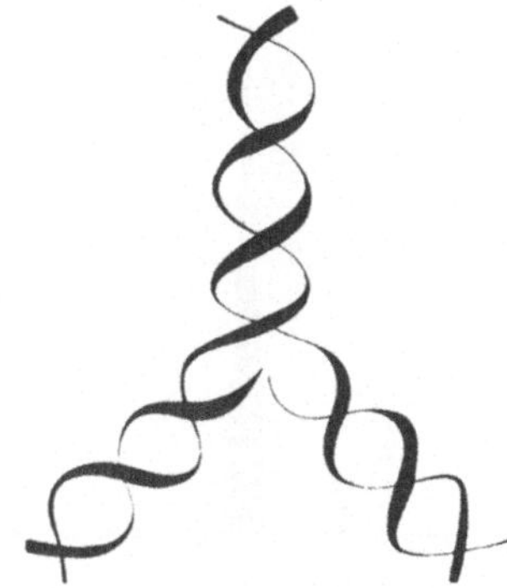

Abb. 5. Die DNA-Doppelhelix im Replikationszustand.
(Aus Delbrück u. Stent 1957)

Dieses Meßprinzip hat noch eine zusätzliche Option, die es dem Experimentator erlaubt, Partikel, deren Lichtimpulse in einen vorwählbaren Größenbereich fallen, mittels der elektronischen Sortierung vom übrigen Probenkollektiv abzutrennen und separat in kleinen Behältern aufzufangen.

Im folgenden soll aus der Vielzahl der biologischen und klinischen Anwendungen der Durchflußzytometrie an lediglich drei Beispielen ihre Bedeutung aufgezeigt werden.

Als Beispiel werden Analysen gewählt, bei denen ausschließlich die DNA (Abb. 5) als Targetmolekül im Mittelpunkt steht.

Fragen nach der Polyploidie von normalen und atypischen Geweben lassen sich mit hoher Genauigkeit beantworten. In Abb. 6 wird entlang der Abszisse dokumentiert, daß in der Plazenta der Maus am 18. Tag der Schwangerschaft alle Stufen der Ploidie bis in den hexadecaploiden (das 8fache des diploiden Wertes) Bereich hinein existieren.

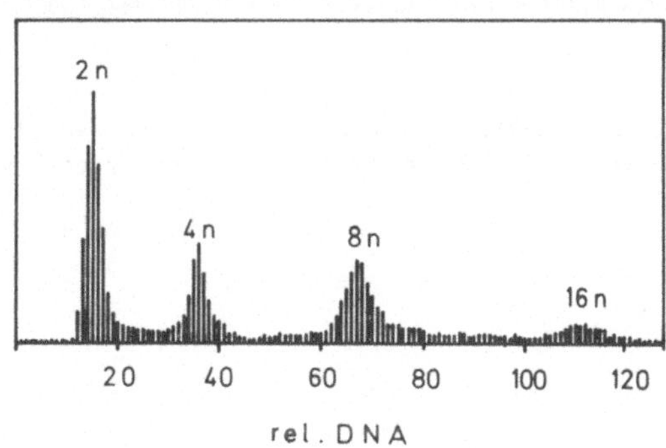

Abb. 6. Die DNA-Häufigkeitsverteilung (DNA-Histogramm) der Zellen aus der Plazenta einer Maus am 18. Tage der Schwangerschaft weist einen hohen Grad an Polyploidisierung aus. DNA-Messungen wurden mit einem konventionellen Gerät durchgeführt

Das DNA-Profil der Zellen eines malignen Melanoms vom Menschen (Abb. 7) weist eindeutig seine tetraploide DNA-Stammlinie aus. Der kleinere Gipfel am linken Ende des Diagramms repräsentiert den diploiden DNA-Gehalt der normalen epidermalen Zellen. In Abb. 8 sieht man ein ausgewähltes Beispiel eines malignen Melanoms, das gleich vier unterschiedliche Stammlinien vorweist. Der linke Gipfel ist wieder der Repräsentant der normalen diploiden Zellen.

Michael Stöhr

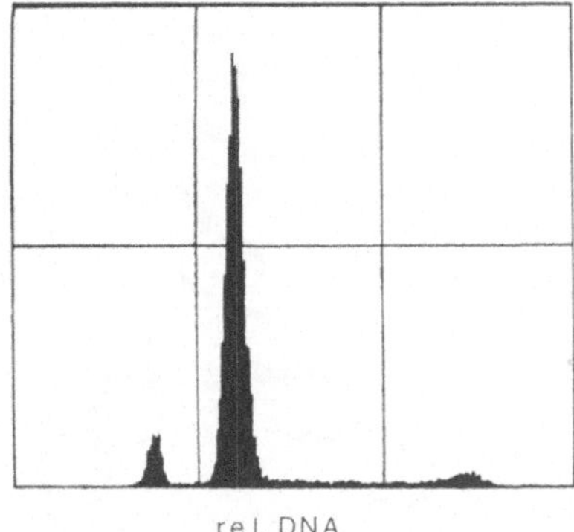

Abb. 7. Durchflußmessungen an einem malignen Melanom, das eine ausgeprägte tetraploide DNA-Stammlinie besitzt. (Aus Schumann et al. 1978)

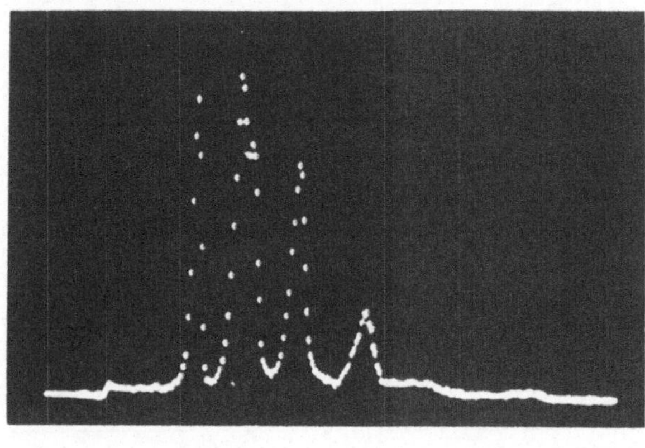

Abb. 8. Durchflußmessungen an einem ausgewählten Beispiel eines malignen Melanomes ergaben gleich vier DNA-Stammlinien. (Aus Schumann et al. 1978)

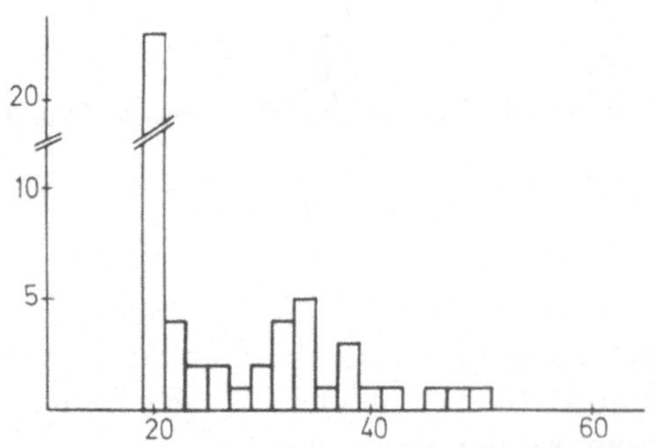

Abb. 9. An einem Kollektiv von 52 malignen Melanomen wurde in mehr als 50% der Fälle eine aneuploide DNA-Stammlinie entdeckt. (Aus Schumann et al. 1978; Details s. Text)

192

Eine Analyse von 52 malignen Melanomen an der Hautklinik in Hornheide durch Herrn Schumann ergab, daß über 50% aller untersuchten Malignome aneuploide DNA-Stammlinien haben, die durchaus nicht immer das Vielfache der diploiden Stammlinie des Wirtes zu sein brauchen. Der Abb. 9 ist zu entnehmen, daß auch zahlreiche Stammlinien innerhalb des di- und tetraploiden Bereiches existieren. Nach diesen Daten erscheint es sinnvoll, nach einer Korrelation zwischen dem DNA-Profil eines Tumors und der Prognose des weiteren klinischen Verlaufs zu forschen.

Die Untersuchungen in Hornheide wurden mit einem kommerziellen Gerät durchgeführt. Eine Steigerung der Meßgenauigkeit durch besondere Modifikationen der Meßzone in einem labormäßigen Prototyp ermöglicht eine Unterscheidung zwischen den X- und Y-Chromosomen tragenden Spermien des Menschen (Otto et al. 1979). Abbildung 10 zeigt das DNA-Histogramm menschlicher Spermien, dessen haploider Gipfel in eine Doppellinie aufspaltet. Der prozentuale Abstand beträgt ca. 3%. Aus theoretischen Berechnungen folgt, daß sich der DNA-Gehalt der „X"- und „Y"-Spermien um 3,2% unterscheidet. Dies ist also ein Beispiel für Ergebnisse zytometrischer Analysen, wenn eine optimale Präparation des biologischen Materials und eine optimale Meßeinrichtung zusammentreffen.

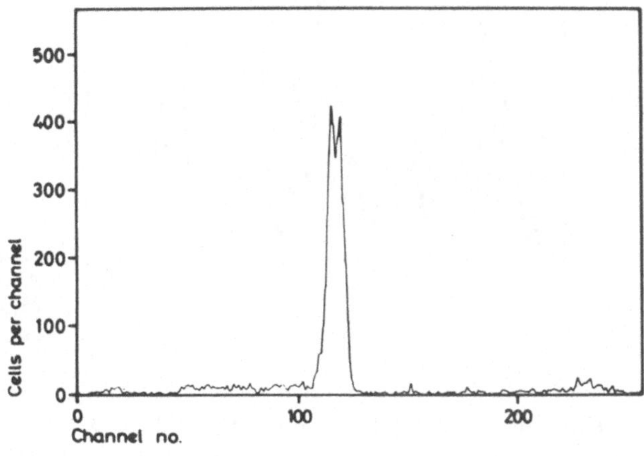

Abb. 10. Der haploide DNA-Gipfel menschlicher Spermien spaltet bei sehr genauen Durchflußmessungen in eine Doppellinie mit einem Abstand von ca. 3% auf. Dies entspricht der theoretisch berechenbaren DNA-Mengendifferenz zwischen den X- und Y-Chromosomen tragenden Spermien. (Aus Otto et al. 1979)

Es ist leicht vorstellbar, daß derartige Analyseverfahren auf Gebieten der Mutagenitätstestung und Ökotoxikologie fruchtbringend eingesetzt werden können.

Das letzte Beispiel bringt uns aus dem zellulären Geschehen heraus in den subzellulären Bereich hinein. Abbildung 11 gibt die Metaphasechromosomen einer Zellinie des chinesischen Hamsters wieder. Der Karyotyp verzeichnet 22 Chromosomen. Das DNA-Histogramm dieser Chromosomen gibt Abb. 12 wieder. Von den 22 Chromosomen lassen sich 15 Untergruppen (repräsentiert durch 15 Gipfel) verschiedenen aber konkreten DNA-Gehalts ermitteln.

Michael Stöhr

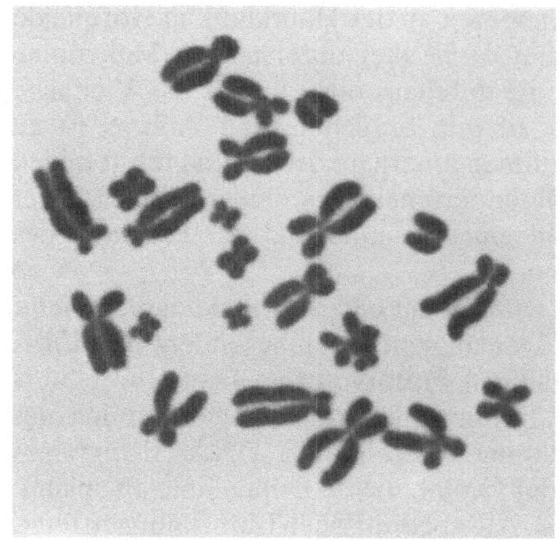

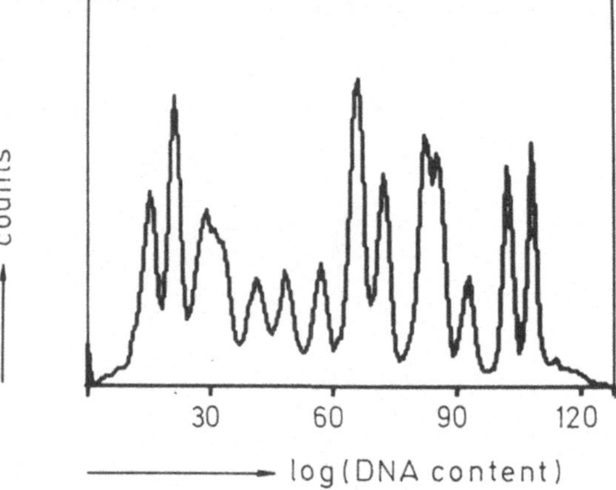

Abb. 11. Metaphaseplatte einer Zelllinie des chinesischen Hamsters mit 22 Chromosomen

Abb. 12. DNA-Histogramm des in Abb. 11 dargestellten Karyotypes. (Stöhr et al., im Druck). 15 Untergruppen sind erkennbar

Eine weitere Verfeinerung der DNA-Analyse an Chromosomen durch Verwendung von zwei Hochleistungslasern gleichzeitig (Stöhr et al. 1977) erwirkt eine noch bessere Differenzierung dieser Chromosomen. Eine Forschergruppe des Lawrence Livermore Laboratoriums (Carrano et al. 1979) erzielt eine Auflösung in 19 Untergruppen (Abb. 13). Sie verwendet dabei gleichzeitig zwei Fluorochrome, von denen eines AT-spezifisch und das andere GC-spezifisch fluoresziert. Die simultane Messung beider Fluoreszenzen und die Auftragung der Ergebnisse in einer zweidimensionalen Matrix erbringt die gesteigerte Auflösung.

Abb. 13. Bei Verwendung von zwei unterschiedlich anregbaren Fluorochromen (Hoechst 33258 und ▶ Chromomycin A 3) und dem Einsatz einer Doppellaser-Anregung der Chromosomen im Durchflußfotometer (Stöhr et al.) ergibt sich eine weitere Auftrennung der 22 Chromosomen der Abb. 11 in 19 Untergruppen. (Aus Carrano et al. 1979)

194

Applications in Cell Biology

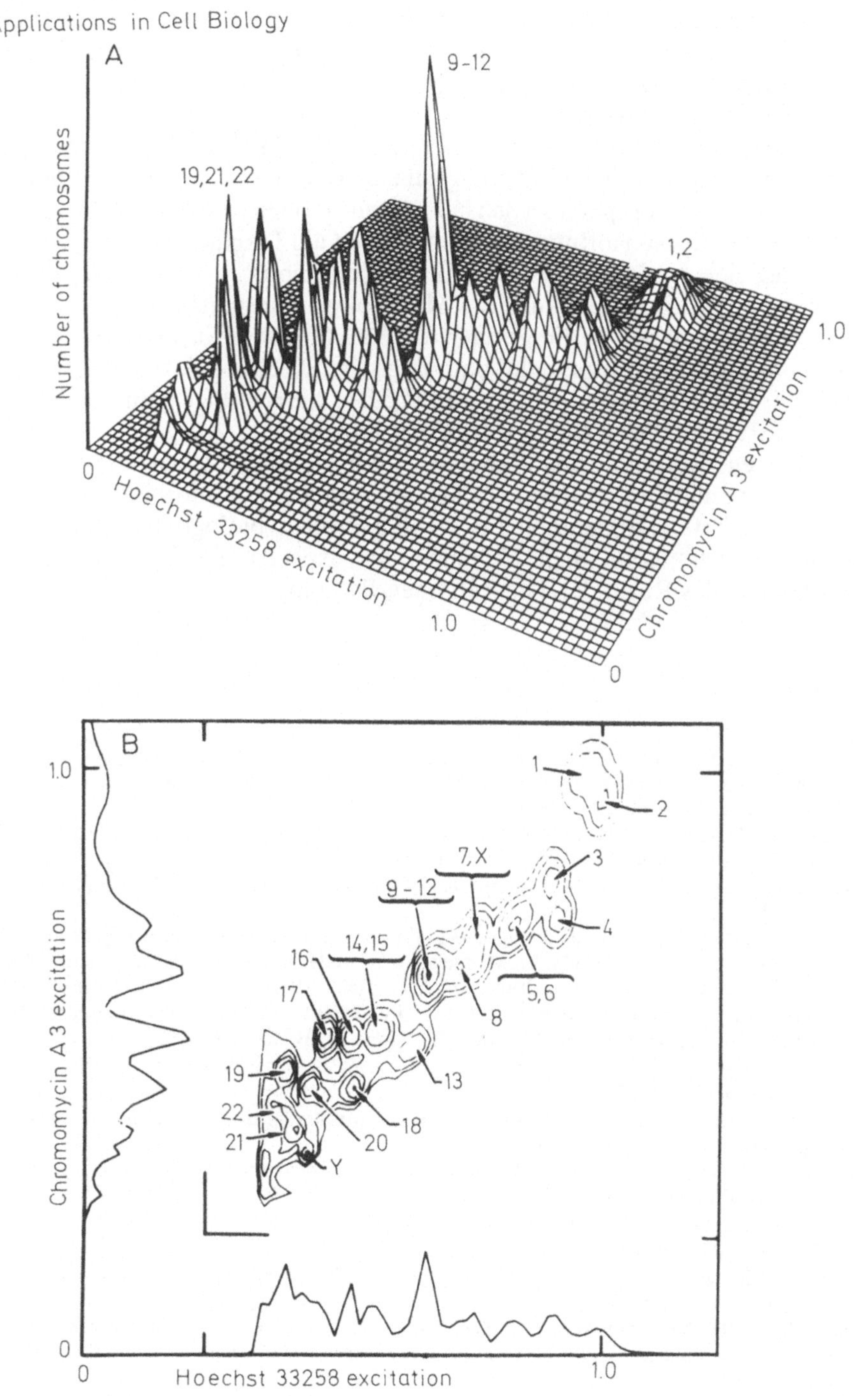
A
Number of chromosomes
9-12
19,21,22
1,2
1.0
Hoechst 33258 excitation
1.0
Chromomycin A 3 excitation
0
B
1.0
1
2
7, X
3
9 - 12
14,15
4
16
5,6
17
8
13
19
18
22
20
21
Y
Chromomycin A 3 excitation
0
0
Hoechst 33258 excitation
1.0

Michael Stöhr

Die Forschungsarbeiten auf diesem Gebiet des „Flow-Karyotyping" werden erst dann einen gewissen Abschluß zeitigen, wenn alle Chromosomen meßtechnisch voneinander getrennt werden können. Damit ist dann ein Punkt erreicht, von dem ab die subjektive manuelle Karyotypisierung mit ihren zahlreichen Handikaps durch eine objektive, reproduzierbare Chromosomenanalyse ergänzt oder gar verdrängt werden wird.

Die spektroskopische Chromosomenanalyse mittels Fluoreszenzsonden birgt darüber hinaus in sich die Hoffnung auf eine Erkennung von Frühveränderungen, in deren Verlauf es später zu den bekannten etablierten Chromosomenaberrationen kommt. Diese Hoffnung gründet sich auf die Tragfähigkeit von Meßparametern, die eine Auskunft über die Mikrostruktur von Chromosomen geben und an sich dem betrachtenden Auge des Morphologen unsichtbar sind.

Zum Schluß soll die Frage nach der Funktion des Morphologen zu einer Zeit, wenn die Automatisierung der pathologischen Diagnostik weiter fortgeschritten sein wird als heute, beantwortet werden: Der Morphologe befindet sich am Ende des instrumentellen Auswertprozesses und hat die Aufgabe, die methodisch erhobenen Einzelinformationen zu einer Aussage zu synthetisieren; seine Bewertung und Gewichtung entlockt und verleiht dem Informationsvolumen erst seine qualitative Bedeutung für die Eigenschaft biologischer Systeme. Damit errichtet sich neben dem Gebäude der experimentellen und angewandten Pathologie das Reich der Theoretischen Pathologie.

Literatur

Carrano AV, Van Dilla MA, Gray JW (1979) Flow cytogenics: A new approach to chromosome analysis. In: Melamed M, Mullaney P, Mendelsohn M (eds) Flow cytometry and sorting. Wiley & Sons, New York, pp 421–451

Delbrück M, Stent D (1957) Chemical basis of heredity. In: McElroy WD, Class B (eds). Johns Hopkins University Press, Baltimore, Titelseite

Herzenberg LA, Sweet RG, Herzenberg LA (1976) Fluorescence-activated cell sorting. Sci Am 234: 108–117

Kasvand T, Hamill P, Bora KC, Douglas G (1976) Experimental online karyotyping at the National Research Council of Canada. In: Mendelsohn ML (ed) Automation of cytogenetics. Proceedings of the Asilomar workshop, 30th Nov.–2nd Dec., 1976. Lawrence Livermore Laboratory, Technical Information Department, University of California 94550, Livermore, pp 96–109

Kopp RE, Lisa J, Mendelsohn J, Pernick B, Stone H, Wohlers R (1974) The use of coherent processing techniques for the automatic screening of cervical cytology samples. J Histochem Cytochem 22: 598–604

Otto FJ, Hacker U, Zante J, Schumann J, Göhde W, Meistrich ML (1979) Flow cytometry of human spermatozoa. Histochemistry 61: 249–254

Schumann J, Göhde W, Zante J (1978) Aneuploidies in solid human tumors. Pulse-cytophotometry, Part III. European Press, Ghent, pp 447–457

Simon H, Kunze KD, Voss K, Herrmann WR (Hrsg) (1975) Automatische Bildverarbeitung in Medizin und Biologie. Steinkopff, Dresden

Stöhr M, Eipel H, Goerttler K, Vogt-Schaden M (1977) Extended application of flow microfluorometry by means of dual laser excitation. Histochemistry 51: 305–313

Stöhr M, Hutter KJ, Frank M (1980) Flow cytometric chromosome analysis of rat kangaroo (PTK) and chinese hamster (CHV 79) cells Histochemistry (im Druck)

Pathochemie

Günter Quadbeck, Heidelberg

Wenn man von den zellulären Bestandteilen des Blutes absieht, so befindet sich die überwiegende Zahl der körpereigenen Zellen des Warmblüterorganismus nur dann im normalen, nicht pathologischen Zustand, wenn sie sich im Zellverband des Gesamtorganismus befinden. Jede Entfernung aus der physiologischen Umgebung führt zwangsläufig zu pathologischen Veränderungen, mögen diese auch reversibel sein oder sich im morphologischen Bild noch nicht zu erkennen geben. Daher sind chemische Untersuchungen an isolierten Zellen, isolierten Organen oder in der Gewebekultur nur mit großer Zurückhaltung auf die Zelle oder das Organ in situ zu übertragen.

Die lebende Zelle benötigt zur Aufrechterhaltung ihrer Struktur ständig chemische Energie, Baustoffe zur Erneuerung ihrer Substanz und Biokatalysatoren oder deren Vorstufen, aus denen sie die Biokatalysatoren selbst bilden kann. Der Stoffwechsel, der zur Aufrechterhaltung der Zellexistenz dient, wird als Strukturstoffwechsel bezeichnet. Sind die Voraussetzungen für diesen Strukturstoffwechsel nicht gegeben, so kommt es zu strukturellen Veränderungen, die mit morphologischen Methoden erfaßbar sind. Da die Zelle im Gesamtverband des Organismus Aufgaben hat, benötigt sie für die Durchführung dieser Aufgaben ebenfalls Energie und je nach Art dieser Aufgaben Biochemikalien. Als Beispiel solcher Biochemikalien sind Methylgruppendonatoren wie Methionin zu nennen. Diese sind für die Inaktivierung von Hydroxylgruppen in biogenen Aminen oder für die Synthese von Cholin erforderlich. Es ist daher nicht nur vorstellbar sondern auch erwiesen, daß der Strukturstoffwechsel eines Zellverbandes oder eines Organs vollkommen intakt ist, so daß morphologisch keine pathologischen Veränderungen nachweisbar sind, daß aber die Leistungen dieses Zellverbandes völlig unzureichend sind. Es gibt Menschen mit einem angeborenen hochgradigen Schwachsinn, bei denen mit morphologischen Methoden am Gehirn keine pathologischen Veränderungen nachweisbar sind. Bei solchen sogenannten befundlosen Idioten konnte S. Hoyer (lt. persönlichen Mitteilungen) bei der quantitativen Messung des Hirnstoffwechsels nachweisen, daß die Gehirne dieser Patienten eine ungewöhnlich hohe Stoffwechselaktivität und damit einen hohen Energieverbrauch hatten. Man kann den Zustand dieser Gehirne vielleicht vergleichen mit einer völlig fehlgeschalteten Telefonzentrale. Jeder an diese Zentrale angeschlossene Fernsprechteilnehmer versucht seinen Partner zu erreichen, wird aber immer falsch verbunden. Damit ist der Nutzeffekt dieser Anlage nicht gegeben, die Telefonrechnung analog dem Energieverbrauch des Gehirns aber zwangsläufig hoch.

Richard Willstätter hat einmal gesagt: Leben ist das geordnete Zusammenwirken von Fermenten. Die von Rudolf Abderhalden (1958) hieraus abgeleitete Meinung, Krankheit sei eine Störung in dem geordneten Zusammenwirken von Fermenten, stellt eine sicher unzulässige einseitige Betrachtungsweise dar. Richtiger könnte man sagen, daß Störungen im geordneten Zusammenwirken der Fermentsysteme eines Organismus Krankheitscharakter haben können. Solche Fermentstörungen liegen vor bei den sogenannten Speicherkrankheiten und vielen Störungen des Kohlenhydrat- und Aminosäurenstoffwechsels. Hier handelt es sich durchweg um endogene Fermentdefizite, die angeboren sind und früher oder später zu Störungen von Krankheitswert führen und, soweit nicht bei einzelnen Erkrankungen therapeutische Möglichkeiten bestehen, die Lebenserwartung ganz wesentlich vermindern. Bei allen diesen pathologischen Zuständen infolge angeborener Fermentdefizite sind alle Zellen des Organismus, die auf die Funktion dieser jeweiligen Fermentsysteme angewiesen sind, in gleicher Weise betroffen.

Fermentdefizite und Fermentstörungen können aber auch durch exogene Faktoren herbeigeführt werden. Als solche sind zu nennen Mangelernährungen mit einem Defizit an Fermentbausteinen, z.B. die Avitaminosen oder die akute oder chronische Zufuhr von Fermentinaktivatoren. Solche Fermentinaktivatoren von Zellgiftcharakter werden nur dann alle Zellen des Organismus in gleicher oder vergleichbarer Weise schädigen, wenn sie sich im Organismus frei verteilen können. Dies ist z.B. der Fall beim Kohlenmonoxid und der Blausäure. Für die anhaltende Schädigung kommt es hierbei zusätzlich noch darauf an, ob der Organismus in der Lage ist, das betreffende Gift zu inaktivieren oder schnell zu eliminieren. Während Kohlenmonoxid im Warmblüterorganismus nicht entgiftet werden kann und auch nur sehr langsam mit der Atemluft ausgeschieden wird, vermag der Organismus, soweit er nicht an der akuten Vergiftung zugrunde gegangen ist, die Blausäure bzw. das Cyanid-Ion durch Überführung in das ungiftige Rhodanid-Ion zu inaktivieren. Es ist daher verständlich, daß bleibende Schäden nach einer überlebten Cyanid-Intoxikation wesentlich seltener auftreten als nach einer Intoxikation mit Kohlenmonoxid. Soweit Zellgifte vom Eintrittsort in den Organismus bis zum Erfolgsort in der Zelle Diffusions- oder allgemeine Transporthindernisse zu überwinden haben, hängt die effektive Toxizität oft wesentlich von diesen Transporthindernissen ab. Dies sei am Beispiel Quecksilber dargestellt. Während metallisches Quecksilber selbst in großer Menge in den Magen-Darm-Trakt gebracht werden kann, ohne daß es toxische Erscheinungen zur Folge hat, da es unverändert wieder ausgeschieden wird, wird es als Quecksilberdampf in feinverteilter Form von den Lungen aufgenommen oder in Form der grauen Salbe, in der es ebenfalls feinverteilt vorliegt, von der Haut resorbiert und kann dann zur chronischen Quecksilbervergiftung führen. Die Salze des ein- und zweiwertigen Quecksilbers werden vom Magen-Darm-Trakt aus resorbiert und können dann ihre akute oder chronische Wirkung entfalten. Während das frisch gefällte schwarze Quecksilbersulfid in erheblichem Umfang vom Magen-Darm-Trakt aus resorbiert werden kann, wird das ihm chemisch gleiche Quecksilbersulfid, wie es in der Natur als Zinnober vorkommt, nicht resorbiert und ist daher ungiftig. Hier spielt eine große Oberfläche des gefällten Quecksilbersulfids eine wesentliche Rolle. Besonders toxisch sind Alkyl-Schwermetallverbindungen, insbesondere von Quecksilber, Blei und Zinn, da sie lipidlöslich sind und so die Lipidsperre der Zellwand glatt zu überwinden vermögen. Sie treten daher ungehindert in alle Zellen einschließlich derer des Zentralnervensystems ein. Diese toxischen Eigenschaften der meisten Schwermetalle beruhen auf ihrer Eigenschaft, -SH-Gruppen-Fermente zu inaktivieren. Da Blei in seiner zweiwertigen Form eine große Ähnlichkeit mit dem Kalzium hat, kann es an seiner Stelle ins Knochensystem eintreten und hier praktisch inaktiviert werden. Das hier abgelagerte Blei kann dem Organismus nur dann wieder gefährlich werden, wenn es durch Bleikomplexbildner aktiviert wird und so in den Kreislauf wieder eintreten kann.

Daß Zusammenhänge zwischen chemischer Struktur und biologischer Wirkung bestehen, ist häufig beschrieben worden. Zusammenhänge hierbei aufzuklären, ist ein wesentliches Anliegen theoretischer pathochemischer Betrachtungen. Als Beispiel sei angeführt die Untersuchungen von Wilhelm Doerr bei der Äthylenglykolvergiftung, bei der er in mehreren Fällen am Pankreas stärkere Degenerationen und herdförmige Nekrosen beobachtete. Unter den biologischen Oxidationsprodukten von Äthylenglykol ist die Bildung von Glyoxal im Organismus möglich. Da Alloxan ebenso wie Glyoxal über zwei benachbarte Karbonylgruppen verfügt und bevorzugt das Pankreas schädigt, vermutete Wilhelm Doerr einen Zusammenhang in der Wirkungsweise von Alloxan und Glyoxal auf das Pankreas. Diese Vermutung konnte in einer Untersuchung von Doerr et al. (1948) bestätigt werden.

$$
\begin{array}{cc}
\begin{array}{c}
\text{HN} - \text{C} = \text{O} \\
\quad | \qquad | \quad \diagup \text{OH} \\
\text{O} = \text{C} \quad \text{C} \diagdown \\
\quad | \qquad | \quad {}^{\diagdown} \text{OH} \\
\text{HN} - \text{C} = \text{O}
\end{array}
&
\begin{array}{c}
\text{H} \diagdown \\
\qquad \text{C} = \text{O} \\
\qquad | \\
\qquad \text{C} = \text{O} \\
\text{H} \diagup
\end{array}
\\
\text{Alloxan} & \text{Glyoxal}
\end{array}
$$

Die Kenntnis der chemischen Wirkung einer Substanz auf den Organismus oder auch auf Teile desselben erlaubt dann, wenn die physikalisch-chemischen Eigenschaften berücksichtigt werden und die theoretischen Überlegungen hierbei richtig sind, eine Voraussage über die Wirkungsweise auf den Organismus. Es müssen allerdings dann auch bekannt sein die Bedingungen für die Aufnahme, den Transport, die Bindung am Ort der Wirkung oder auch die Bindung an inaktiven Strukturen und außerdem gegebenenfalls die Eliminierung und die biologische Inaktivierung dieser Substanz. An einem Beispiel soll gezeigt werden, wie aufgrund chemisch-struktureller Überlegungen eine hochaktive Substanz synthetisiert und gewissermaßen maßgeschneidert wurde. Dieses Beispiel ist theoretisch von sehr großem Interesse, aber hoffentlich für alle Zeiten praktisch ohne Bedeutung. Als wesentlichen Transmitterstoff im Warmblüter-, aber auch im Kaltblüterorganismus kennen wir das Acetylcholin.

$$H_3C-\underset{\underset{\text{Acetylcholin}}{}}{\overset{\overset{O}{\|}}{C}}-O-CH_2-CH_2-\underset{\underset{CH_3}{|}}{\overset{\overset{CH_3}{|}}{N^+}}-CH_3$$

Wenn Acetylcholin im Organismus am Ort seiner Wirkung seine Überträgeraufgabe erfüllt hat, muß es zerstört werden. Diese Zerstörung oder Hydrolyse zu Cholin und Essigsäure erfolgt durch die Acetylcholinesterase. Dieses Ferment läßt sich durch Physostigmin und Prostigmin hemmen. Ende der 30er Jahre fand Gerhard Schrader (1937) bei der Suche nach wirksamen Insektiziden Phosphorsäurederivate, die starke Insektizide waren. Die pharmakologische Untersuchung dieser Verbindungen ergab, daß sie zugleich starke Hemmstoffe der Acetylcholinesterase sind. Die ersten Verbindungen dieser Art wurden 1932 von W. Lange und G. von Krueger beschrieben. Unabhängig voneinander haben 1938 G. Schrader in Deutschland und 1941 B. C. Saunders in England Diisopropylfluorphosphat synthetisiert, eine Verbindung, die etwa 30mal so wirksam wie Physostigmin in ihrer Hemmung auf die Acetylcholinesterase ist. Da diese Verbindung lipidlöslich ist und einen ausreichenden Dampfdruck hat, um mit der Atemluft aufgenommen zu werden, wurde die Giftigkeit dieser Substanz von allen Autoren erkannt und beschrieben. Da die Toxizität dieser Verbindung in der Größenordnung des Cyanwasserstoffs liegt, fand sie als chemischer Kampfstoff Interesse und die weiteren Veröffentlichungen auf diesem Gebiete unterblieben schlagartig.

$$\begin{array}{c} \overset{CH_3}{|} \qquad \overset{F}{|} \qquad \overset{CH_3}{\diagup} \\ HC-O-P-O-CH \\ \diagup \qquad \overset{\|}{} \qquad \diagdown \\ H_3C \qquad O \qquad CH_3 \end{array}$$

Di-isopropyl-fluor-phosphat (DFP)

In den folgenden Jahren synthetisierten Gerhard Schrader und seine Mitarbeiter einen wesentlich stärker wirksamen Phosphorsäureester: Dimethylamido-cyan-phosphorsäureaethylester.

$$\begin{array}{c} H_3C \diagdown \qquad \overset{O}{\|} \quad \diagup CN \\ \qquad N-P \\ H_3C \diagup \qquad \diagdown O-CH_2-CH_3 \end{array}$$

Tabun

Diese Verbindung erhielt später den Namen Tabun. Sie war etwa 10mal toxischer als Diisopropylfluorphosphat. Durch Abänderungen der Substituenten am Phosphor entwickelte Schrader den Methylphosphorsäure-fluor-Isopropylester.

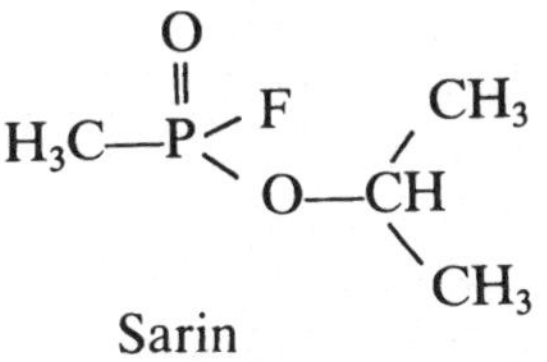

$$
\begin{array}{c}
\quad\;\; O \\
\quad\;\; \| \\
H_3C-P\!\!<\!\!\begin{array}{l} F \quad\quad CH_3 \\ \quad\;\; / \\ O-CH \\ \quad\quad\;\; \backslash \\ \quad\quad\quad CH_3 \end{array}
\end{array}
$$

Sarin

Diese Verbindung, die etwa 10mal toxischer als Tabun war, erhielt später den Namen Sarin.

Es wurde in der folgenden Zeit eine Vielzahl von ähnlichen Verbindungen hergestellt, wobei aber eine gesetzmäßige Voraussage über die Wirkungsstätte nicht gemacht werden konnte. Aufgrund eines Vortrags in der Heidelberger Chemischen Gesellschaft, bei dem über die Eigenschaften des Pinakolinalkohols berichtet wurde, erkannte Richard Kuhn die große strukturelle Ähnlichkeit zwischen den beiden Alkoholen Cholin und Pinakolinalkohol. Diese beruhte vor allem auf der Tatsache, daß beide endständig einen quartären Stickstoff bzw. einen quartären Kohlenstoff mit jeweils drei Methylgruppen hatten.

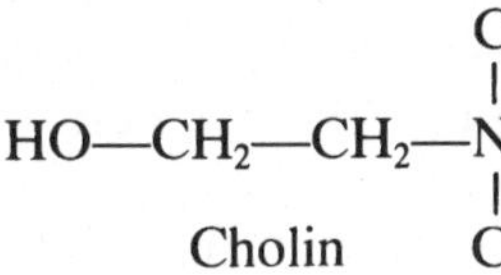

$$
HO-CH_2-CH_2-\overset{\overset{\displaystyle CH_3}{|}}{\underset{\underset{\displaystyle CH_3}{|}}{N^{+}}}-CH_3
\qquad\qquad
HO-\overset{\overset{\displaystyle CH_3}{|}}{\underset{\underset{\displaystyle H}{|}}{C}}-\overset{\overset{\displaystyle CH_3}{|}}{\underset{\underset{\displaystyle CH_3}{|}}{C}}-CH_3
$$

Cholin 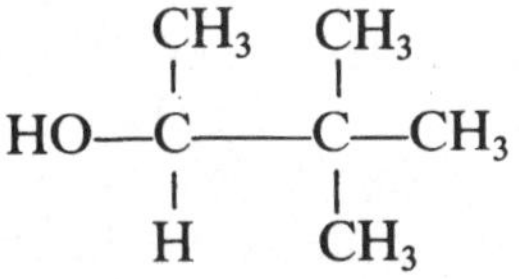   Pinakolinalkohol

Ausgehend von der Idee, daß ein Fermenthemmstoff umso wirksamer sein müsse, je größer seine Ähnlichkeit mit dem eigentlichen Substrat dieses Fermentsystems sei, ließ er durch Conrad Henkel den Methylphosphorsäure-fluor-pinakolylester synthetisieren.

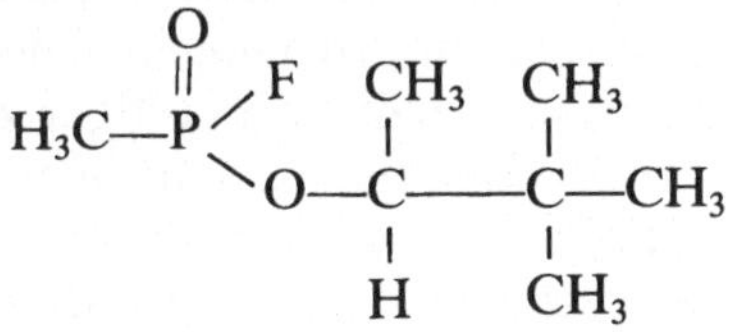

$$
\begin{array}{c}
\quad\;\; O \\
\quad\;\; \| \\
H_3C-P\!\!<\!\!\begin{array}{l} F \quad\;\; CH_3 \quad\;\; CH_3 \\ \;/ \quad\quad | \quad\quad\;\; | \\ O-C\!-\!-\!-\!C-CH_3 \\ \quad\quad | \quad\quad\;\; | \\ \quad\quad H \quad\quad CH_3 \end{array}
\end{array}
$$

Soman

Die toxikologische Untersuchung dieser Verbindung, die später den Namen Soman erhielt, ergab, daß die theoretischen Überlegungen von Richard Kuhn absolut richtig waren, die Verbindung war nämlich etwa eine Zehnerpotenz wirksamer als Sarin und damit nur sehr schwer zu handhaben. Während Tabun und Sarin relativ leicht hydrolytisch gespalten werden können, braucht man zur Entgiftung von Soman konzentrierte Kalilauge.

Die außerordentliche Giftigkeit dieser Substanz war die Ursache dafür, daß es Richard Kuhn gelang, die zuständigen Stellen davon zu überzeugen, daß der militärische Einsatz dieser Phosphorsäureester im Jahre 1944 in Anbetracht der

Tatsache, daß der Gegner auf dem gleichen Gebiet aktiv war und somit mit gleicher Münze hätte zurückzahlen können, nicht erfolgte. Nachträglich hat sich herausgestellt, daß man auf alliierter Seite in dieser Stoffklasse über das Diisopropylfluorphosphat nicht hinausgegangen war.

Bei den damaligen Untersuchungen über diese Substanzen erfolgte die Bestimmung der Fermentinaktivierung nach einer von D. Jerchel (unveröffentlicht, s. Anmerkung) ausgearbeiteten manometrischen Methode, während für die orientierende Toxizitätsbestimmung von mir ein Fliegentest ausgearbeitet wurde. Als Versuchstier diente hierbei die Schmeißfliege ‚Formia regina', die sich als außerordentlich geeignet erwies, da die Zucht sehr einfach ist. Bei dieser Fliege stellten wir fest, daß die Made etwa tausendmal weniger empfindlich gegenüber den Stoffen war als die Imago. Die Ursache hierfür lag, wie wir feststellen konnten, daran, daß die Phosphorsäureester als lipidlösliche Körper im Fettkörper der Made gespeichert wurden und auf diese Weise nur in starker Verdünnung an das Nervensystem dieser Tiere herankam. In vitro konnte man durch Zusatz von Madenbrei die Hemmung der Acetylcholinesterase in einem Organbrei weitgehend reduzieren. Die Hemmung der Acetylcholinesterase durch diese Phosphorsäureester war bei allen Organen der Ratte irreversibel außer bei der Leber. Hier entwickelte sich innerhalb einer halben Stunde nach vorheriger totaler Hemmung eine Acetylcholinesterase-Aktivität, die etwa 40–50 % des Ausgangswertes entsprach (Quadbeck 1945).

Diese zuletzt beschriebenen Ergebnisse zeigen wieder einmal, daß 1. die Struktur, in der eine toxische Substanz gespeichert wird, nicht der Ort der Wirkung sein muß, und 2. daß die Leber oft ein recht ungeeignetes Organ zum Nachweis einer toxischen Substanz ist.

Zum Schluß sei mir noch ein Wort über die Rolle der Pathochemie innerhalb der Pathologie gestattet:

Die Pathochemie, d.h. die Beschreibung des pathischen Geschehens mit chemischen Methoden, kann nur dort sinnvoll eingesetzt werden, wo die Morphologie methodisch ihre Grenzen hat. Sie ist in der Lage, Maß und Zahl in die Aussage zu bringen. Wenn es sich nicht um Reihenuntersuchungen handelt, die man im allgemeinen automatisieren und damit innerhalb vernünftiger Zeit durchführen kann, ist der Zeitaufwand für Einzelbestimmungen sehr hoch, so daß er nur bei speziellen Fragen gerechtfertigt ist. Chemische Methoden werden daher die morphologische Pathologie niemals ersetzen können, sie können aber in vielen Fällen die morphologische Aussage wesentlich ergänzen.

Anmerkung

Die Entwicklung der Nervenkampfstoffe während des letzten Krieges war in Deutschland geheim („Geheime Reichssache"), ebenso auch in England. Daher sind Veröffentlichungen zu diesem Thema erst lange Zeit nach Kriegsende erschienen. Der historische Ablauf ist in den Monographien von Saunders (1957) und von Schrader (1963) dargestellt. Die Ergebnisse der Arbeitsgruppe Richard

Kuhn wurden bisher nicht veröffentlicht, die Dissertation von Quadbeck (1945) wurde nach Vorlage bei den Referenten durch das Heereswaffenamt beschlagnahmt.

Literatur

Abderhalden R (1958) Klinische Enzymologie. Thieme, Stuttgart
Doerr, W (1949) Pathologische Anatomie der Glykolvergiftung und des Alloxandiabetes. Sitzungsberichte der Heidelberger Akademie der Wissenschaften. Springer, Heidelberg
Doerr W, Bopp F, Kuhn R, Quadbeck G (1948) Pankreasschäden durch Glyoxal. Naturwissenschaften 35: 125–127
Jerchel D (Unveröffentlicht, s. Anmerkung S. 202)
Kuhn R, Henkel C (Unveröffentlicht, s. Anmerkung S. 202)
Lange W, Krueger G v (1932) Über die Synthese der Dialkylfluorphosphate. Chem Ber 65: 1598–1601
Quadbeck G (1945) Untersuchungen über Ester. Dissertation Universität Heidelberg. (Unveröffentlicht, s. Anmerkung S. 203)
Saunders BC (1957) Some aspects of the chemistry and toxic action of organic compounds containing phosphorous and fluorine. University Press, Cambridge
Schrader G (1937) DBP 767511 Farbenfabriken Bayer. Erf. G. Schrader
Schrader G (1963) Die Entwicklung neuer insektizider Phosphorsäure-Ester. Chemie, Weinheim

Theoretische Pathologie als Matrix einer modernen Grundlagenforschung

Volker Becker, Erlangen

Es war nicht zu erwarten – und sicher auch nicht der Zweck dieses Symposions –, daß handfeste Ergebnisse lehrbuchhaft vorgetragen werden. Es sollte erstens das Gebiet der Theoretischen Pathologie abgesteckt, aber nicht eingegrenzt werden. Zweitens sollten Denkanstöße aufgezeigt werden, die uns die Beschäftigung mit der Theoretischen Pathologie vermitteln, die bei Alltagsbeobachtungen, die uns Sektionssaal und Mikroskop täglich bieten, weiter wirken werden.

Ich bin nicht sicher, ob der erste Zielpunkt, die Absteckung des Gebietes, erreicht wurde angesichts der neu erkannten Möglichkeiten und der Mannigfaltigkeit dessen, was wir geboten bekamen.

Daß der zweite Punkt, theoretische Denkanstöße für die Alltagsbeobachtung, erreicht wurde, dessen bin ich gewiß. Indem wir heute, um die Idee unseres Jubilars, um die Theoretische Pathologie voranzutreiben, eine große Zahl von Gelehrten gebeten haben, zu bestimmten Sachpunkten zu sprechen, die als Vermessungsstäbe der Theoretischen Pathologie gelten mögen, haben wir die Redner zugleich zur Justierung ihres Denkens auf die Theoretische Pathologie veranlaßt. Und die Ernte dieser Überlegung ist nicht schlecht.

So sagt Goerttler, daß Theoretische Pathologie die Idee des Krankhaften umfasse, ärztliche Gestaltphilosophie im pragmatischen Versuch darstelle, jene Phänomene zu ordnen, die durch die Allgemeine Pathologie nicht erfaßt werden. Er nennt aber auch zugleich die Gefahr, daß die Theoretische Pathologie als Ideenschmiede auch Ideenspielwiese werden könne. Bock betont, daß eine Theoretische Pathologie erfassen muß, wo die Grenze zwischen Erforschbarem und dem nur still zu Verehrenden verläuft. Zugleich mahnt er, daß Theoretische Pathologie keine neuen Dogmen schaffen dürfe. Er faßt die Theoretische Pathologie als Gemeinschaftsaufgabe auf, zu der auch die Medizinhistoriker und die Epidemiologen moderner Prägung neben Kennern der geographischen Pathologie im Sinne von Aschoff und Askanazy beitragen müssen, und, wie ich unter dem Aspekt meines eigenen Themas hinzufügen möchte, auch der vergleichende Anatom und der Veterinär-Pathologe. Goerttler geht unabhängig von Bock noch weiter, indem er sagt, daß die Idee einer Pathologie der Kultur und der Zivilisation mit Auswirkung auf die Chronopathologie des Individuums weitere Kreise zieht. Darum wird eine Zusammenschau mit Epidemiologen, Archäologen, Paläontologen, Historikern angestrebt. Jedenfalls ist Theoretische

Pathologie sicher grenzüberschreitend sowohl im Rahmen der Medizinischen Fachrichtungen als auch im interfakultativen Gespräch.

Jacob hält die Theoretische Pathologie für das Gebiet, in dem eine Synopsis des Krankseins und der Krankheiten zur Einengung der Divergenz beider Gesichtspunkte folgen kann: „Was liegt dem Wesen der Krankheit zugrunde?" Er fordert biologische Gestaltungen des Krankhaften als eine Basis der Theoretischen Pathologie.

Bei der Bleylschen Konzeption ist man versucht, den Normbegriff, den Schaefer gegeben hat, noch einmal auszuloten: Ist das Modell „Norm" im Sinne unserer Normenausschüsse, oder ist es die idealisierte Form der Sachverhalte unserer Beobachtung? Die Gefahr, die Bleyl aufzeigt, ist die Faszination des Modellbegriffs.

Eine Theoretische Pathologie regulierender Systeme ist von Brandt als Pathokybernetik definiert worden, wobei die Fehlregulation durch eine mathematische Analyse der Krankheitsprozesse beschrieben ist. Ganz ähnlich haben sich heute Höpker und früher schon Karl Friedrich von Weizsäcker geäußert. Brandt gibt ein Beispiel, wie die Theoretische Pathologie – ähnlich wie die Theoretische Physik – Experimente in bestimmte Richtungen lenken kann. Brandts Vorstellungen von der Theoretischen Pathologie sind deswegen der etablierten Theoretischen Physik sehr ähnlich.

Für Schiebler ist die Theoretische Pathologie in die Biologie eingebettet, er sieht die Pathologie im Zusammenbruch von Regelkreisen durch fehlende Stellwerte oder mangelnde Rezeptoren.

Bei der Programmgestaltung konnte nur eine Auswahl der vielfältigen Denkansätze erfaßt werden.

Sektion I: Konzeption der Grundbegriffe

Wir hatten gedacht, daß der klarste Zugang zu der Theoretischen Pathologie durch die Geschichte der Theorie in der Pathologie zu gewinnen sei. Herr Schipperges hat uns einen geistesgeschichtlichen Überblick gegeben und uns eingestimmt auf die einzelnen Probleme, aber auch auf den roten Faden, der unser Symposion durchziehen sollte und auch durchzog. Dabei hat es sich gezeigt, daß, so wie früher auch schon, der rote Faden nicht gradlinig verläuft, sondern Schlingen und Verknotungen aufweist.

Schipperges zeigt die archaischen Pfeiler der scholastischen Pathologie auf: Theoretika-Praktika-Therapeutika – wobei er die Aktualität von Paracelsus' Gedanken herausstreicht.

Die Theoretische Pathologie muß sich eine ähnliche Kategorientafel schaffen, die freilich sehr viel umfassender von Struktur und Funktion, von Logos und Gestalt, vom erkenntnistheoretischen Programm bis zur handelnden Medizin reicht, bis weit in die Pathologie des Alltags, der Familienstruktur, der Krise, des Wachsens, der Differenzierung, des Alterns und der Thanatologie hinein. Die Theoretische Pathologie konzentriert sich auf die Bezugssysteme gestörten Lebens im Individuum und in der Ökologie.

Als ein Thema von allgemeiner Bedeutung hat Herr Schaefer den Normbegriff herausgearbeitet mit dem Ziel, wenn ich etwas übertreiben darf: ihn im biologischen Bereich zu zernichten. Der Normbegriff der Naturwissenschaften, der von der Architektur her kommt und in die juristische Nomenklatur übergegangen ist, hat sich in der medizinischen Norm emanzipiert. Die Gedanken zur Norm sollten in den Zeiten von „Normenkontrollen" und von einem Normfetischismus in „der Naturgeschichte des Krankhaften" (Roessle) nicht aus dem Auge verloren werden. Daß der Physiologe uns diesen Begriff interpretiert hat, halte ich für besonders glücklich. Es ist nicht so, daß man einen Normbegriff nicht mehr benutzen dürfte, man muß aber die Problematik des Begriffes kennen.

Die Theorie von den Krankheiten hängt eng mit der des Krankheitsbegriffes zusammen. Jansen hat uns die grundlegende Problematik des Krankheitsbegriffes aufgezeigt, der sich unterscheidet von der Krankheitsauffassung. Der historische Gang von Hippokrates an zeigt uns die Verschiedenheit der Auffassung im Zusammenleben mit der Krankheit. Es ist ein langer geistesgeschichtlicher Weg bis zur naturwissenschaftlichen Stabilität der Krankheitsauffassung.

Jansen weist besonders auf den Genius loci in Heidelberg (Krehl, Jaspers, von Weizsäcker, Siebeck bis hin zur Anthropologie des Krankhaften von Wilhelm Doerr) hin. Natürlich ist weder das Ringen um den anthropologischen Krankheitsbegriff noch die Krankheitsauffassung ein Heidelberger Spezifikum. Im Handbuch der Allgemeinen Pathologie haben Franz Büchner und auch mein Amtsvorgänger in Erlangen, Erich Müller, die vielfache Problematik dieser Krankheitsvorstellung dargelegt.

Aus den Ausführungen von Jansen ergibt sich – in direkter Weiterentwicklung der Gedanken, die von Schaefer zur Norm vorgetragen wurden – daß es eine naturwissenschaftliche, also eine untendenziöse Definition des Begriffes Gesundheit und Krankheit nicht gibt, vielleicht nicht geben kann. Die reine Ursachen- und Gefährdungsvorstellung ist, wie früher schon Büchner gezeigt hat, zu armselig, zu dünn für das von einer Krankheit geprägte menschliche Schicksal. Die Diskrepanz, die sich in dem Wortpaar des objektiven Befundes und des subjektiven Befindens offenlegt, zeigt, daß vermutlich die Befangenheit im Individuellen die Ursache für die mangelhafte naturwissenschaftliche, aber auch anthropologische Entfaltung des Krankheitsbegriffes darstellt.

Höpker analysiert den Begriff, vor allem den Vorgang der „Diagnose". Die Abgrenzung der Begriffe Diagnose und Krankheitseinheit, die als unterschiedliche Tauglichkeitsdichtefelder angesehen werden, führt zu unterschiedlichen Vorgängen bei der Bestimmung der Krankheiten oder der Diagnose.

Es wird klar, daß die Diagnose mit einer Analyse nicht ohne weiteres gleichzusetzen ist, daß vielmehr nach der Analyse die Gestaltung der Diagnose derart vor sich gehen muß, daß die Summe mehr ist als die analysierten Teile. Der Zusammenbau der Einzelteile hängt von dem Informationsstand des Diagnostikers ab, so entsteht ein Urteil – das griechische Wort Diagnosis bedeutet Entscheidung, Beschluß –, das in seiner Akzentuierung vom Wissensstand des Befunders abhängig ist.

Ich meine auch, daß bei Höpker trotz aller Computersprache deutlich geworden ist, daß die Diagnose schließlich an den Lern- und Denkprozeß, an das menschliche, an das ärztliche Gehirn gebunden ist.

Allein aus der ersten Sequenz mit dem Generalthema „Konzeption der Grundbegriffe" wird nach der Einführung von Schipperges und der Darstellung des Normbegriffes, des Krankheitsbegriffes und des Diagnosebegriffes ein Ziel und ein Konzept der Theoretischen Pathologie klar. Wir können zwar ohne Theorie leben, arbeiten, beobachten, schließen, in der theoretischen Vorstellung wird uns aber bewußt, *wie* wir sehen, schließen, und wie wir dann unser Handeln danach ausrichten. Die folgenden Generalthemen geben Variationen dieses theoretischen Schemas mit eigenen Bezugspunkten.

Sektion II: Generalthema Organisation

Medizinische Anthropologie als Ziel der anatomisch angelegten Wissenschaft, die die Anthropologie nicht der Psychosomatik überlassen will, sich ihr aber auch nicht verschließt, diesen Aspekt hat uns Herr Bock gezeigt.

Bei der Wesens- und Gestaltschau des Krankwerdens, des Krankseins und des Genesens sind die Erkenntnisse einzuordnen in die Gesamtkonstellation der physischen und sozialen Persönlichkeit. Dabei wird klar, daß jeder Kranke gleichsam eine Uraufführung seiner Krankheit dem Arzt darbietet. Bock kommt so zur Individualpathologie, zum unwägbaren Personalen.

Interessant ist die Polarität, die Bock damit aufzeigt: auf der einen Seite das Personale in der Pathologie, die Individualpathologie im engeren Sinne, und auf der anderen Seite die geomedizinisch-geographisch pathologische Dimension, die ein Teilgebiet der Theoretischen Pathologie darstellt. Beides gehört zur Theorie, beides ist durch die Theorie verbunden.

Goerttler hat unter dem Bezugssystem Zeit unterschieden in:
1. biologische Zeit,
2. zeitliche Abläufe des pathologischen Prozesses,
3. Zeitfaktor als Regelgröße für ärztliches Handeln.

Hierbei werden Phänomene der Orthologie und Pathologie unter dem Gesichtspunkt der Chronopathologie zusammengestellt, und Klaus Goerttler selbst hat in seinem eigenen Arbeitsgebiet – Teratogenese und Karzinogenese – mit chronopathologischen Fragen unmittelbar zu tun. So ist sein Beitrag über Chronopathologie gewissermaßen die theoretische Abstraktion seiner alltäglichen Arbeit. Darüber hinaus hat er ein vielfältiges chronopathologisches Programm entworfen.

Ich selbst wollte eine praktische Anwendung der Theoretischen Pathologie aufzeigen. Um den Typ eines Organs herum bieten die Entwicklungsgeschichte und die vergleichende Anatomie ein reiches Feld zur Erkennung der Signatur eines Organs. Die Mannigfaltigkeit der Evolution weist uns den Weg, die Prinzipien der Entwicklungsgeschichte werden in der Ontogenese weitergeführt, die Vielgestaltigkeit der funktionellen Möglichkeiten erlaubt es aber nicht, hier von einer Norm im allgemeinen Organsinne zu sprechen. An einigen Beispielen wollte ich zeigen, daß das Prinzip von der Evolution mit ihren Mechanismen bis zu einem scheinbaren Ende, dann aber mit ganz anderen Mechanismen in der gleichen Richtung weitergeführt wird, daß es damit eine „Sackgasse der Entwicklung" nicht gibt. Gerade die, fast möchte ich sagen, gestaltunabhängige Formvariation zeigt uns die Breite des Normalen, aber auch der Kompensationsmöglichkeiten im Pathologischen Prozeß im Rahmen der adaptativen Anatomie.

Sektion III: Generalthema Funktion

Bleyl faßt die Theoretische Pathologie in dem Vergleich der Tatsachen, der Fakten, mit dem Modell, mit der Idee. Sein Beispiel ist die Mikrozirkulation. Er zeigt sie an der Plazenta mit den Besonderheiten des intervillösen Kreislaufs, insbesondere mit den Besonderheiten des dort abgelagerten Fibrins, das Stabilitätsprodukt ist, das aber im Gegensatz zu den üblicherweise abgelagerten Fibrinmassen ein Granulationsgewebe nicht hervorlockt. Das zweite Beispiel ist bei Bleyl die Lunge gewesen, die in der Mikrozirkulation, insbesondere im Schock, eine so wichtige Rolle spielt. Hier kann man deutlich die Entfernung des Faktischen vom Modell sehen.

Die Beispiele Bleyls zeigen überzeugend die, ich möchte nicht sagen: Überschneidungen, sondern die Invasion der Idee eines Vorgangs (das ist Theoretische Pathologie) in die naturwissenschaftliche Beobachtung und Abstraktion der Geschehensabläufe (das ist Allgemeine Pathologie). Beide, Theoretische Pathologie und Allgemeine Pathologie invadieren einander, benutzen u.U. gleichartige Modelle, sind aber unterschieden vom Standpunkt des Betrachters: Die Allgemeine Pathologie abstrahiert aus der Fülle der tatsächlichen Beobachtungen, die Theoretische Pathologie mißt den Unterschied, den Abstand, die Abweichung des tatsächlichen Gestaltablaufs von der gestaltlichen Idee.

Brandt zeigt die Bedeutung der regulierenden Systeme. Das „milieu interne" mit seinem instabilen Fließgleichgewicht wird erst durch die biologische Membran möglich, die die Voraussetzung für Isoionie, Isohydrie und Isotonie schafft. Brandts Gedanken zu der Regulation und Anpassung an dieses Milieu interne sind in Verbindung zu den endokrinen Regulationen zu sehen, die Seifert gegeben hat, aber auch zu den Ausführungen von Schiebler, der einen weiteren Schritt der Regulation mit der Auffindung von Rezeptoren an und in der Zelle gegangen ist.

Herr Brandt hat das Blockschema der Verknüpfung von Funktionen als Beispiel dafür gegeben, daß durch derartige neue Betrachtungsweisen Zusammenhänge von Einzelfunktionen überschaubar, aber auch Einzelfunktionen erst erkennbar werden. Wieder ist es die Aufgabe, die Grenze der Adaptation zu erkennen, die über eine Dysregulation die Organfunktion als Ganzes erhält, aber andererseits in die pathologische Regulation mit veränderten Regelgrößen überleitet.

Seifert gibt ein praktisches Werkstück der Theoretischen Pathologie. Das System der endokrinen Regulation ist aus der Wechselseitigkeit seiner funktionalen Verknüpfung zu verstehen, aber die Kriterien der Charakterisierung ergeben sich aus Phylo- und Ontogenese. Die Pathologie spielt insofern für die Erkennung des Systems eine wichtige Rolle, als die Korrelationsstörungen, insbesondere die pathologische Übertreibung in Form von Tumoren endokriner Organe, Rückschlüsse auf primäre Funktionskreise erlauben.

In der Phylogenese sind nervale und endokrine Regulationsstellen im System des Neuroendokriniums – „zuerst" bei der Seescheide Microcosmus sulcatus – vorhanden. Das hormonale Regulationssystem gewinnt erst Selbständigkeit, wenn Reaktionsgewebe ausdifferenziert sind. Das endokrine System in seiner pragmatischen Definition, in seiner klaren Beziehung von „Sender" und „Empfänger", in seiner phylogenetischen Überschaubarkeit, in seiner Einordnung als System ist ein besonders gutes Beispiel der Theoretischen Pathologie mit ihrer Modellvorstellung eines Organs oder eines funktionellen Systems, aber auch in der Vermengung mit dem Nervensystem.

Als brauchbares Paradigma gilt die von Feyrter geschaute Konzeption des Systems der „diffusen endokrinen epithelialen Organe", die von Ratzenhofer erweitert wurde durch die Beziehung zwischen endo- und exokriner Zellfunktion und heute in Form des Apud-Zellsystems von Pearse theoretische, aber auch eine eminent praktische klinische Bedeutung gewonnen hat.

Mit den Seifertschen Schlüssen besteht sowohl zu der Reglerhypothese von Brandt als auch zu den Rezeptorenuntersuchungen von Schiebler eine enge Beziehung.

Sektion IV: Generalthema Zelle

Die Regulation im übergeordneten organismischen System wurde von Brandt, diejenige im zellulären Bereich in Hinsicht der Rezeptoren von Schiebler aufgezeigt. Es zeigt sich in beiden Referaten der Wunsch, das System, das aus Aktion und Reaktion, aus „Sendern" und „Empfängern", aus Regelkreisen besteht, zu erkennen. Über die Vorstellung und Darstellung des Systems hinaus wurde in beiden Referaten über Regulation die Beziehung zum Krankhaften in dem Sinne deutlich, daß ein Regulationssystem verschiedene Möglichkeiten der Kompensation und Adaptation, dann aber auch ein Stadium der Dekompensation und des Zusammenbruchs besitzt.

Die Krankheit ist in der Zone der Kompensation – wie ich gerne ergänzen möchte: im unökonomischen Funktionsbereich, im Bereich der ungünstigen Proportion – angesiedelt, der Zusammenbruch bezeichnet zunächst den Ausfall eines zwar nötigen, aber vielleicht nicht lebensnotwendigen Vorgangs, und dann schlußendlich den Tod.

Beeindruckend ist die Betrachtung von Einzelqualitäten der Zelle – hier von Rezeptoren in Membran und Zytoplasma als spezifischen Fängern der Regulatoren –, die uns Schiebler aufgezeigt hat. Sie erfolgt unter dem organismischen Ordnungssystem. Die Regelung des ständigen Umbaues des an die Umgebung angepaßten Formwechsels (mit Hilfe des Stoffwechsels) schlechthin ist Repräsentant dieses Ordnungsprinzips. Die Geschlechtsunterschiede der Nierenepithelien waren Modell; Kastration vermindert die Aktivität der Nierenepithelien, Substitution der ausgefallenen Hormone bringt wieder erneuten Rezeptorenbestand.

Gerade in den Ausführungen von Schiebler zeigte sich die ganze Breite, die ganze Dimension dessen, was wir behandeln. Ist doch der theoretische Gedanke der Zellorganellen in der Anpassung an die Umgebung – hier in Gestalt von Rezeptoren – eine Grundlage für die Schädigung des Zellstoffwechsels durch therapeutisch eingesetzte Zytostatika.

Wie Höpker die Krankheit als „Ausprägung einer nicht optimalen Sollwertverstellung des Gesamtsystems" umschrieben hat, so hat Schiebler am Beispiel der Rezeptoren den Grenzbereich angesprochen, an dem vermaschte Regelkreise zusammenbrechen können.

Schiebler zeigt mit der innerzellulären Regulation und dem Rezeptornachweis an der Zelle einen Schritt des Einbaues der Einzelzelle in die regulierende Integration und damit ein Instrument der Verbindung, im engeren Sinne der Reizübermittlung im Ganzen.

Stöhr stellt am Modell des physikalischen Meßvorgangs von Einzelzellen die Wechselwirkung von Struktur und Funktion als Einheit dar.

Es klingt eigenartig, dies aus dem Munde eines Pathophysikers zu hören, da wir diesen Lehrsatz seit langem in der Allgemeinen Pathologie praktizieren. Pathophysik mit aller Computertechnik bedient sich auch des Normbegriffes. Es ist fabelhaft, welche neuen physikalischen Methoden eingesetzt werden. Alle diese Methoden nützen dem zugrundeliegenden Konzept, wenn die Abweichung vom Modell erfaßt werden kann. Aber selbst der Physiker erklärte, daß jede Information in ihrer Auswertung für die Diagnose vom Gehirn des untersuchenden Pathologen abhängig ist.

Quadbeck hat an einigen wenigen Modellen gezeigt, wie durch geringgradige Veränderungen die (Gift-)Wirkung von bestimmten Stoffen um eine Zehnerpotenz gesteigert werden kann. Er gibt aber gerade durch die unmittelbare Darstellung der chemischen Struktur einen Einblick auch des Gestaltgedankens in der chemischen Schau.

Eines scheint mir aus den heutigen Verhandlungen ganz klar hervorzugehen: Neben der Weiterentwicklung der Gedanken, was eine Theoretische Pathologie sei, ist es nötig, mit der Theoretischen Pathologie am Objekt zu arbeiten. Es ist nötig, Material zu sammeln für den und unter dem Gesichtspunkt der Theoretischen Pathologie, denn nichts ist praktischer als eine gute Theorie.

Die Theorie ergibt sich als Notwendigkeit, weil in der Biologie nicht einfache physikalische Kausalketten anzuwenden sind, auch wenn sie vorhanden sein mögen. Erst die Ursache und die Wirkung unter bestimmten Konstellationen und Konditionen mit Umwegen und kompensationsumschreibenden Sachverhalten zeigen den aktuellen pathologischen Vorgang.

Ich glaube, daß ein Mißverständnis bereits im Denkansatz vorliegt, wenn Theoretische Pathologie und Allgemeine Pathologie alternativ gebraucht, aber auch gedacht werden. Der Gedanke einer Theoretischen Pathologie ist nicht ein neues Etikett auf altgekannte allgemein-pathologische Fakten, sondern ein neuer Blickpunkt. Pathologie als Krankheitslehre ist unabhängig von der Methode ihrer Bearbeitung. Theoretische Pathologie kann nicht losgelöst von der Allgemeinen Pathologie betrachtet werden, sie kann auch nicht alternativ zu ihr gebraucht werden. Aber sie kann nachdenken lehren über die Grundlagen der Krankheitslehre und neue Vorschläge für aktuelle Fragestellungen unterbreiten. Sie muß sich vor Einseitigkeit hüten, aber auch vor zu straffen Alternativen, wie zum Beispiel in der Betrachtung von Allgemeiner und Theoretischer Pathologie, aber auch in dem Begriffpaar Psyche und Soma.

Wir brauchen uns nicht zu scheuen in der Theorie „Übergriffe", ja Invasionen in die allgemeine und spezielle Problematik der Pathologie vorzunehmen. Wir können ohne sie ebenso wenig auskommen wie die Allgemeine Pathologie ohne Theorie, die Spezielle ohne allgemeine Abstraktion. „Deskription ohne Theorie ist blind, und Theorie ohne Funktion leer" (frei nach Kant).

In den Gedanken um die Theoretische Pathologie sind wir alle miteinander von dem Funken entzündet, den unser Jubilar, Wilhelm Doerr, geschlagen hat.

Die Theoretische Pathologie ist schon frühzeitig unterschwellig und dann immer deutlicher in seinem Werk implizite zu erkennen, in seinem Werk und in seiner Schule, wenn ich das sagen darf, einer Schule, die etwas zu geben hat. Das heutige Symposion, das seine Schüler veranstaltet und organisiert haben, ist als äußeres Zeichen des Dankes an ihn, unseren Freund und Lehrer, entstanden. Ich darf auf ihn angewendet ein altes byzantinisches Wort sagen, das von Simeon dem Styliten stammt: „In der Schule verschenkt sich der Meister. Die Schüler gehören zum Wesen des Meisters wie das Prisma zum Licht."

Ich schließe die wissenschaftliche Sitzung ab in dem Bewußtsein, daß vielerlei zusammengetragen worden ist, was anregt zu weiteren Überlegungen.

„Nach dem Sammeln und dem Behauen der Steine muß die Verwendung, das Gebäude, kommen" (Geoffroy de St. Hilaire).

Schlußwort

Wilhelm Doerr, Heidelberg

Es ist selbstverständlich, daß ich allen denen, die zum Gelingen des heutigen Tages beitrugen, allen gebenden und helfenden Händen, von Herzen danke! In der Sache sehe ich einen bedeutenden Fortschritt. Diesen hat Volker Becker soeben sichtbar gemacht. Lediglich für eine „innerbetriebliche Verständigung" darf ich einige „Hilfen" geben:

1. Ich erinnere an das „geflügelte Wort" Claude Bernards: „Il n'y a pas des théories vraies ou des théories fausses, mais il y a des théories fécondes ou des théories stériles." Unsere Theoretische Pathologie möge einen Stimulus darstellen, eine Anregung zu neuem Denken, dann wird sie fruchtbar sein.
2. Aus meiner eigenen Entwicklungsgeschichte so viel: In meiner Doktorarbeit beschäftigte ich mich mit der Theorie der Herzentwicklung von Alexander Spitzer (1923). Sie ist in ihrer Nutzanwendung für die „Erklärung" der Entstehung angeborener Herzfehler überholt. Niemand weiß dies so gut wie Heinrich Bredt (1936). Dennoch habe ich bei Spitzer gelernt, welches Organisationsprinzip den Wirbeltierkreislauf beherrscht, vor allem aber welche Störungstypen resultieren können, falls ein „Fehler" in der Realisierung des phylogenetischen Grundprinzips auftritt. Hierin steckt so etwas wie eine phylogenetisch orientierte Pathologie. Sie fällt aus dem Rahmen unserer konventionellen Betrachtungsweise heraus.
3. Wer die Herzentwicklung so sieht, weiß, daß das menschliche Herz Merkmale der Heterochronie trägt, daß es ein Paläomyokard und einen späteren Erwerb gibt, daß koronarielle Zubringer verlorengegangen sind und gerade deshalb – unabhängig von der Anastomosenfrage – sonst nicht verständlich zu machende Prädilektionsorte für das Auftreten von Herzinfarkten existieren.
4. Wer sich im alten Kaufmannschen Lehrbuch (9. und 10. Auflage; 1931) auskennt, weiß, daß Begriffe wie „Cänogenese" und „Palingenese" ebenso wie solche der „Progonoblastome" eine gewisse Rolle gespielt haben. Diese Betrachtung, die nur auf dem Boden der Homologie- und Analogielehre fruchtbar sein kann, ist ein Stück Theoretischer Pathologie deshalb, weil die Funktion des plausiblen Schließens dahintersteht.
5. In der Vortragspause trat der Physiologe Prof. Michael Steinhausen an mich heran: Ob *er* aus meiner Sicht ein Theoretischer Pathologe wäre? Meine

Antwort: Er sei ein Experimentalmediziner und nur dann ein Pathologe, wenn seine Lissamingrünmethode einen pathologisch-anatomisch interessanten Sachverhalt, z.B. eine uns erkennbar werdende Störung des Haarnadelgegenstromprinzips sichtbar werden lassen könnte. Ein „Theoretischer Pathologe" sei er aber auch erst dann, wenn er seine Ergebnisse mathematisch erschließen, voraussagen und definieren könnte.

6. Es ist so merkwürdig, daß Rickers (1924) Relationspathologie, die zu „meiner" Zeit eine außerordentliche Rolle gespielt hatte (in der ersten Auflage der Allgemeinen Pathologie von Franz Büchner (1950) ist Ricker noch ausführlich zitiert; Ricker ist in späteren Auflagen sang- und klanglos verschwunden), erloschen und den jüngeren Fachgenossen kaum noch bekannt ist. Dies kann unmöglich die Folge davon sein, daß Herr Leonhard Illig (1961) zeigen konnte, daß einige Daten des „Rickerschen Stufengesetzes" nicht stimmen. Vielmehr ist es doch so: Wir hatten von kleinauf gelernt, daß nach Kant in einer Naturlehre nur so viel Wissenschaft stecke, als Mathematik in ihr enthalten sei. Daraus resultierte die fatale Neigung einiger Naturforscher, Unterschiede in bestimmten Qualitäten durch quantitative Aussagen „einfangen" zu wollen. Ricker war diesem Fehler erlegen, indem er von „Reizstufen I bis IV" sprach. Es ist also so, daß mathematischer Scharfsinn mit intellektueller Blindheit geschlagen sein kann. Dies allein ist der Grund dafür, daß Rickers Lehre – mit einem gewissen Recht – in den Hintergrund getreten ist.

7. Sie wissen, daß Hugo Spatz (1930) vor 50 Jahren die Enzephalitiden ätiologisch und auch pathogenetisch dadurch ordnen konnte, daß er bestimmte Ausbreitungstypen aufgrund histotopographischer Arbeiten sichtbar werden ließ. Ganz das gleiche habe ich mit Hilfe der Untersuchung an je 12 Teststellen des menschlichen Herzens sub specie myocarditidis gemacht. Auch ohne Kenntnis der Ursachen im Einzelfalle kann man doch eine Gruppenzuordnung bezüglich der Ätiologie erarbeiten. Was bedeutet dies methodenkritisch? Dies bedeutet die Nutzanwendung dessen, was uns Georg Polya (Mathematik und plausibles Schließen, 1962) gelehrt hatte, fällt also in den Bereich der „mathematischen Logik" und ist keine morphologische Pathologie, obwohl Ergebnisse einer solchen verwendet werden. Ich verweise auf meine Diskussionsbemerkungen zum Vortrage Seifert.

8. Meine Generation hat mit dem Aschoffschen Lehrbuch gelebt. Ich habe die 8. Auflage (1936) zum Staatsexamen „auswendig" gewußt. Daher ist mir die von L. Aschoff ausdrücklich herausgestellte organismische Betrachtungsweise in Fleisch und Blut übergegangen. Sie ist ein Stück „theoretischer Biologie" (v. Bertalanffy 1932) und bedeutet einen Fortschritt gegenüber Ricker, ja selbst gegenüber Rössles „naturhistorischer Betrachtung" z.B. des Phänomens der Entzündung (1923).

9. Wir ringen um den Begriff der „nosologischen Entität". *Der* ist als Lehrer gut daran, der seinen Studenten jenseits aller Phänomenologie über die „Entités morbides" (Charcot) vortragen kann. Worauf gründet sich die Feststellung einer Einheit? Auf bestimmte Fixpunkte, d.h. logische Unter-

stützungspunkte. Diese werden gestaltphilosophisch durch „Raumgestalt" und „Zeitgestalt" definiert, aber bezüglich ihrer Anzahl nicht festgelegt. Verzeihen Sie, wenn ich Richard Thoma, den begnadeten Erfinder des Heidelberger Schlittenmikrotomes zitiere. „Sein" Mikrotom steht übrigens in einem Schaukasten unserer Sammlung gleich nebenan. Thoma also fand in der Mechanik, daß man einen „Festkörper" nur dann wirklich „fixieren" könne, wenn er 5 (!) Unterstützungspunkte fände. Thomas Enkel, Prof. Jean Thoma, Physiker in Zug (Schweiz), hat mir neulich erklärt, warum diese Fünf-Punkte-These noch heute „gültig" sei. Mir will scheinen, daß es eine Aufgabe der Theoretischen Pathologie ist, sich mit den „Unterstützungspunkten" der logischen Begründung dessen zu beschäftigen, was man als Entité morbide definieren möchte.

10. Lassen Sie mich mit einem Goethe-Wort schließen: Ideen werden in Erdreistung gewagt, Begriffe in Bescheidung gebildet! – Wir wollen also in Bescheidenheit an der Begriffswelt unseres Faches arbeiten und dadurch „übergreifend" wirksam werden. Ich hatte ausgerechnet in einem Herrn Prof. Büchner zum 70. Geburtstag gewidmeten Vortrag „Lehrbares und Lernbares in der ärztlichen Ausbildung" (1964) zum ersten Mal von einer Theoretischen Pathologie ihm gegenüber gesprochen. Dies hatte ihn jahrelang nicht beunruhigt. Ich versichere: Hinter unseren Bemühungen steckt nichts anderes als das Bedürfnis nach einer wieder stärker werdenden Beschäftigung mit den geistigen Grundlagen der Krankheitsforschung.

Literatur

Aschoff L (1936) Pathologische Anatomie, 2 Bde, 8. Aufl. Fischer, Jena

Bertalanffy L v (1932) Theoretische Biologie. Springer, Berlin

Bredt H (1936) Die Mißbildungen des menschlichen Herzens. Ergebn Allg Pathol Pathol Anat 30: 77–182

Büchner F (1950) Allgemeine Pathologie. Pathologie als Biologie und als Beitrag zur Lehre vom Menschen. Urban & Schwarzenberg, München Berlin

Doerr W (1964) Lehrbares und Lernbares in der ärztlichen Ausbildung. Ruperto Carola 36: 3–9

Illig L (1961) Die terminale Strombahn. Springer, Berlin Göttingen Heidelberg

Kaufmann E (1931) Lehrbuch der speziellen pathologischen Anatomie für Studierende und Ärzte, 9. u. 10. Aufl. de Gruyter, Berlin Leipzig

Ricker G (1924) Pathologie als Naturwissenschaft (Relationspathologie). Springer, Berlin

Rössle R (1923) Referat über Entzündung. Verh Dtsch Ges Pathol 19: 18–68

Spatz H (1930) Encephalitis. In: Bumke O (Hrsg) Handbuch der Geisteskrankheiten, Bd. XI, Teil 7. Springer, Berlin, S 157–288

Spitzer A (1923) Über den Bauplan des mißgebildeten Herzens. Virchows Arch 243: 81–272

W. Doerr, H. Schipperges

Was ist Theoretische Pathologie?

1979. 3 Schemata. V, 74 Seiten
Gebunden DM 35,–; approx. US $ 20.70
ISBN 3-540-09679-5

(Veröffentlichungen aus der Forschungsstelle für
Theoretische Pathologie der Heidelberger Akademie
der Wissenschaften)

Inhaltsübersicht: Vorbemerkung: Entwicklungsgeschichte des Vorhabens. – Was ist Theoretische Pathologie? Aus der Sicht der konventionellen Pathologie.
Nach der Konzeption des Historikers. – Grundzüge
einer Theoretischen Pathologie bei Novalis: Vorbemerkung. Zur Phänomenologie des Krankhaften.
Dimensionen einer Theoretischen Pathologie. Aus-
blick. – Aufriß eines Themenkataloges. – Arbeitskreise
für Theoretische Pathologie. – Perspektiven und
Programme. – Ausblicke. – Literaturzusammenstellung.

Die Theoretische Pathologie ist ein Zweig der Krankheitsforschung, der sich von der konventionellen durch
zwei Besonderheiten unterscheidet: Sie steht primär
nicht im Dienst einer diagnostischen Aufgabe, sie hat
daher auch ganz und gar nichts mit den materiellen
Aspekten der pathologischen Anatomie, der pathologischen Histologie und Zytologie zu tun. Sie bedient sich
anderer Erkenntnismöglichkeiten. Ihr Instrumen-
tarium stammt aus Geschichte, Philosophie, mathematischer Logik und Theoretischer Biologie. Die Theoretische Pathologie ist für Fragen der Anthropologie geöffnet, sie arbeitet am Problem der Pathomorphose und
bemüht sich um eine saubere Begriffsbildung. Dabei
hebt sie ab auf die Ideenlehre des Plato, die Typologie
Goethes, auf die hermeneutische Logik und die Verbindlichkeit der Sprache.

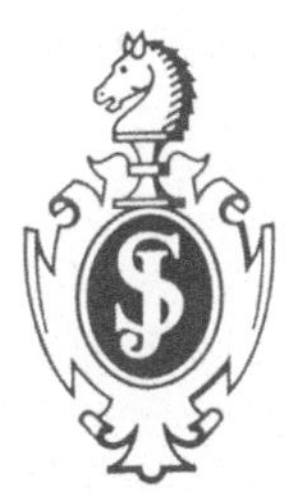

Springer-Verlag
Berlin
Heidelberg
New York